子どものトラウマと悲嘆の治療
トラウマ・フォーカスト認知行動療法マニュアル
TREATING TRAUMA AND TRAUMATIC GRIEF IN CHILDREN AND ADOLESCENTS

ジュディス・A・コーエン，アンソニー・P・マナリノ，エスター・デブリンジャー 著

白川美也子，菱川　愛，冨永良喜 監訳

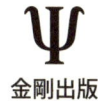

金剛出版

TREATING TRAUMA AND TRAUMATIC GRIEF
IN CHILDREN AND ADOLESCENTS
by Judith A. Cohen, Anthony P. Mannarino, Esther Deblinger

Copyright © 2006 by Judith A. Cohen,
Anthony P. Mannarino, Esther Deblinger

Japanese translation published by arrangement with
Guilford Publications, Inc. through The English Agency(Japan)Ltd.

推薦のことば

　トラウマ被害が深刻な心理的，社会的な持続的変化をもたらし，ときにその影響が長期に及ぶことは，成人では十分に実証され，治療法も開発されてきた。しかしより立場の弱い子どものトラウマ被害の実態解明と治療法の開発は，順調に進展したとは言いがたい。その背景の一端には，日本に根強い子ども神話があったかもしれない。曰く，子どもは大切にされている，子どもには強い回復力がある，苦難は子どもを成長させる。こうした考えはある程度は事実であるが，そうした特徴を誇張して被害の事実をなおざりにすることはできない。確かに日本には子どもを大切にする文化がある。しかしその文化の陰で，暴力や性的加害行為，ネグレクトが，社会的に関心を向けられてこなかったという面も否定はできない。例えば激高して食卓をひっくり返し，家族に暴力を振るう父親像が，愛すべき未熟さの表現として青少年向けのドラマやコミックに描かれていることもある。子どもに回復力があることは多くの臨床家の希望の源泉であるが，回復のためには養育者との安定した関係が必要であるし，どのような被害でも乗り越えられるかのような，大人でさえあり得ない能力を子どもに求めることは無理である。痛ましい事例としての子どもの虐待死が繰り返し生じたことで，子どもの被害についての社会の認識も変化し，児童相談所などの活動が急増したが，それもつい最近のことにすぎない。トラウマ被害への支援と治療は，まずトラウマの存在の認知から始まるが，その意味では日本は子どものトラウマに関して漸くその段階に達したということであろう。
　熱心な臨床家たちはずっと以前から，トラウマを受けた子どもの支援のために活動をしてきた。子どものトラウマへの社会の認知の深まりとともに，そうした活動の裾野は広がり，この領域で活躍する人々の数も増加し，適切な保護と支援を受けることによって，多くの子どもたちが本来の回復力を発揮できるようにもなってきた。しかし他方で，深く傷つき，あるいはさらなるトラウマの被害のために，自律的な回復が難しい子どものいることも忘れてはならない。トラウマの症状のために生活が苦痛なものとなるだけではなく，信頼する養育者から虐待を受けたために愛着関係が障害され，成長につれて自分を社会

から守ってくれるはずの年長者の善意を疑ってしまい，結果としてストレスの多い追い詰められた生活を送ってしまう場合もある。心理社会的な支援だけでは手の届きにくいこうした慢性的な深刻な状態に対して，どのように関わったら良いのか。誰しもその答えを求めていたはずである。

　このたび白川先生とその尊敬すべき同僚諸氏によって翻訳された『子どものトラウマと悲嘆の治療（Treating Trauma and Traumatic Grief in Children and Adolescents）』は，こうした臨床家の願いに根本から応えるものである。TF-CBTは信頼すべき理論的基盤を持ち，科学的に効果が実証され，厳密な臨床家の養成システムに支えられている。いうまでもなくこの翻訳は，白川先生たちの，TF-CBTを用いた臨床，指導，また米国から指導者を招聘して日本で再々開催されたワークショップなどの成果にもとづいている。東京女子医科大学の加茂先生を含む私たちのグループではこれまで，成人と10代を対象とした持続エクスポージャー療法（PE），また小児期のトラウマを抱えて成人した複雑性PTSDのための感情と対人関係のスキルトレーニング（STAIR），被害を受けた母子に対する親子相互交流法（PCIT）に取り組んできたが，トラウマに苦しんでいる最中の子どもたちへの治療法であるTF-CBTの普及にも協力を惜しまないつもりである。

　TF-CBTが日本の臨床家によって十分に検討され，注意深く実施されることによって，トラウマに苦しむ子どもたちの助けになることを心から期待するとともに，そのための画期的な第一歩となる本書の出版に立ち会えたことを心より嬉しく思う。

平成26年7月
国立精神・神経医療研究センター
金　吉晴

日本の読者の皆様へ

　私たちの『Treating Trauma and Traumatic Grief in Children and Adolescents』のために，序文を著す機会をいただき，うれしく思います。本書では，トラウマを受けた子ども，思春期の子ども，そして家族のためのトラウマ・フォーカスト認知行動療法（TF-CBT）という私たちの治療モデルについて述べています。性的虐待やドメスティック・バイオレンス，心的外傷となるような死，災害，テロといったさまざまに異なる種類のトラウマ，また複数のトラウマを経験してきた子どもたちのため，私たちは 25 年以上にわたって TF-CBT の開発，治験を行ってきました。この 10 年間，TF-CBT を活用している何千人という在野の治療者から知見を得ることができたことは，私たちにとってこの上なく幸運なことでした。現場のセラピストの方々と関われたことで，TF-CBT が里親家庭，児童養護施設，グループ・ホーム，家庭，学校現場の子どもたちにどのように適用できるのかが明確になりました。現任の治療者の皆様からいただいた肯定的なフィードバックに，われわれも今までの努力が報われた思いがいたしました。

　TF-CBT の普及のなかで思いがけなくうれしかったことは，海外から私たちのモデルに寄せられた関心でした。現在，5 大陸において TF-CBT モデルの導入が試みられており，多くの国において TF-CBT 調査研究プロジェクトが立ち上がっています。日本語への翻訳は，格別に感慨深く，それというのも白川美也子先生はじめ，日本人の臨床家，研究者の方々が，私たちのプログラムと TF-CBT モデルの勉強のために渡米された際，お目にかかる機会があったからです。私たちは，日本の児童福祉制度について教わり，児童虐待の被害経験，2011 年の東日本大震災，津波，福島第一原発事故により甚大な被害を受けた方々，その他の種類のトラウマを負った子どもたちには，目下どのような治療手法が取られているかも理解しました。国内のセラピストの方たちはなかにはすでにご承知のことでしょうが，2011 年の東日本大震災に関連した災害により多くの方々が尊い命を落とされた直後，子どもたちにトラウマ性悲嘆が見られたことを私たちは教わりました。さらに，トラウマとなった死について直接的に話すことをいとわない日本人臨床家がいることも知りました。しか

しながら，また私たちに見えてきたことは，日本の多くのセラピストも，米国やその他の海外の国と同様に，子どものトラウマ体験，なかでも特に子どもの性的虐待について話すことに躊躇があるということでした。そのことに驚きはありませんでした。直接的にトラウマを扱うことを避けることに，国境や文化の違いはありません。米国においても，米国以外の国においても，私たちは子どもの性的虐待について語ることを同じように躊躇する場面に出会います。セラピスト，家族，子どもたちがトラウマとトラウマを回避することを乗り越えていくのを支援するというのは，私たちが TF-CBT を開発した理由の1つにもなっています。と同時に，本モデルがこれほどまでに効果的なのもまさにそのためなのだと思っています。

　本書のなかでも述べていますが，TF-CBT は，いくつかの重要なスキルと段階的エクスポージャーを車の両輪として，セラピストと子ども，セラピストと親の間に信頼ある治療関係を築くものです。一緒に前に進んでいくことで，セラピストは子どもが徐々にトラウマ体験の残影（思考，記憶，その他思い起こさせるもの）に耐えることができる対処スキルを獲得する援助を行います。それと同時に，援助者は親との関わりを通じ，トラウマによる影響に親が対処できるように援助し，さらに同時に子どもたちの行動，情緒面での反応に効果的に対応することができるように親へのサポートも行います。次第に，子どもは，治療者と親のサポートのもとで，トラウマティックな経験に意味を見出すナラティブをつづっていくことを通じ，トラウマによる影響から前に進みます。TF-CBT に参加する過程を通じ，トラウマを思い起こさせるもの（想起刺激）や記憶を克服することを覚え，日々の生活のなかでこういったことが生じたときにより容易に対処することが可能となります。TF-CBT の究極のゴールは，スキルフルでサポーティブな養育者の導きと補助によって，子どもたちがより健康的な発達の軌道に乗って前に進んでいくことを援助することです。

　日本にいる子どもたちが，トラウマによるネガティブな影響を乗り越えていくのを援助する目的で TF-CBT が日本人のセラピストによって用いられるであろうことを，私たちは大変喜ばしく思っています。これらの子どもたちがより健康な，より幸せな生活を営んでいくことができるようにと，皆様が心を尽くされていることに対し，心から感謝申し上げます。

Judith A. Cohen, Tony P. Mannarino & Esther Deblinger

著者らについて

ジュディス・A・コーエン医学士（Judith A. Cohen, MD）。認定児童青年精神科医。ピッツバーグのアルゲニー総合病院（Allegheny General Hospital）における児童および思春期の子どもたちのためのトラウマティック・ストレスセンター（Center for Traumatic Stress for Children and Adolescents：以下，子どものためのトラウマティック・ストレスセンター）のメディカル・ディレクター。ドレクセル大学医学部精神科教授。アンソニー・P・マナリノ博士とエスター・デブリンジャー博士とともに，過去20年間にわたり，性的虐待や複雑なトラウマを受けた子どもと，非加害親に対するトラウマ・フォーカスト認知行動療法（Trauma Focused Cognitive Behavioral Therapy［以下，ときに TF-CBT］）を開発し，検証してきた。1983年以来，コーエン博士は連邦政府から10数件以上の助成金を得て，トラウマを受けた子どもたちの診断と治療に関連する研究を行っている。それらの助成金は米国精神保健研究所（National Institute of Mental Health：NIMH）や物質依存精神保健管理庁（Substance Abuse and mental Health Services Administration：以下 SAMHSA），合衆国司法省（US Department of Justice）[訳注1] などのものを含む。コーエン博士は米国子ども虐待専門職学会（American Professional Society on the Abuse of Children：以下 APSAC）の理事であり，2000年には同協会から最優秀プロフェッショナル賞を授与されている。博士は現在国際トラウマティック・ストレス学会（International Society for Traumatic Stress Studies：以下 ISTSS）の役員であり，同学会が発行する『トラウマティック・ストレス』誌の準編集委員であるとともに，同学会が出版した子どもの心的外傷後ストレス障害の治療に関するガイドラインの筆頭著者を務めている。博士は米国児童思春期精神医学会（American Academy of Child and Adolescent Psychiatry）が出版した『子どもの心的外傷後ストレス障

訳注1）米国の各機関や学術機関や各種研究所に対応する日本語の正式名称がないため，初出時に英語の名称を添え，わかりやすく訳した。

害の評価と治療のための臨床パラメーター（Practice Parameters for the Assessment and Treatment of Children and Adolescents with Posttraumatic Stress Disorder）』の主著者であり，その功績により 2004 年リーガー科学達成賞（Rieger Award for Scientific Achievement）を受賞した。博士は児童期トラウマに関する診断や治療について幅広い著作活動や教育活動を行っている。

アンソニー・P・マナリノ博士（Anthony P. Mannarino）。認定臨床心理士。ピッツバーグの子どものためのトラウマティック・ストレス・センターのディレクター。ドレクセル大学医学部精神科教授。マナリノ博士は過去 25 年にわたり子どものトラウマティック・ストレスの分野における第一人者である。博士は全米子ども虐待とネグレクトセンター National Center on Child Abuse and Neglect と米国精神保健研究所など数多くの連邦政府からの助成金を得て，トラウマとなるストレスを受けた子どもの症状の臨床コースや，トラウマを受けた子どもとその家族に対する有効な治療方法の開発に関する研究を行ってきた。博士はその功績に対して数々の栄誉ある賞を受けており，以下いくつかを紹介する。Betty Elmer 最優秀プロフェッショナル賞；APSAC から授与された『チャイルド・マルトリートメント（Child Maltreatment）』誌最優秀論文賞；博士の「子どものトラウマティック・ストレスに関する認知行動療法」に対して SAMHSA から授与された模範プログラム賞；ピッツバーグ地域心理学協会から授与されたレガシー賞（Legacy Award）。博士は最近 APSAC 会長として 2 年の任期を満了した。また，米国心理学会の子ども虐待部会，第 37 部会，子ども青少年サービス局の次期部長就任が決まっている。

エスター・デブリンジャー博士（Esther Deblinger, PhD）。認定臨床心理士。ニュージャージー医科歯科大学オステオパシー医学部（University of Medicine and Dentistry of of New Jersey：以下 UMDNJ），School of Osteopathy 精神科教授。全米子どものトラウマティック・ストレスネットワーク（National Child Traumatic Stress Network：以下 NCTSN）のメンバー・センターである子ども虐待研究教育臨床サービス研究所（ケアズ　インスティチュート：The CARES [Child Abuse Research Education and Service] Institute）の設立者の 1 人であり，役員の 1 人でもある。デブリンジャー博士は UMDNJ 基金，全米子ども虐待ネグレクトセンター（National Center on Child Abuse and Neglect），米国精神保健研究所から助成金を得て，子どもの虐待が精神の健康に与える影響や，心的外傷後ストレス障害やその他虐待によって引き起こされる問題についての詳細な臨床研究を行っている。博士は多数の科学的論文や書籍の執筆をしている。また，『性的虐待を受けた子どもと非加害親の治療：認知行動療法アプローチ』（Anne Hope Heflin と共著），『自分を大切にする（ケアする）ことについて話そう！：からだの安全について学ぶ本』（Lori Stauffer と共著）という子ども向けの本など，4冊の本を執筆している。デブリンジャー博士は米国内，また国際的な学会でしばしば講演を依頼されている。博士は APSAC で2期役員を務めた。また，博士は心的外傷後ストレスや虐待によって引き起こされる困難な症状の子どもの治療に貢献した功績を『Woman's Day』誌，New Jersey Office of the Child Advocate，および SAMHSA から表彰されている。博士は行政，研究，教育に携わることに加えて，臨床家およびスーパーバイザーとしても活躍を続けている。

序　文

　本書は，私たちが以前に著したマニュアルと著作（Cohen, Mannarino, & Deblinger, 2003; Cohen et al., 2001; Deblinger & Heflin, 1996）から生まれた。以前のマニュアルと文献は，トラウマを受けた子ども，児童期のトラウマ性悲嘆(グリーフ)，性的虐待を経験した子どものそれぞれに対し，トラウマ・フォーカスト認知行動療法（TF-CBT）をどのように用いるかを述べたものだった。本書は，私たち自身の調査研究の結果を示し，Edna Foaをはじめ他の人々による臨床的研究から得られた重要な知見も取り込んでいる。しかし，本書の大半は，米国のコミュニティに幅広く存在する実践家と私たちの近年の協働から得られた成果である。

　過去8年間，私たちのアルゲニー総合病院子どものためのトラウマティック・ストレスセンター[訳注1]と子ども虐待研究教育臨床サービス研究所（ケアズ　インスティチュート）の2つのセンターにおいて治療効果の研究を実施するための助成金を，幸運にも私たちは国立精神保健研究所から得ることができた。これらのプロジェクトの1つは，現段階で終了している。その他の研究は，未だ進行中である。終了した研究は，両方のセンターにおいて同時に実施され，200人以上の子どもとその親を対象とした。複数のトラウマを負った子どもに対してTF-CBTの効果を示した初めての研究（Cohen, Deblinger, Mannarino, & Steer, 2004）だった。治療が終結して1年が経過した子どものフォローアップが終わり，TF-CBTが複数のトラウマを経験している子どもや治療開始時の抑うつ症状が深刻だった子どもに特に有用であることが明らかになった（Deblinger, Mannarino, Cohen, & Steer, 2005）。それと同時に，私たちの児童期トラウマ性悲嘆（CTG）モデルは，非常に有望な結果をもたらした（Cohen, Mannarino, & Knudsen, 2004; Cohen, Mannarino, & Staron, 2005）。これらの調査結果が望ましいものだったことから，これまで以上にコ

訳注1）米国の各機関に対する日本語の正式名称がないため，（　）内はあくまでわかりやすく訳した名称である。

ミュニティのセラピストに TF-CBT を周知することが重要であると考えた。と言うのも，その人たちこそがトラウマを受けた子どもに治療を提供する身近な存在であるからだ。

　2001 年 9 月 11 日の出来事があって以後，また物質依存精神保健管理庁（Substance Abuse and Mental Health Services Administration：SAMHSA）の助成を得た全米子どものトラウマティック・ストレス・イニシアチブ（www.nctsnet.org）が設立され，TF-CBT のトレーニングおよび CTG の治療モデルを求める臨床家の数は，急激に増加した。これらの研修は一方通行なものではなかった。コミュニティにおいて臨床を担う治療者らが TF-CBT モデルを学ぶ一方で，私たちはコミュニティの臨床家からどのようにすれば一番身近な臨床の場で TF-CBT モデルが一番望ましい形で適用されるかということについてのたくさんのヒントを得た。特にさまざまに異なる文化的背景を持っている子ども，非常に難しい臨床像を呈する子ども，複雑な家庭状況の子どもへの本モデルの現場での適用についてである。本書には，私たちが得た知見をできるだけ多く盛り込んだ。私たちに貴重な示唆と経験を与えて下さった臨床家の皆様に感謝している。

　最近になるまで，多くの治療者は，治療マニュアルを用いることに反対の立場だった。この手のマニュアルは，厳格で創造的でないタイプの治療アプローチと思われていたということも一部あっただろう。しかしながら，児童期のトラウマおよび物質依存の予防のための「モデル・プログラム」（www.modelprograms.samhsa.gov）として TF-CBT が SAMHSA に認められて以降，TF-CBT および CTG 治療マニュアルの求めの殺到に，私たちはうれしい悲鳴をあげることになった。

　複数回のトラウマを受けた子どもの治療および児童期トラウマ性悲嘆の TF-CBT の効果に関する治療結果が明らかになってきたこと，地域の第一線で活躍している治療者らからの貴重なフィードバックを得て治療マニュアルを改訂したこと，私たちの治療マニュアルへの依頼が増加したことという 3 つのことが相まって，私たちは先に世に出ていた 3 つのマニュアルを 1 つにした本を書くことを決めた。本書は 3 つのセクションに分かれている。第 1 部は，TF-CBT の概念を紹介し，第 2 部，第 3 部では本モデルのトラウマに焦点を当てた固有の構成要素および悲嘆に焦点を当てた構成要素について述べている（本文でも触れているが，トラウマ性悲嘆の治療を臨床現場で扱うときに，トラウ

マに焦点を当てた構成要素と悲嘆に焦点を当てた構成要素がある程度混じり合ってくることはよくある）。また，私たちはトラウマに焦点を当てた構成要素に，覚えやすい頭文字の組み合わせ，PRACTICE を編み出し，それは本書に繰り返されている。PRACTICE の各構成要素，悲嘆に焦点を当てた各構成要素において，文化，発達の観点から，また困ったときの対処法も含め，子どもと親の双方への介入についても述べている。

　本書には，治療の概観と終結に関する短い章の後に3つの付録をつけた。付録1は，わかりやすい配付資料と情報の見本，付録2は，子ども，親，治療者のための文献などの参考資料一覧，付録3は，治療者のための研修に関する情報である。

　本書が，TF-CBT 治療モデルを最も望ましい形で実践するにはどうすればよいかということを学習しようとしている治療者のニーズに叶えば幸いである。しかし他の治療モデルと同様，どのような効果があるか書いてある本を読むだけで十分とはいえない。TF-CBT モデルを本当に身につけるためには，トラウマを受けた子どもを治療するときに，モデルを実践に移すことである。あなたが治療の場で子どもに関わる立場の人であれば，本書を読むことに加え，TF-CBT の無料オンライン研修（www.musc.edu/tfcby）を受講することをお薦めする。さまざまなリソースから TF-CBT モデルについて学び，自分自身の臨床の場で活用することが，子どものトラウマやトラウマ性悲嘆に対し，TF-CBT でどのように効果的に治療ができるかを知る最適の方法である。私たちは，今後とも皆様からの TF-CBT に対するコメント，質問，フィードバックを歓迎するとともにそれがさらなるマニュアルの改訂につながることを願っている。

謝　辞

　このマニュアルを数年かけて開発していく過程で，私たちはさまざまな専門領域にわたる友人や同僚の叡知と臨床経験から恩恵を受けてきました。私たちが所属する機関であるアルゲニー総合病院とニュージャージー・オステオパシー医科歯科大学に，仕事を遂行するためのとても協力的な環境を提供していただきました。さらに，それぞれの機関のすべての同僚からの協力や手助けなしに，この治療モデルの開発を行うことはできませんでした。私たちのクリニックで，TF-CBTモデルや治療研究を遂行したセラピストやスーパーバイザーには，特に貴重な明察や創造的な考えを提供していただきました。ここに彼らの多大な貢献に心からお礼を述べたいと思います。

　そして，この治療モデルの開発や効果検証に協力してくれた資金援助機関である，全米子どもの虐待とネグレクトセンター：NCCAN（現：OCAN），米国国立精神保健研究所（NIMH），米国保健福祉省物質依存精神保健管理庁（SAMHSA），ピッツバーグ・ユダヤ・メンタル・ヘルス財団（JHFP），ピッツバーグ・スタウントン・ファーム財団（SFFP），ニュージャージー・オステオパシー医科歯科大学財団（FUMDNJ）にも感謝申しあげます。

　さらにまた，全米子どものトラウマティック・ストレスネットワーク（NCTSN）の同僚とSAMHSAによって受託された米国全土におけるトラウマ治療プログラムの集積に感謝します。同様に，本書がトラウマを受けた子どもたちをケアする地域のセラピストの要望に，より応えられるように，改訂に継続的に建設的提案をいただいた子ども虐待と子どものトラウマ分野の専門職にも感謝します。20年来の友人や同僚だけでなく最近の仲間まで名前を挙げると，枚挙にいとまがありません。この治療アプローチの開発や効果検証全体にわたって，しっかりした専門的かつ個人的なサポートや激励をいただいてきました。また，このモデルの実施において文化の果たす役割に関する貴重な意見を提供してくれたコロンビア大学の児童思春期のトラウマ治療サービス（CATS）プログラムや，全米犯罪被害者調査治療センター（NCVRTCMUSC）のセラピストの皆さんや所長にも謝意を表明したいと思います。

本書のなかで述べられている子どものトラウマ性悲嘆治療の構成要素の開発，改訂，効果検証は，NCTSN の子どものトラウマ性悲嘆ワークグループの支持のもとに行われました。アルゲニー総合病院の児童思春期トラウマティック・ストレスセンターの同僚，Tamra Greenberg 氏，Susan Padlo 氏，Carrie Seslow 氏，Karen Stubenbort 氏には，特に，子どものトラウマ性悲嘆治療の構成要素の旧バージョンの概念を作り上げるのに尽力してくださり，その重要な貢献に深く感謝申しあげます。

この 20 年の間，私たちとともに親密かつ忠実に働いてくれた，Ann Marie Kotlik 氏に深く感謝いたします。彼女の熟達した献身は本書へ大きく寄与していますし，その他，私たちのプログラムに対しても数え切れないほどの貴重な貢献をしていただきました。

何よりも，私たちが私たちのそれぞれの家族から受け取った，忍耐と愛と支援に感謝します。

最後に，人生のなかでとても困難な時期に，私たちにケアを委ねてくれた多くの養育者の皆様や子どもたちに感謝します。私たちは彼らから学ぶ機会をいただいたことを大変光栄に思っています。彼らは，親子の絆が最重要であるということと，そのつながりがもたらす癒す力をいっそう強めてくれました。

本書を，私たちとともに癒しに取り組んできたすべての子どもたちと，私たち自身の子どもたちに捧げます。

目　次

推薦のことば　3
日本の読者の皆様へ　5
著者らについて　7
序　文　11
謝　辞　15
目　次　17

第1部　トラウマ・フォーカスト認知行動療法　23

第1章　トラウマ，悲嘆が子どもと家族に及ぼす影響　25
児童期のトラウマとは何か？　25
トラウマ症状とは何か　28
トラウマ性悲嘆が子どもに及ぼす影響　39
なぜ児童期トラウマ性悲嘆を他の悲嘆と区別して扱うのか？　42
段階的治療　42
要　約　44

第2章　トラウマを受けた子どもに対するアセスメント技法　45
トラウマ曝露を評価する　45
PTSD症状のアセスメント　46
それ以外の精神疾患のアセスメント　47
児童期トラウマ性悲嘆のアセスメント　54
家族にアセスメントをフィードバックする　57

第3章　TF-CBTモデル──その仕組み　59
TF-CBTモデルの発展の歴史　60
子どもの個人治療モデルと親子合同治療モデル　63
TF-CBTモデルにおける文化的価値観の重要性　68
適応能力をのばすこと：補助サービスの重要性　69
本書を使用する際の注意点　71
まとめ　73

第4章　TF-CBT治療者の役割　74
治療関係が中心であるということ　75
治療者の判断，スキル，創造性の重要さ　76
治療者の資格認定と訓練　79
こんなときどうしたらいいの？　80

第2部　トラウマに焦点を当てた構成要素　83
TF-CBT の構成要素の紹介　85
トラウマに焦点を当てた構成要素1　心理教育　87
　　TF-CBT モデルについての心理教育　91
　　トラウマ性悲嘆を経験した子どもに対する心理教育　91
　　こんなときどうしたらいいの？　92

トラウマに焦点を当てた構成要素2　ペアレンティングスキル　96
　　賞賛（褒めること）　97
　　選択的注目　99
　　タイムアウト　100
　　随伴性強化プログラム　101
　　こんなときどうしたらいいの？　102

トラウマに焦点を当てた構成要素3　リラクセーション　105
　　呼吸集中法／マインドフルネス／瞑想　106
　　漸進的筋弛緩法　111
　　トラウマ性悲嘆を持つ子どもたちに対するリラクセーション　114
　　親に対するリラクセーション法　115
　　他のリラクセーション技法　116
　　こんなときどうしたらいいの？　116

トラウマに焦点を当てた構成要素4　感情の表現と調整　119
　　感情同定：子どもと一緒に気持ちを確認する　119
　　親との感情表現　121
　　思考中断と肯定的イメージ　123
　　肯定的自己対話／ポジティブ・セルフトーク　125
　　子どもの安全感の強化　126
　　問題解決とソーシャルスキルを高める　128
　　ソーシャルスキルを構築する　133
　　扱いにくい情動状態を管理する　134
　　トラウマ性悲嘆をもつ子どものための感情調整　135
　　親向けの感情調整　136
　　こんなときどうしたらいいの？　139

トラウマに焦点を当てた構成要素5
　　認知対処と認知処理Ⅰ——認知の三角形　142
　　　正確さを欠いた役に立たない思考の型　147
　　　親にとっての認知の三角形　150
　　　生き残った親の安全感の強化　152
　　　こんなときどうしたらいいの？　153

トラウマに焦点を当てた構成要素6　トラウマナラティブ　156
　　トラウマ性悲嘆を持つ子どものためのトラウマナラティブ　166
　　トラウマナラティブを親と共有する　168
　　こんなときどうしたらいいの？　171

トラウマに焦点を当てた構成要素7
　　認知対処と認知処理Ⅱ——トラウマ体験を処理する　176
　　不正確な認知，役に立たない認知を探り，修正する　177
　　トラウマ的な死と認知処理　182
　　子どものトラウマを親と一緒に処理する　184
　　こんなときどうしたらいいの？　185

トラウマに焦点を当てた構成要素8
　　トラウマの想起刺激を実生活内で克服する　187
　　こんなときどうしたらいいの？　191

トラウマに焦点を当てた構成要素9　子どもと親の合同セッション　193
　　こんなときどうしたらいいの？　196

トラウマに焦点を当てた構成要素10　将来の安全と発達の強化　198

第3部　悲嘆に焦点を当てた構成要素　209

悲嘆に焦点を当てた構成要素の紹介　211

悲嘆に焦点を当てた構成要素1　悲嘆の心理教育　212
　　子どもに対する悲嘆の心理教育　212
　　親に対する悲嘆の心理教育　213
　　こんなときどうしたらいいの？　215

悲嘆に焦点を当てた構成要素2
　　喪失を悼むことと故人への両価的な感情の解決
　　　——「私が恋しいと思うこと・思わないこと」　218
　　　喪失を悼み悲しむ：「私が恋しいと思うこと」　218
　　　故人にまつわる両価的な感情を解決する：「私が恋しいと思わないこと」　221
　　　喪失を悼み，故人に対する両価的な感情に取り組む：親への適用　224
　　　こんなときどうしたらいいの？　227

悲嘆に焦点を当てた構成要素3　故人のよい思い出を記憶にとどめる　229
　　よい思い出を子どもの記憶にとどめる　229
　　よい思い出を親の記憶にとどめる　232
　　こんなときどうしたらいいの？　233

悲嘆に焦点を当てた構成要素 4
　　故人との関係を再定義し，現在の関係に向き合う　235
　　　　子どもに対する故人との関係の再定義　235
　　　　親に対する関係性の再定義　237
　　　　1 人で子育てできるのかという心配　239
　　　　こんなときどうしたらいいの？　240

治療の振り返りと治療の終結　242
　　こんなときどうしたらいいの？　247

付録 1　配布資料　249
　　ドメスティック・バイオレンス情報シート［親用］　250
　　ドメスティック・バイオレンス情報シート［子ども用］　254
　　子どもの性的虐待情報シート［親用］　256
　　子どもの性的虐待情報シート［子ども用］　263
　　リラクセーションの手引き　266
　　感情調整の手引き　268
　　1 週間で認知の三角形を練習する　269
　　サークル・オブ・ライフ　271

付録 2　資　料　272
　　子どもや若者向けの書籍　272
　　親向けの書籍　275
　　児童期の悲嘆に関する専門職のための資料　275
　　児童期トラウマとトラウマ性悲嘆に関する専門職のための資料　276
　　ゲーム　281
　　ウエブサイト　281

付録 3　そのほかの研修機会について　283
　　TF-CBT WEB　283
　　全米子どものトラウマティック・ストレス・ネットワーク　283

監訳者あとがき　285
索　引　289
監訳者紹介　293
訳者一覧　294

子どものトラウマと悲嘆の治療
―― トラウマ・フォーカスト認知行動療法マニュアル ――

第1部

トラウマ・フォーカスト認知行動療法

第1章

トラウマ，悲嘆(グリーフ)が子どもと家族に及ぼす影響
The Impact of Trauma and Grief on Children and Families

児童期のトラウマとは何か？

多くの子ども[原注1]が，成長する過程においてストレスのかかる出来事を体験する。例えば両親の離婚や大好きな高齢の家族の死などのように，子どもは辛い状況に直面する。程度の差こそあれ，これらは子どもにとって乗り越えるのが大変なこと，ストレスフルなことである。しかし，これらの経験は，通常トラウマをもたらすような出来事と見なされておらず，質的に異なる体験だとされている。トラウマ的な出来事かそうでないかを分ける特徴には，以下のようなものが含まれる。

- 突然の，あるいは予期できない出来事
- その出来事の衝撃の性質
- 死もしくは生命や身体の保全への脅威
- 極度の恐怖，戦慄，無力感といった主観的な感情
  （米国精神医学会（APA），2000）

例としては，子どもへの身体的虐待や性的虐待，ドメスティック・バイオレンス（以下，DV）や地域もしくは学校における暴力の目撃や実際の暴力被害，大きな交通事故やその他の事故，がん，熱傷など生命を脅かす可能性のある病気や臓器移植，自然災害や人的災害，両親やきょうだい，友だちの突然の死，戦争やテロ，難民となることなどが挙げられる。

原注1) 本書では，「子ども」と記した場合，年少の子どもから思春期，青年期の子どもまでを指す。

このようなトラウマ体験の後ですら，多くの子どもには回復力(レジリエンス)があり，永続的なトラウマ症状が出現することはない。いくつかの要因，例えば発達レベル，生来的なもしくは獲得された回復力，周囲のサポートの程度などが，どの子どもに影響が出るかということを左右すると考えられている。

　トラウマ体験への子どもの反応は，その子どもの年齢や発達レベルの相互作用によってもたらされる。例えば短時間のトラウマでは，年長の子どもと比べてより幼い子どもの方が（トラウマ体験にさらされていた程度に関わらず），両親のトラウマへの反応に左右されるようにみえる。両親がうまく対処することができていれば，ほとんどの幼い子どもに深刻なあるいは継続するトラウマ症状が現れることはない（Laor, Wolmer, & Cohen, 2001）。しかし，発達段階早期に始まり長期化したトラウマは，思春期後期に始まった慢性的なトラウマと比較して，子どもの発達の軌道に変化を及ぼす度合いは著しく大きい。トラウマ的な状況次第では，幼いことが保護的に働く一方，他方では大きなリスクをもたらすことにもなる。

　ストレッサーが同じ場合，その影響の違いは，その子どもの生まれもった回復力や学習された対処メカニズム，周りからの物理的，情緒的，社会的サポートの有無などにより子ども1人1人で相当異なる。誰にとってもトラウマ的であろうと考えられるようなストレッサー（例えば大量殺人の目撃，レイプ被害）であっても，ある子どもは，他の子どもと比べ，さほどトラウマ的でない場合がある。同じ恐ろしい出来事に曝された同じ家庭のきょうだい間であってすら，同一のトラウマに対する反応に著しい違いがあることが，しばしば観察されている。

　例えば長年にわたるドメスティック・バイオレンスのあるケースでは，父親が子どもたちの目の前で母親を銃で撃ち殺し，さらに一番幼い息子を殺害し，自殺していた。このとき，生き残った子どもたちはすべてその現場にいた。ところが，この3人の子どもたち全員が著しく異なる反応をした。生き残ったなかで一番幼かった7歳の次女は，重篤な心的外傷後ストレス障害（PTSD）の症状を呈し，14歳の長男はPTSDや抑うつを全く示さなかったが，深刻な攻撃性の問題を呈し，入院加療を必要とした。12歳の長女は，中等度のうつ症状のみが見られ，妹のケア，サポートに専念していた。

　このようにトラウマ体験とは，トラウマ体験のみのことではなく，その出来事に対する個々の子どもの反応にも拠るのである。

この反応の違いは，1つには，トラウマ体験を理解する仕方，自分自身に関連づけてこれらの出来事を意味づけること，家族やその他の支援へのアクセス，心理的・生理的なストレスへの対処，より大きな自己感に統合していくことが，子どもそれぞれに独特のやり方で行われるからである。本書に示す治療的アプローチは，子どもがトラウマ体験に対処していく過程にみられる各段階が最善のものになるよう，また個々の子どものニーズに合わせて応えることができる介入である。

　本書に著した治療モデル，トラウマ・フォーカスト認知行動療法（TF-CBT）は，トラウマを受けた経験を持ち，次の項に示した症状を呈している子どもたちのために開発された。これらの症状がない子どもにとって，本モデルは適切ではないかもしれない。特にPTSD，うつ，もしくは不安という症状を持たない子どもには，本アプローチにおける治療の構成要素すべてを必要とするわけではないと思われる。

　例えばトラウマ的な体験に関連した過覚醒や回避症状があまりなく，不安もほとんどなく，うつもみられない子どもの場合，治療過程においてトラウマナラティブを作る必要はほとんどない。このような子どもの場合，治療の初期段階のところでほんの少し励ましがあれば，たやすくトラウマ体験を語ることができる。この場合，例えば心理教育，リラクセーションの練習，感情調整，そして場合によっては認知の処理の構成要素をいくつかといったような簡易版TF-CBTが功を奏するかもしれない。これらの子どもにとって，起きたことを直接的に話題にして話すことに意味がないと言っているのではなく，そういうことをすることで，子どもが治療に時間を多く割く必要がないということである。

　本書はまた，トラウマ性悲嘆，すなわちトラウマ的な状況下，大好きな人を亡くした経験をもつ子どもの治療についても述べている。トラウマ症状が，愛する人の死という経過があって起こるとき，その子どもや親は，トラウマ症状に取り組まなければいけないだけでなく，トラウマ症状が，典型的な悲嘆の過程(プロセス)を行きつ戻りつする自分たちの取り組みを妨げている，障害となっているという事実にも対処しなければならない。きちんと取り組めないままでは，この先ずっと未解決の悲嘆を子どものなかに残すことになる。本書に示したトラウマ性悲嘆の治療アプローチは，トラウマに焦点を当てた要素，悲嘆に焦点を当てた要素を，この順序に従い，統合している。いったんトラウマ症状が減少

したところで，子どもと親が悲嘆のプロセスを始めることができるようにである。トラウマに焦点を当てた治療の構成要素は，本書の第2部，悲嘆に焦点を当てた治療の構成要素は，第3部に示されている。トラウマ症状に加え，以下に示した複数の領域に及ぶ深刻な機能障害を示す子どもには，併せて他のタイプの介入，もしくは安定化の方略が必要である。

　非常にストレスフルな出来事に子どもが耐えてきたという状況でありながら，養育者らのサポートや助言，同時に地域社会の資源からのサポートなどを得て上手に適応している子どもがいる。しかしながら，大変残念なことに，トラウマに苦しむ子どもの非常に多くが，思春期，成人期に到っても解消されない感情面，行動面にみられる症状をもっている。

トラウマ症状とは何か

　トラウマ症状という用語は，本書においては，トラウマ的な経験と直接関連した行動面，認知面，身体面，感情面における困難を指す。典型的にはPTSD症状に相当するが，加えて自傷，物質乱用，人に対する信頼感の喪失，情動の不安定さなどを含んだ抑うつ，不安，行動レベルの症状までのことを指す。トラウマ症状をもつ子どもは，1つ，あるいは2つ以上のトラウマ体験にさらされていた結果，自分自身や世のなか，他者に対する見方に根幹からの変化を来していることがある。それと同時に子どものうちの多くに，これらの心理的な症状の出現，維持に関係した精神生理学的な変化を伴っているという証拠が蓄積されてきている。私たちはこれらの症状を**感情面にみられるトラウマ症状，行動面にみられるトラウマ症状，認知面にみられるトラウマ症状，複雑性PTSD，精神生物学的トラウマ症状**と，大まかな括りで区分した。以下，明らかになるが，これらの区別ごとに見られる困難には重複するものもあり，また常に相互作用しているという性質上，カテゴリーはいくぶん恣意的である。

感情面にみられるトラウマ症状

　感情面に見られるトラウマ症状として共通のものは，恐怖，うつ，怒り，情動調節障害（例えば気分がころころ変わる，ネガティブな感情状態に耐えられない）である。**恐怖**とは，恐ろしい状況に対する本能的かつ学習された反応である。子どもは，生命が脅かされるような状況において，しばしば本能的に恐

怖を体験する。自律神経系は，この知覚された危険に対し，大量のアドレナリン性神経伝達物質を放出するという反応を起こす。結果，さらに不安が高められる。

　恐ろしい記憶は，トラウマ的でない記憶と異なる形で符号化される。なかには，その後もトラウマ体験を思い出させる事態（例：死傷者を出したような大きな自動車事故に遭った子どもは，車に乗って事故現場を通り過ぎるたびに恐怖に戦く）に生理的，心理的な恐怖反応を体験する子どももいる。この恐怖反応は一般化され，本質的に無害でありながら，子どもにとってトラウマ体験を思い出させる人，場所，ものごと，状況などが，元々のトラウマと同程度の恐怖を引き起こすことがある（例：上記の子どもは，どの車に乗ったときも強い恐怖心を覚えているかもしれない）。この怖い記憶の侵入は，PTSDの特質である。子どもは，考えたくなくても恐ろしいことを日中考えていたり，夜には怖い夢をみることがある。より幼い子どもの場合，怖い夢の内容がトラウマ体験と明白に関連してはいないかもしれない。夢は，他の恐ろしい内容である場合がある。新しい恐怖の出現は（時間的な近似性以外，トラウマとのはっきりした関係が見られない），幼い子どもに特有のPTSD症状とも言える(Scheeringa, Zeanah, Myers, & Putnam, 2003)。

　特異的な恐怖に加え，**全般性不安**は，突然であること，予期していなかったこと，恐怖というトラウマの性質が故に引き起こされることがある。全般性不安は，子どもが常に安全と思えないことや過覚醒に通じる。「今度は不意を突かれないように」と，自分を守るために常に戦闘状態にある。今にも何かが起きるかもしれない（ダモクレスの刃[訳注1]が頭上にぶらさがっている）という感覚は，発達段階相応の課題に取り組む力を損ない，子どもをして，年齢相応の成熟度を遙かに超えたレベルにおいて初めて求められるような責任を自ら負うようにさせてしまう。全般性不安は，子どもが「親子役割逆転」（ペアレンティフィケーション）する結果をもたらすことがある。あるいは，将来の潜在的脅威を近づけさせないために完璧でいる努力を続けさせてしまう。未来の恐怖のあらゆる兆しを常に警戒すること，またそれ以外にも不安に駆られた行動が身についてしまうことがある。

訳注1）ダモクレスがディオニソス王にその待遇の良さを称えたところ，宴席に招待され，頭の上に今にも切れそうな糸に吊された剣が上にぶらさがっており，王がそのようにして，王の生命は常に危険にさらされていることを示したというギリシア神話のエピソードから来る。

これらの行動の全部は，健康的な適応の邪魔をし，全般性不安障害やその他の障害を併発することにもなっている。

　子どもは，トラウマの後に**抑うつ気分**を経験することがある。抑うつ気分は，他者，世のなかに対する突然の信頼の喪失（例：無邪気さ，信用，信頼，将来に対する希望を失う）への反応として起こることがある。トラウマを受けた子どもの多くは，より具体的な何かを失った経験をしている。例えば銃で撃たれたり，車と衝突した子どもは，一時的に，あるいは生涯にわたる身体面の機能の喪失や，身体の外見の変化を経験する場合がある。性的虐待を受けた子どもは，自分は処女でなくなってしまったと思う他，性器に痛ましい損傷を負っているかもしれない。火災や自然災害によって，子どもは自分の持ちもの，自分の家，ときに愛する人の命を失っているかもしれない。

　発達的に正常な子どもの自己中心的な世界観が，トラウマ体験が起きたのは自分のせいだという自責感につながることがある。そこから罪悪感，恥，自尊心の低下，自分なんて何の役にも立たないと思う気持ち，ときに自殺傾向までを含む抑うつ症状につながっていることがある。多くのトラウマを受けた子どもにとっての重要なテーマ，「否定的自己イメージ」は，不適応的な友だちや恋人選び，物質乱用，自傷，危険な性行為，自殺企図などの自己破壊的な行動を引き起こすのに一役買っている。いずれも児童虐待あるいはその他のトラウマの既往歴と著しい相関がある。気分障害，特にうつを伴う障害には，PTSD症状を合併することがしばしば見られることを見逃してはならない。

　怒りは，トラウマ体験は不公平だったと，すなわち自分はトラウマを「受けるに値する」ような悪いことを何もしてないという子どもの目覚めから来ることがある。特に身体的虐待やいじめを受けた経験がある子どもは，問題やフラストレーションに対して不適切に対応する養育者らや他の人たちの行動を目にし，怒りを募らせることがある。DVの経験がある子どもは「トラウマ性ボンディング（traumatic bonding）」（Bancroft & Silverman, 2002, pp.39-41）と称される関係が築かれ，結果，子どもは，自分の安全は虐待者に同調することだと気づいている（本章後半部分において詳細説明）。トラウマを受けた子どもの怒りは，規則を守らない行動，予期せぬ激しい怒りやかんしゃく，ものの破壊や他者への乱暴という形をとって現れることがある。性的虐待を受けてきた子どももまた，他者に対して性を介在させた攻撃の形をとることがある。トラウマを受けた子どものなかには，トラウマ体験が起こる以前から，すなわちト

ラウマ体験と関連していない怒り，あるいは行動面での問題をもっていたかもしれないことを念頭においておくことは重要である。

　深刻なあるいは慢性的にトラウマを受けてきた子どもは，先のトラウマと関連していると思える行動や状況に対し，とても**敏感**であり，**過剰反応**することがある。例えば身体的虐待を受けてきた子どもは，そうでない子どもよりもずっと容易に怒りの表情（身体的虐待を受けてきた子どもにとっては，トラウマ体験が起こる合図と推察される）を感知することを示した研究がある（Pine et al., 2005）。慢性的に不適切な養育を受けていた子どもは，機能不全レベルともいえる度合いの過度な感受性を他者からの拒絶に対してもっていることがある。なぜならば，子どもの過去の体験のなかで，養育者あるいは他人の拒絶は，虐待あるいは虐待以外のトラウマ的な行為とリンクし，よって早期の警告サインとして機能していたからである。深刻なトラウマを受けた子どもは，しばしば**情動調節障害**（affective dysregulation）を示す。突然，感情状態が変化し，否定的な感情状態に対処することへの困難を示す。後付けではあるが，情動調節障害は，一度だけの意図的ではなかったトラウマ的な出来事を体験した子どもよりも，児童虐待やDVのように対人間暴力を経験してきた子どもの間により多く見られるようである。慢性的にトラウマを受けてきた子どもは，トラウマを受けている最中，あるいはその直後に癒されるような経験，滋養的な経験を他者から得ていないことがしばしばである。その反対に，子どもの多くは，何の役にも立たないとされ，無視の状態にあって，あるいは加害者や他人による否定的な反応を体験しながら，心のなかで恐怖，悲しみ，あるいは怒りを感じてきている。例えばDVを目撃した子どもは，加害者の親のみならず，被害に遭っている親（加害者をさらに怒らせたくないと思っている）からも「黙ってろ！」と言われることがある。この場合，どちらの親も子どものまっとうな感情を認識せず，また気遣う，癒すということをすることもなく，適切な情動調節のお手本となることもない。慢性的にトラウマを受けてきた子どもにはまた，ストレスホルモンおよびエピネフリン（アドレナリン）といったアドレナリン性神経伝達物質の恒常的な上昇も含み，神経生物学的変化が見られる。神経生物学的変化は，情動調節をさらに難しくさせている（DeBellis et al., 1999）。慢性的にトラウマを受けてきた子どもの情動調節障害は，心理学的かつ神経生物学的，双方向からの要素が作用していると考えられる。

行動面にみられるトラウマ症状

　辛い感情を避けようとする試みのなかで，子どもは痛みから自分を守るのがその意図だったにも関わらず，さらなる苦難につながる行動をすることがある。トラウマを思い出させるトラウマの想起刺激の**回避**は，PTSDの際立った特徴である。どうにもならないほどのネガティブな感情を回避するために，子どもはトラウマ的な体験を思い起こさせるどんな考えや人々，場所，場面などでも回避しようとすることがある。これらのトラウマの想起刺激が極度に汎化した場合，発達段階において適切な活動でも，できることが極端に少なくなることもある。例えば夜に性的虐待を受けた子どもは，常に夜を恐がり，夜に知らないところに行くこと，友だちの家でのお泊まりのようなことを避けることがある。交通事故に遭った兄弟をもつ思春期の子どもは，運転免許を取るのを拒むことがあり，校庭でめちゃくちゃに殴られた子どもは，学校に行くことを拒むことがある。多くの場合，子どもがすべての想起刺激を回避することは不可能である。例えば絶え間ないDVを目撃してきた子どもにとっては，どちらの親も想起刺激になる。地域社会に暴力行為が蔓延しているのを体験している子どもにとっては，近隣のすべてがトラウマの引き金になるだろう。想起刺激がありとあらゆるレベルにまで般化された子どもにとって，回避が長期的なマネジメント方略としてうまくいくことはほとんどない。ネガティブな感情から子どもを守ることが回避をしても圧倒的にできなくなると，感情の**麻痺**，さらにより重篤なケースにおいては，**解離**を生じることがある。感情の麻痺は，当人が行動制御できるものではないため，回避（意図的で行動面に見られる症状）と麻痺（自動的に起こる制御不能な反応）は，実際には別々のPTSDクラスターと考えるべきだという議論の趨勢になっている (Asmundson, Stapleton, & Taylor, 2004)。

　トラウマに関連した行動には，モデリングやトラウマ性ボンディングの反応として起きているものもある (Bancroft & Silverman, 2002)。モデリングは，虐待的あるいは暴力的な家庭や地域社会のなかで育つ子どもが，**不適応的な行動**や対処戦略を見聞きし，学習してしまう機会がたくさんあったときに起きる。子どもは，それらの行動から利益が得られていることを繰り返し目にすることもある。例えば身体的虐待やDVを体験している子どもは，怒りと虐待がフラストレーションの対処として許容されると誤って結論づけることがある。仮にこの子どもが，虐待する親が家族のすることや家庭の雰囲気，生計などを

支配する一方で，殴られる親が繰り返し怪我をし，無力であるのを見ていたとしたら，殴ることは許されるばかりではなく，有利に働くという結論に到ることもある。別の例として**性化行動**は，性的虐待の最中に形作られる。性的虐待を受けた子どもが，これらの行動から見返りが得られる（性化行動が虐待する側に虐待される側に対するパワーを与える，あるいは身体的に刺激的）と学習したら，その子どもは性化行動をし続けるかもしれない。最後の例は，地域社会のなかでのいじめ，差別あるいは薬物売買である。これらの人物が，人から強い，すごいと尊敬を集めていて，いじめや暴力や違法行為でいい目をみていると見なされており，かつ子どもの今現在の環境のなかに，それらに代わる実のあるモデルがない限り，子どもはそれらの行動が望ましいと考え，よって真似をするかもしれない。

トラウマ性ボンディング（traumatic bonding）には，不適切な行動のモデリングと不適応的なアタッチメントの力動の両者が含まれている。また，不適切な行動に対する不正確な説明を受け入れることもここに含まれる。精神分析の文献では攻撃者への同一化として，警察，司法においては，ストックホルム症候群として記述されてきた。子どもが，暴力的あるいは攻撃的な親の支配下にあり，もう片方の親が自分自身や子どもをうまく守れないとき，親へのアタッチメント，絆を求めるという子どもの自然な要求は歪められ，葛藤が募る。この状況にあって大きな混乱や葛藤なく，両方の親に同じように愛情を抱くのは難しい。子どもはしばしば，虐待する親を恐れると同時に愛しており，虐待を受けている親を守ろうとし，自分が虐待される体験をしてきたこともあろう。このような子どもは，自己防衛から暴力的な親と親密なつながりを築くことがある。被害者側の親に背いた罪悪感と認知的不協和に折り合いをつけるため，子どもは被害者の親に対する暴力的な親の側の見解，態度，行動を身につけ，自ら虐待的，暴力的になることがある。例えばドメスティック・バイオレンスにおいて配偶者を殴るバタラーは，殴られる側であるバタード[訳注2)]の行動を非難する（例：「お前が時間どおりに夕飯を作っていたら，こういうことにはならないんだ」）。トラウマ性ボンディングを示す子どもは，バタラーがまた殴ら

訳注2) DV の本質は単に暴力をふるうことのみでなく，支配とコントロールである。butterer を殴る親，buttered を殴られる親と訳すると，行為としての暴力に焦点が当たるため，ここではあえてバタラー，バタードという訳語を採用した。

なくちゃいけなくなったのは，バタードのせいだと，バタードの親に対し，怒りや攻撃性を見せることがある。トラウマを受けた子どもの攻撃的な行動には，モデリングやトラウマ性ボンディングが一役も二役も買っているのは，明らかである。

　トラウマに関連すると思われる問題行動は，他にもしばしば見られる。例えば子どもは，年齢相応の友だちとの健康的な交流を避け，感情や行動に問題のある友だちとつきあう方を好むことがある。このような選択は，多くのトラウマを受けた子どもが発現させる否定的な自己イメージと関係しているとも考えられる。上述のように「正常な」友だちに拒絶される恐怖のためでもあり，また現在進行形で不適切な養育が行われている環境に暮らす子どもにとって，問題のある友だちとつながることの方が，より馴染みがあるか居心地が良いからでもある。既述した通り，トラウマを受けた子どもの多くは，反抗的，攻撃的，破壊的な行動となって表れる**怒り**を募らせている。トラウマを受けた子どもは，**物質乱用**のリスクも非常に高い。トラウマの想起刺激を回避するための手段としての乱用，ネガティブな自己イメージに対処する方法，あるいは他の問題のある子どもとつきあった結果という場合もある。切る，焼く，あるいはもっと他の形で自分を切り刻むといった**自傷行為**，さらに自殺行動もまた，児童期トラウマとの関係がある。自傷行為をする青少年のなかには，自傷は自分が感じている感情の麻痺を覆す方法だと述べるものもいる。例えば「自分が切ってケガするとき，そのときだけが唯一，自分がリアルだとわかる。」と言った十代の子どもがいた。より適応的な方法では得られない注意関心を引くためである場合もあれば，実際に自分を傷つけようとすることが，絶望や耐え難い苦痛への反応の場合もある。切るのは不安を処理する手段だと言う若者もいる。子どもの行動の危険度によっては，初めにこれらの行動を減じ，安全を確保する治療アプローチの方を，行動の根底にあるトラウマの病理を扱う以上に優先しなければいけない。

認知面にみられるトラウマ症状

　児童期のトラウマによって，子ども自身，加害者，その他の人々，社会的契約や世のなかに関する認知（思考）が歪められてしまうこともある。トラウマ的な出来事が起きた後，子どもは通常，どうしてこのような恐ろしいことが自分たちと自分の愛する人たちに起きたのか，説明を求める。仮に理にかなった

説明が見つからなかった場合，子どもは，いくらかでもコントロール感や予測可能性を取り戻すため，**非合理的な信念**（irrational beliefs）を抱くようになる。私たちの経験では，一番共通に見られた非合理的な思いは，子どもが自分を責めることである。出来事そのものを自分のせいにする（例：「私の洋服がいけなかったから，彼が私を性的に虐待したんだ」）。あるいは出来事を予測，避けることができなかったことで自分を責めている（例：「パパの気分を害するのをわかっているべきだった——パパからぼこぼこにされないようにママは家から逃げた方がいいと，どうしてママに警告してあげられなかったんだろう」，「私が，今日は弟を学校に行かせないようにすべきだった。学校に行かせてなかったら，弟が帰りに撃たれることはなかったはずだから」）。子どもは，トラウマ的な出来事に対して直接自分を責めるのではなくとも，自分たちに悪いことが起きることが「正当化」されるに足るだけ自分がいけない，恥を知るべき，あるいは何かを欠いていると考えるようになる（例：「こんなことが自分に起こるということは，自分がどこか間違っているに違いない」）。このように考えることで，世界は再び公平かつ予測可能，さらには筋が通り，不遇に値するのは，**子ども自身**だけというところに落ち着く。今もなお，対人暴力というトラウマ（児童虐待，ネグレクト，DV）にさらされている子どもは，特に上述のタイプの認知をもつ傾向がある。恐らく，これらの行為が意図的であること，特定の個人に向けられていること，普通であれば子どもを傷つけるのではなく，むしろ守ることが期待される親や親以外の大人によって行われている行為であるからだろう。責任に関する現実的な認知（例：加害者に非があることを認める）の発達は，これらの子どもにとっては大変に困難であり，苦痛を伴う。

　他者（例：非加害者）との関係においても，上記以外の認知の歪みが生じることがある。子どもは，1人の人間による裏切られ体験により**世の中の誰ひとりとして信じられない**という意味に一般化することがある。この考え方では，友だち関係，あるいは非加害親や親以外の大人に対するアタッチメントにおける困難を来す。その結果，その子どもの自己イメージがさらに損なわれることになる（例：子どもがこれらの関係をだめにし，そうしてこの失望を自分個人の落ち度のためだと考える）。あるいはまた，子どもは信頼への裏切りに対し，安全な人かもしれないし，そうでないかもしれない友だちや大人との不適切な親密な関係を求めることにより，自分たちの経験を「修正」あるいは覆す試み

を繰り返し行うことがある。この戦術は，不適切な養育の繰り返しという形，あるいはその子どもの親密さに対する根拠のない，もしくは不適切な期待が拒絶されることで，一層辛い体験へとつながっていることがしばしばある。トラウマを受けてきた子どもには，正義や神，あるいはよき未来に対する信頼の喪失につながる認知が生じる場合もある。この一連の思考回路が，「自己実現性予言」となっていく行動の選択に向かわせる。例えば地域社会の暴力事件によりきょうだいと多数の友だちを失った十代の子どもは，二十歳の誕生日を迎えるまで自分が生きていることはないだろうという信念で固まっていた。その結果，ドラッグを使用し始め，非行集団に加わり，学校を退学した。これら一連の行動は，肯定的な未来を経験するチャンスを著しく損ね，トラウマのリスクを増長させた。自分自身の否定的な期待あるいは自分が失敗する「予言」が，まさに恐れていた通りの失敗に彼を導いていった。

　正確な認知が認められる子どももいる。が，その正確な認知は助けにならない。なぜならばコンテキストが無視され，あるいは状況のネガティブな側面にのみ，焦点が当たっているからである。例えば「誰から性的虐待の被害に遭ってもおかしくない。」という認知は，特定の環境下においては正確である場合もある。が，「ほとんどの男性は，子どもを性的に虐待しない。」というまた別の認知も等しく正しい。前者の考え方が，恐怖と回避を伴うことは明らかである。後者は，正確という点では同じであるが，安心でき，希望がある。トラウマを受けてきた子どもは，しばしば，不正確であったり，助けにならない認知に焦点がある。それらは子どもの他者に対する否定的な期待および破壊的な自己認識を強化するように働く。これらの認知面に見られる症状は，PTSD，PTSD 以外の不安症状，抑うつ，行動障害の存続に著しく寄与している。

「複雑性 PTSD」

　繰り返し続いてきた，あるいは今もなお続くトラウマ的なライフ・イベントに際し，子ども（特に思春期以降の子ども）は，複数かつ重要な領域において広汎にわたる問題を抱えることがある。情緒調節，対人関係，自尊心，自己効力感，学業，職業的機能，個人の安全管理の点などである。著しい感情の不安定さ，もしくはいらつき，極めて葛藤に満ちた恋愛関係や長続きしない友人関係，自尊心の乏しさと対人関係での信頼の欠如，学業不振（成績不振，不登校，退学あるいは校内で問題行動を起こすなど），自傷的な行動（物質乱用を

含む）など，たくさんの問題を抱えている。この一連の問題は，ときに複雑性PTSDと称されてきた。私たちが知る限り，ただ一件，治療に関する実験的研究が行われているのみである（Najavits, 1998）。これらの思春期以降の子どもを対象として，別の研究（Cloitre, Davis, & Mirvis, 2002）も開始されているが，いずれの研究からも知見は未だ得られていない。これらの研究では，初期の徹底した関係性構築と安全性の強化と併せ，TF-CBTの構成要素が組み込まれていた（Najavits, 2002）。慢性的なトラウマを抱えた十代の若者に対する有望な治療について述べている別の研究グループもあるが，それらの治療はまだ十分な検証が行われてない（DeRosa, 2004）。

　私たちの臨床研究にもこのような子どもが若干含まれているが，慢性的なトラウマを抱えた思春期以降の子どもを対象としたTF-CBTの治療効果については，系統立った調査はまだ行われていない。私たちの多都市同時研究には，貧困・多問題の家庭に暮らし，多数のトラウマを負った子どもが含まれていた（Cohen, Deblinger, Mannarino, & Steer, 2004）。慢性的にトラウマを受けてきた思春期以降の子どもは，TF-CBTの治療アプローチによく反応した。事実，追跡調査の分析の結果，治療開始前の時点において複数のトラウマと高いレベルのうつを呈していた子どもは，比較すると構造化という点ではややゆるいクライエント中心アプローチよりも，TF-CBTの方により多く治療的に意味のある反応を示した（Deblinger, Mannarino, Cohen, & Steer, 2005）。

　トラウマの影響は，複数の機能領域における**全然ないか，ほとんどわからない程度の問題**から**圧倒されるような問題**までの連続体のどこかに表れると私たちは考える。過去にトラウマがあったことは，再トラウマ化と関連するより深刻な精神病理の危険因子である（Pine & Cohen, 2002）。にも関わらず，多くの子どもや思春期以降の子どもは，深刻かつ繰り返されるトラウマに直面しながらも注目に値すべきレジリエンスを見せる。他にも子どもに及ぼすトラウマの影響の緩衝材となる要因が明らかになっている。親のサポートと苦境の度合いという要因が，子どもがそれぞれにトラウマにどのような意味を与えるか，知覚するかということと併せて挙げられていた（Cohen & Mannarino, 1996b, 2000; Deblinger, Steer, & Lippmann, 1999; Kliewer, Murrelle, Mejia, Torresde, & Angold, 2001; Laor et al., 2001）。子どもの過去のトラウマをどうこうすることは私たちにはできないが，私たちのTF-CBTモデルは，より深刻かつ長期にわたる困難が起こりえる可能性を減じるような仕方で，親の機能および子ど

ものトラウマに関連する認知に影響を及ぼす試みを行うものである。本アプローチが，トラウマを受けてきた子ども，もしくは思春期以降の子どもの一部には十分ではないこともあるということは，私たちも認識している。しかしながら，本アプローチのほとんどの構成要素は，この対象の大半に適用できるとも信じている。

トラウマの精神生理学的な影響

　子どもの脳と身体は，感情，認知過程，行動の発達と発現と一体となって関与している。人が行動する，考える，感じることの全てが，たとえどれほど些細な，短時間のことであろうと，何らかの脳の活動と関係していると理解することが重要である。だからトラウマ体験が，脳の機能に変化を及ぼす可能性があるのは，驚くようなことではない。脳の機能におけるこれらの変化が，長期間にわたって維持された場合（なかにはトラウマ的な出来事が終焉した後もずっと），先に述べたトラウマ症状の多くが維持されることに貢献することもある。なかには，これらの慢性的な機能の変貌がまた，脳の**構造的**変化をもたらすこともある。

　多くの人は，脳の構造は力動的(ダイナミック)であるという事実に気づいていない。つまり，制約はあるが，脳の構造と脳の機能との間には，相互作用がみられるということである。例えば異なる神経伝達物質に対する脳内リセプターの数は，ストレスを含め，多くの要因に対する反応として増減する。ストレスは，脳内および脳以外の身体の部分（例：副腎）にある神経伝達物質とホルモンの活動に変化を与えることがわかっている。それによって心拍数，呼吸，血圧の上昇，骨格筋への血流，覚醒の増大といった生理学的な反応が引き起こされる。児童期のトラウマ，また特にPTSDは，生理学的領域における慢性的な変化に関係している。すなわちトラウマを受けた子どもの方が安静時の脈拍と血圧が高く，身体的緊張が強く，過覚醒なことがある。脳の機能と構造に見られるその他の変化については，トラウマを受けた子ども，なかでも児童虐待あるいはDVといった対人間のトラウマを経験してきた子どもに関する論文がある。例えばある研究では，性的虐待，身体的虐待の履歴，あるいはDVに曝された経験を持つ子どもは，そのようなトラウマの履歴をもたない子どもと比較し，頭蓋内容積（脳のサイズ）が小さく，IQが低く，成績が不良，脳梁（右脳と左脳をつなぐ部分）が小さく，解離尺度の点数が高いことが明らかになった。さ

らにこれらの変化の深度は，不適切な養育が始まって経過した時間の長さと相関していた（DeBellis et al., 1999）。

　脳の機能および構造と私たちの生活体験，思考，感情，行動との間に相互作用が認められることを前提とするならば，より適応的な心理学的機能の回復は，対応する部分の脳の機能の正常化，そして恐らく脳の構造をも正常化すると考えられる。この考えに沿うならば，子どもの情緒，認知および行動面の機能の再調整に帰着する治療的な（あるいはその他の）介入は，脳および身体へのトラウマの有害な影響を最小限，もしくは覆すことが可能であることを示唆している。

　専門職のなかには，脳の変化の経路にアクセスすることができるのは，ある特定の決まった治療的活動のみ（例，EMDR[訳注3]やボディセラピーの技術）だとし，固有の身体的活動を含まない「対話をする（トーキング）」セラピーは，トラウマを受けた子どもの脳もしくは身体に意味のある変化を創りだすことができないと信じている人たちもいる。私たちが提言するところは，さまざまな方法で適応的な精神生物学的な機能を回復させることは可能であり，TF-CBTモデルに組み込まれた心理療法の構成要素の使用もそこに含まれる。私たちは現在，国立精神保健研究所および他の研究者らと共同し，トラウマを受けた子どもにTF-CBTを提供した際の精神生理学的な影響の評価を行っている。他の治療方法を活用した研究結果も歓迎するところである。私たちは，仮にトラウマに起因する脳の機能や構造の変化のどこかが心理療法に反応しなかった場合があったとしても，子どもの症状を減じ，適応的な機能と生活の質を改善する心理療法の価値が減じられるものでははないと考えている。

トラウマ性悲嘆が子どもに及ぼす影響

　子どもが予期せぬ暴力，もしくは流血の惨事により愛する人物を失ったとき，あるいは例えば血や切断された，あるいは失われていた身体の一部の映

訳注3）原文は「眼球運動の指示（directed eye movements）」と書かれておりEMDRのことだと思われるためあえて訳出した。重要なのはどちらがよいかということではなく，さまざまなアプローチで変化がありうるということであり，実際に米国で出会ったセラピストの多くがEMDRとTF-CBT双方の使用経験があり，開発者らは早期からEMDRセラピストとの対話の場を設けている。

像を見てしまった場合，児童期トラウマ性悲嘆（Childhood Traumatic Grief: CTG）として知られる状態を呈することがある（CTG の詳細は 42 ページ参照）。例としては，人に向かう暴力（地域社会，家庭内，学校）による死，交通事故やその他の事故，家族あるいは友だちの自殺，自然災害，テロ行為が挙げられる。このようなケースの場合，子どもは，トラウマと喪失の両方に耐えている。子どもには，本書第 2 部に説明する治療構成要素と併せ，愛する人の死を悼む過程を始める治療構成要素を述べた第 3 部も必要である。

初めに悲嘆，死別，喪失に関連するいくつかの用語の定義を述べたい。

単純性悲嘆（uncomplicated grief）は，大切な人間関係の喪失を悼む通常の過程のことである。この状況は，いくつかの点で大うつ病性障害（major depression disorder: MDD）の診断に似ている。愛する人物の死後 2 カ月間は，MDD の診断を適用しないのが通常であるが，死を悼む人物に以下の状態が見られる場合は別である。

1) 亡くなったときに生存者がとった，あるいはとらなかった行動以外のことからくる罪悪感。
2) 死んだ方がまし，あるいは一緒に死ぬべきだったという思い以外に生存者が死を考える。
3) 無価値であるという病的な思い込み。
4) 顕著な精神運動活動遅滞。
5) 長期にわたる，もしくは著しい機能上の障害。
6) 亡くなった人物の声を聞いたり，つかの間，その姿を見たと考える以外の幻覚体験。
   （APA, 2000, p.741）

Kübler-Ross やその他の人々が述べているように，初期の文献は，悲嘆には標準的な「段階」があるとしていた。より最近の研究者らは，このような型があることに異議を唱える（Simpson, 1997）。「普通」の悲嘆を完結するのにどのくらいかかるかといったこともまた，人によって大きなばらつきがある。子どもの単純性悲嘆における典型的な課題は，Worden（1996）と Wolfelt（1991）によって明らかにされた。

- 愛する人の喪失に伴う深遠な痛みを経験する。
- 喪失が永続することを受け入れる（この点は，子どもの発達段階によって若干変わってくる）。
- 亡くなった人との思い出にふけり，良い面も悪い面も含め，愛する人を全体として受容する。
- 相互交流という1つの関係から1つの記憶へと関係を転換する。
- 子ども自身のアイデンティティーに愛する人の重要な側面を取り入れる。
- 新しい関係に関わっていく。
- 健康的な発達の軌跡を再構築する。

複雑性悲嘆（complicated grief）とは，別離に伴う苦痛およびトラウマによる症状を伴う悲嘆である（Prigerson, Shear, & Jacobs, 1999; Prigerson et al., 1997）。大人に関して言うならば，「複雑性悲嘆」は，「トラウマ性悲嘆（traumatic grief）」（Prigerson et al., 1997）と同義である。大人の複雑性悲嘆は，客観的に「トラウマ的」とみなされない死（例：予期していなかった，恐ろしい出来事に由来しない）の後，生じるのが典型であり，その人物が次に述べる体験をしている必要がある。

(1)「別離による苦痛」（separation distress）症状4つのうち，3つに極度の症状がみられる（故人についての侵入的思考，故人を懐かしく思うこと，故人を探し求めること，死別後の過剰な孤独感）。(2) 8つの「トラウマによる苦痛」（traumatic distress）症状のうち，4つに極度の症状がみられる（将来に目的が見い出せない感覚，感情麻痺・離人感・もしくは情緒的な反応の欠如，死亡した事実を信じ，認めることの困難，人生は虚しく，意味がないという感覚，自分の一部が死んでしまったという感覚，世界観の崩壊，故人の有害な行動という症状の自分への取り込み，死に関連した過度のいらいらや恨みや怒り）（Prigerson & Jacobs, 2001）。加えて，これらの症状が最低，6カ月以上持続し（基準C），重大な機能上の障害をもたらしている（基準D）ことにつながっている必要がある。複雑性悲嘆は，複雑性悲嘆調査票（Inventory of Complicated Grief: ICG）を用いて検査することができる（Prigerson et al., 1995）。また，成人の精神科的疾患や身体的疾患を併発するリスクの増加と関連がある。

トラウマ性悲嘆（traumatic grief）という用語は，児童の文献のなかでも

さまざまに異なる使い方がなされている。本書では，**児童期トラウマ性悲嘆**（CTG）とは，未解決の悲嘆と PTSD 症状の両者があらわれ，抑うつ症状を伴った状態もしばしば認められる状況を指す。未解決の悲嘆症状は，大人の複雑性悲嘆について述べた状態と同様である（例：故人を思慕し，探し求めること，死を受け入れることの困難さ）。PTSD 症状は，侵入的・強迫的思考，トラウマ的な死や故人に関する夢や記憶，故人やトラウマ的な死を思い出させる想起刺激（リマインダー）の回避，感情麻痺ないし離人感，死にまつわる怒りや恨みを含んだ過覚醒症状などである（Brown & Goodman, 2005; Layne, Saltzman, Savjak, & Pynoos, 1999; Nader, 1997; Melham et al., 2004; Pynoos, 1992; Rando, 1996）。

なぜ児童期トラウマ性悲嘆を他の悲嘆と区別して扱うのか？

たとえ親の喪失があったとしても，子どもが死別後に適切な養育を受けてさえいれば，児童期単純性悲嘆が，後に精神疾患を発症するリスクを高めるようには見えない（Harrington & Harrison, 1999）。しかし，児童期に重篤な PTSD 症状がある場合，うつ病，物質依存，境界性パーソナリティ障害などを含む深刻な精神症状を呈するリスクは高くなり，それは成人期以降に持ちこされることもある（American Academy of Child and Adolescent Psychiatry [AACAP], 1998）。私たちは，PTSD 症状に未解決の悲嘆症状が伴う場合，トラウマに焦点を絞った，あるいは悲嘆に焦点を絞ったどちらか一方の介入の提供だけでは，不十分ではないかと考えている。児童期トラウマ性悲嘆を伴った子どもを同定し，PTSD 症状を長引かせることがないよう，そして悲嘆における典型的な課題に取り組みを始めるところまで何とか辿り着くことができるよう，トラウマに焦点を当てた治療と悲嘆に焦点を当てた治療を組み合わせて子どもにサービスを提供することが重要であろう。

段階的治療

多くの研究と，著者らの臨床的経験に基づくならば，トラウマと悲嘆という両方の症状がある場合，悲嘆の問題をうまく取り扱うためには，その前にトラウマからきている課題の解消に取り組み，少なくとも部分的にでもトラウマからきている課題が解決されることが望ましく，ときに不可欠である（Nader,

1997; Rando, 1996; Layne et al., 1999)。この原則を適用することは，ある種のトラウマの想起刺激や強迫観念が見られる場合，特に大事である。例えば子どもが，遺体の最も恐ろしかった状態にとらわれていたり，どのようにその人物が亡くなったのか正確な情報がないため，「最悪な場合」を想定したシーンばかり繰り返しイメージするときなどである。このような子どもにおいてしばしば見られるのは，故人の肯定的な記憶（悲嘆のプロセスをうまく通り抜けるためには重要な様相）ですら，そのまま想起刺激につながっていくことである。すなわち子どもは，死にまつわる恐ろしい詳細をこと細かに思い出すことなしに，故人のことを思うことができない。加えて，回避症状のある子どもは，自分の感情からあまりにも距離を置いているために悲嘆を体験することができないことがある。これらの理由から，児童期トラウマ性悲嘆の治療の初期段階でトラウマに焦点を当てた介入を利用し，治療の後半で悲嘆を扱うというのが一般的である。しかしながら子どもは，自分自身のペースで自分自身の道を辿っていく。悲嘆に移る前にほとんど，あるいはすべてのトラウマ症状を解決する子どももいる一方で，多くの子どもの場合，悲嘆のワークとトラウマのワークを，どちらがその時々でより問題であるかにより，ところどころにはさみいれる必要がある。治療においては，トラウマを扱う局面と悲嘆の局面は織りなす綾のようになっているのである。

　外的要因もまた，治療の段階に影響することがある。例えば亡くなった人物に関係した捜査，メディアの注目，あるいは訴訟など，また新たなトラウマ的な出来事や家族の死（自然死であったにせよ）によって，すでに消失していたトラウマの想起刺激や過度の回避や怒りや他のPTSD症状を再び喚起させるかもしれない。このような状況ではトラウマに焦点を当てた介入に戻るべきである。

　トラウマと悲嘆のテーマを連続して扱うため，本書では，トラウマに焦点を当てた構成要素と悲嘆に焦点を当てた構成要素を別々に提示している。悲嘆に焦点を当てた介入の箇所では，単純性悲嘆が課題の子どもや，死別以外の理由によるトラウマ的な出来事に伴って親からの分離を体験した子ども（例：里親家庭への措置など）にどのように関わるかについて述べていない。悲嘆に焦点を当てた構成要素のなかのいくつかの介入には，適用できるものもあるだろうが，死を伴う喪失は，生きている間の再統合に全く希望がないという意味で特有であり，里親家庭への措置や養子縁組みはそれに通じるものがある。しかし

ながら,子どもの特別な環境面(例:里親に治療に関わってもらう,里親家庭への措置にまつわるストレッサーを扱う)を考慮し,変更を加えた TF-CBT に里親家庭の子どもがよく反応しているのは注目に値する。

要　約

　トラウマを受けても回復力を示す子どももいるが,そうでない多くの子どもにトラウマ症状が見られて,子どもの発達,健康,安全面に深刻かつ長期的な否定的影響をもたらす。これらのトラウマ症状には,感情面,行動面,認知面に見られる問題,PTSD,あるいはうつもしくは不安障害,あるいは「複雑性 PTSD」の診断が含まれる。また仮にこれらの診断基準を満たしていなくとも,トラウマ症状は,やはり子どもおよび家族の機能に深刻な否定的影響を及ぼしている。これらの子どもの多くにはまた,トラウマへの反応として精神生理学的な変化を来す。トラウマ的な状況のなかで愛する人を失った子どもは,児童期トラウマ性悲嘆(子どもが死というトラウマ的な状況に拘泥して,愛する人の死を十分に悼むことができない状況)を呈することがある。本書に述べられた TF-CBT および悲嘆に焦点を当てた治療の構成要素は,このようなタイプの問題を多くもつ子どもの助けとなる。次章では,トラウマ的なストレス,トラウマ性悲嘆反応を経験している子どものアセスメント,また TF-CBT がその子どもに最適な治療アプローチであるか否かをどのようにして決めるかに焦点を当てる。

第2章

トラウマを受けた子どもに対するアセスメント技法
Assesment Strategies for Traumatized Children

　TF-CBT モデルの適用範囲は広いが，既存の精神疾患が子どもや家族にみられないかどうかを査定(アセスメント)することの重要性は変わらない。保険給付を行ったり，保険給付の要件を満たすかどうか承認する機関は，今ある病的症状の正確な診断を求める。また慎重になされたアセスメントは，最適な治療計画を立てるうえで極めて重要である。子どもの精神医学的診察を行う一般的な方法論は，他書（AACAP, 1997）に詳細に記されている。児童期 PTSD を診察するための特定のツールや技術についてもすでに利用可能なものがある（AACAP, 1998）。本章では，子どものトラウマ曝露およびトラウマに関連した症状のアセスメントに有用な技法について論ずる。

トラウマ曝露を評価する

　トラウマ曝露[訳注1]の評価は，子どもの生をより大きな文脈で理解するために大切であり，またその子ども自身が自覚する最もトラウマ的だった体験と通常は照応しあうトラウマ症状をアセスメントするのに欠かすことができない。多くの場合，所定(ルーティン)のアセスメントの際にトラウマに関する履歴(ヒストリー)が詳細に聞かれる。なぜならば児童期トラウマはたいてい過少にしか報告されておらず，またしばしば同時に発生しているため（Saunders, 2003），トラウマに関する履歴(ヒストリー)を必ず尋ねることが推奨される。もう1つの方法は，標準化された書式（子ども自身か親に面接で尋ねるか，自分で書いてもらうかのどちらか）を利用する

訳注1）その人が過去にどのようなトラウマにどれくらいの期間，曝されていたかという履歴のこと。

ことで，子どものトラウマ体験を多種広範に調べることができる。DSM-Ⅳ版UCLA 心的外傷後ストレス障害インデックス（UCLA PTSD Index for DSM-IV；Pynoos, Rodriguez, Steinberg, Stuber & Fredrick, 1998），子ども版トラウマ体験スクリーニング評価尺度（Traumatic Events Screening Inventory-Child Version；TESI-C；Ford et al., 1999）がその例である。これらのツールは，子どもが経験してきたそれぞれのトラウマ体験を確認し，その程度を自分で評価し，さらにそのなかで子どもが一番動揺させられるものがどれかを特定するように求める。このとき選ばれたトラウマ体験が，次にトラウマ関連症状をアセスメントする指標トラウマ（インデックス）として用いられる。

PTSD 症状のアセスメント

PTSD 症状のアセスメントには，さまざまな手法がある。簡単にいえば，PTSD を診断するためには，以下の3つの異なる群（クラスター）において決められた数の症状項目が子どもにあることが求められる。

- 再体験：トラウマ体験についての侵入的で動揺させられる考えや夢，トラウマの想起刺激に曝されたことから起きてくる身体的，心理的な苦痛，幼い子どもの場合，遊びを通してトラウマ体験を再演すること。
- 回避と感情の麻痺：トラウマ体験を子どもに思い起こさせるような人や場所や状況の回避。感情の疎隔化（デタッチメント），平板化。将来が短縮したような感覚。
- 過覚醒と気分：驚愕反応の増悪，過覚醒，睡眠障害，いらいら，怒りの爆発。

これらの PTSD 症状の有無のアセスメントのためには，緻密な半構造化面接の使用が「ゴールドスタンダード」である（AACAP, 1998）が，それをするにはかなりの時間，労力が求められ，このような面接を日常業務として実施できるほど恵まれた臨床家はほとんどいない。子どもの PTSD 症状をアセスメントするための，いくつかの自記式ツールを利用することができる。それらは臨床における使用に耐えるに十分な信頼性，妥当性を備えている。先述のDSM-Ⅳ版 UCLA 心的外傷後ストレス障害インデックス（Pynoos, Rodriguez, et al., 1998）は，子どもの PTSD に対して最も広く使用されている自記式ツー

ルである。軽度・中等度・重度・非常に重度を示す点数が確立されている。

それ以外の精神疾患のアセスメント

　それ以外の精神疾患の有無のアセスメントもまた重要である。自殺念慮や自殺企図，自殺の計画，深刻な物質依存があると，TF-CBT 治療モデルのどこかで一過性に増悪することがあるので，今子どもにそれがあるかどうか査定することは不可欠である。とりわけ特に脆弱な子どもがすでに自殺念慮や物質依存をもっていたら，トラウマナラティブを作ることで症状が増悪する懸念がある。そこで TF-CBT を用いた介入を始めるに先立ち，これらの状態があるかないかを確認しておくことは非常に重要であり，もし自殺念慮，物質依存が認められたならば，子どもが安定するまでは，感情調節機能を高め，もしくはストレス低減(リダクション)を目的として TF-CBT（あるいは他の）治療を行うことが重要である。標準的な児童精神医学的アセスメントの手順を用い，うつ病（自殺傾向も含め），物質依存障害，精神病，それ以外の精神疾患の有無の確認を行う (AACAP, 1997)。真性の精神病性幻覚妄想状態と PTSD の症状であるフラッシュバックあるいは侵入的思考の鑑別は特に重要である。同様に重篤な行動上の問題（例えば素行症）を示している子どもについても，これらの行動の問題がトラウマに関連がないか，少なくともトラウマのはじまりと時間的因果関係がないかどうかを確認することも重要である。多くの子どもの場合，行動面にみられる困難は，親と行動管理(マネージメント)スキルを考え，同時に子どもに感情調整のスキルを教えることで適切に対処することができる。しかしながら，上記以外の場合，特に以前から長年に及ぶ素行症やその他の自己破壊的行動の履歴をもつ子どもには，TF-CBT を開始する前に，情緒面および行動面の安定化を図ることに専念した治療により多くの時間をかける必要がある。臨床家は，トラウマに焦点を当てたのワークを開始するときでも，治療の始めに子どもの行動の安定化に焦点をおいた方がよいかどうか，自らの臨床的判断を活かさなければならない。前述した重度の精神症状は，過去のものでも現在のものであっても，治療経過のなかで常に記録され，経過観察されているべきである。これらの子どもにトラウマに焦点を当てた介入を行う前に，セラピストは TF-CBT モデルの臨床経験豊富なスーパーバイザーなどにコンサルテーションする必要を念頭においておかなければならない。

近年の調査研究から注目すべきこととして，複数のトラウマをもつと同時に顕著な抑うつ症状が見られるか，そのどちらかがある子どもは，非指示的なアプローチよりも，TF-CBT のスキル獲得，構造，トラウマに焦点化したアプローチからより恩恵を得る（Deblinger et al., 2005）ということが明らかになっている。

第1章で述べた通り，トラウマ体験はさまざまな領域における子どもの機能に影響を与える。だから PTSD のアセスメントに加え，初期評価の面接をしている間に，以下に示した領域にわたる子どもの機能に関し，できるだけ多くの情報を収集することが重要である。これらの情報は，ケースを概念化するのに役だち，引き続きその人のためにあつらえられた TF-CBT の治療計画を描きだしていく基礎となる。TF-CBT の構成要素は，これら多数の領域を扱えるように意図されている。各領域の頭文字を取り，（問題領域を）CRAFTS という言葉でまとめた。

- Cognitive problems（認知の問題）：自分自身，他者および状況についての思考パターン。認知の歪みや不合理な思考（例えば，トラウマとなった出来事に関する自責），役に立たない思考（例えば，最悪のシナリオについて何度も考える）が含まれる。
- Relationship problems（対人関係の問題）：友だちとうまくいかない。問題解決スキル，社会的スキルの乏しさ，対人相互作用における過敏さ，友人を作るときの不適切な方法，人間関係への信頼が損なわれている。
- Affective problems（感情面の問題）：悲しみ，不安，恐怖，怒り。否定的(ネガティブ)な感情状態を我慢できないが，統御する力が乏しい。自分で自分をなだめられない。
- Family problems（家族の問題）：子育てスキルの不足。親子間のコミュニケーションの乏しさ。親子間のボンディングの形成を阻害する要素。家庭内の虐待や暴力による家族機能の崩壊。
- Traumatic behavior problems（トラウマと関連した行動面の問題）：トラウマの想起刺激の回避。トラウマと関連した，性化された，攻撃的な，反抗的な行動。安全ではない行動。
- Somatic problems（心身面の問題）：睡眠障害。トラウマの兆し(キュー)に対する生理学的過覚醒や過度の警戒体制。身体の緊張，心身症的症状（頭痛，

胃痛など)。

　上記の領域における子どもの機能をはっきりとさせるために，子ども，親と個別面接を行い臨床的な観察に頼ることに加えて，一般的なポピュレーションとの兼ね合いで子どもの適応レベルを客観的にアセスメントできる標準化された尺度がある。親と教師，その双方は，一般に子どもの行動の機能をアセスメントする適任者である。子どもの行動チェック・リスト（Child Behavior Checklist: CBCL; Achenbach, 1991）と子どもの行動アセスメント・システム（Behavior Assessment System for Children: BASC; Reynolds & Kamphaus, 1992）は，最も広く使われている。これらの紙と鉛筆だけで済む質問紙によって，児童思春期の子どもの内在化症状や外在化症状のアセスメントができる。教師からの記述だけでなく，養育者からの記述を得ることがあっても良いであろう。
　親と教師は，観察可能な問題（例えば行動化(アクティングアウト)，家族の問題，友だちの問題）について一番正確な情報をもたらしてくれるだろうが，自分の内面の苦悩については，子ども自身が一番よく知っている（Rev, Schrader, & Morris-Yates, 1992）。児童および思春期の抑うつ，不安，それ以外のトラウマ症状が見られるかどうかをアセスメントする上では，子どもに直接訊ねるか，自記式の評価尺度を用いるか，あるいはその両方が重要である。一般的なトラウマ症状の評価法として用いることができるものは2つある。子どものトラウマ症状チェック・リスト（TSCC: Trauma Symptom Checklist for Children; Briere, 1995）と子どもの出来事インパクト尺度（Children's Impact of Events Scale; Wolfe, Gentile, Michienzi, Sas, & Wolfe, 1991）である。特に子どものうつをアセスメントする目的では，自記式で標準化された評価法として，子どものうつ評価尺度（Children's Depression Inventory; Kovacs, 1985；対象7歳から16歳），ベック青少年抑うつ評価尺度（Beck Youth Depression Inventory; Beck, Beck & Jolly, 2001），ベック抑うつ評価尺度Ⅱ（Beck Depression Inventory-Ⅱ: BDI-Ⅱ; Beck, Steer, & Brown, 1996；13歳以上対象）がある。児童思春期の不安を評価する標準化された自記式尺度は，子どもの不安傾向，状態像評価尺度（State-Trait Anxiety Inventory for Children; Spielberger, 1973），子どもの顕在性不安尺度（Manifest Anxiety Scale for Children: MASC; March, Parker, Sullivan, Stalling & Conners, 1997），子どもの不安障害スクリーニング（Screen

for Child Anxiety Related Emotional Disorder: SCARED; Birmaher, et al., 1997) である。

　可能であれば，トラウマ体験以前の子どもの対処スタイル，適応，機能の良さについて十分な情報を得ておくこともまた有用である。子どものトラウマに対する心理社会的反応は，子どもの気質，それ以前からの精神病理，帰属スタイルや対処スタイルなどによって緩和されることが，調査研究から明らかになっている (Feiring, Taska, & Lewis, 2002; Spaccareli, 1994)。くりかえしになるが，これらの情報は面接によって得られるが，トラウマに関連した対処や意味づけをアセスメントするという観点から特に役に立つ評価尺度がすでに開発されている (Mannarino, Cohen & Berman, 1994; Kolko, 1996)。

　TF-CBTの核心部はトラウマ体験に関して詳細に話しあったり書いたりすることだから，肯定的な生活体験について語るその子の能力をアセスメントすることは助けになる。Sternbergら (1997) が，子どもが虐待の疑いのある事柄について尋ねられる前に，中立的もしくは肯定的な出来事について詳細に話すように求めた場合，疑われている虐待に関して詳細を述べる能力が著しく増すという発見をしているのは，興味深い。私たちは，彼らのアプローチを修正して，肯定的でワクワクした体験について子どもが自分の気持ちや考えや身体感覚までを交えて話す練習を取り入れた (Deblinger, Behl, & Glickman, 2006)。このアセスメントを行う構成要素があることによって，子どもは治療が進むにつれて重要となってくるスキルを練習する機会が与えられる。加えて，大好きな活動について子どもに教えてくれるように求めることは，治療計画をアセスメントするという文脈においてラポール形成の手助けになり，子どもが事細かに語る能力，思考，感情，感覚をセラピストとわかちあう能力についてどこまで期待できるかの基本線を提供する。大好きな活動について教えてもらうなかで子どものスキルを確認することは，大人といるときの子どもの居心地や，大人と話すときの言語的な能力，大人に詳細を説明できるかどうかなど，大人とのコミュニケーションに関する発達，文化の影響を伺い知ることにもつながる。このベースラインナラティブ (baseline narrtive) から，例えばその子は自分がどういう気持ちでいるかを特定する語彙に著しく限界があり，大好きな活動についても3語文以上の文章で表現するのは叶わないことが明らかになったとする。このナラティブのレベルは，感情表現に関した何らかのスキル構築を行う必要を示している。トラウマナラティブの段階で求められる語

りの詳細さのレベルについて言うならば，セラピストの側で期待値を変更する必要があるだろう。実際，この子どもの場合，極めて詳細なトラウマナラティブが要求されるべきではなく，むしろ深さと詳細さの点でベースラインの語りと同じぐらいのトラウマナラティブを創ってきた子どもの努力を褒めるべきである。

評価段階においても，ときにトラウマに焦点を当てたワークを始める前の段階でも，セラピストから子どもにベースラインナラティブを求めることができる。そのようなナラティブを話すように促す方法は次の通りである。

セラピスト：あなたのこと，いろいろ教えてもらえてうれしいわ。最近あったことで，本当に楽しかったことについて教えてもらいたいなぁ。あなたの大好きなことや最近行ったパーティとかで，楽しかったときのことを，教えてくれる？
子ども：うん。こないだの土曜日にね，お誕生日パーティーがあったの。でもそんなに楽しくなかったけどね。
セラピスト：そうなんだ。そのときのお話を聞きたいわ。
子ども：いいよ。
セラピスト：私は一緒に行っていないから，そのパーティーのときのこと，全部教えて。そのパーティーの場所に着いたときから，ケーキが出てくるまでの間にあったこと，全部教えて。パーティーの間，どんな気持ちだったかとか，自分で自分に言ってたことがあったら，そういうことも教えて。

可能な限り，子どもからの自発的な叙述を得るようにする。とても長い沈黙があったり，明らかに子どもが話す以外のことをし出したときには，以下に示した質問もしくは言葉をかける。

1. 広い，開かれた質問をする
   「そのとき，何を考えていたの？」
   「そこで自分にどんなことを言ってたの？」
   「そのときはどんな気持ちだったの？」
   「その次に何が起きたの？」

2. 明確化し，より深く考えさせるような叙述をさせる
　　「そのことについてもっと教えて」
　　「私は一緒にそこにいなかったから，教えて」
　　「そのときのこと，全部教えてほしいの」
　　「その部分こと，もう一度教えて」
　これらの練習を繰り返し，今度はこれをトラウマとなった体験について当てはめてみましょう。

　　セラピスト：どうしてママがあなたを私のところに連れてきたのか，教えて。
　　子ども：ママは，警察の人がパパを連れていったときのことを話してほしいんだと思う。
　　セラピスト：そのことについてもう少し教えて。お誕生日パーティーのときに何があったか，あなたはとても上手に私に教えてくれたわ。今度は，警察の人がお家に来た日のことについて全部教えて。警察の人が来る前に何があったのか，それとも警察が来た後に何があったのか，教えて。
　　子ども：警察が来た後の方のことを言うね。だって，警察の人が来る前の怖かったこと，先生は聞きたくないでしょ。
　　セラピスト：怖かったことのお話も聞きたいわ。でも今日は，警察の人があなたのお家に来てから，パパと一緒に出て行くまでの間にあったこと，全部教えて。それからそのときのあなたがどんな気持ちでいたか，自分で自分にどんなことをいっていたかも教えてほしいの。
　　子ども：わかった。やってみる。

　この最初のトラウマナラティブは，同じく基本（ベースライン）とみなすこともできる。なぜならば感情調整やストレスマネジメントスキルのいろいろなワークをこの子どもとする前に，この子どもがどれほど回避的であるか，少しわかってくるからである。初めてトラウマを話題にするときに重要なのは，上記のような開かれた質問（オープンエンドクエスチョン）[訳注2]によって話してきたことは何でも受け入れることである。この初期の段階では，さらなる詳細を話すよう子どもに強いる必要はない。むしろ，より重要なのは，ラポールの形成に焦点をおくことであり，子どもがどんなことであれ，話して教えてくれたことを褒めることに重点を置くことである。

調査研究は，両親の苦悩の程度が子どものトラウマ反応や治療への反応に著しく影響を与えていることを強調している（Cohen & Mannarino, 1996b, 2000; Deblinger, Lippman, & Steer, 1996; Spaccareli, 1994）。親は子どものために TF-CBT の治療に参加しているわけであって，親自身の困難（例：関係ない仕事や結婚問題）を扱う治療サービスの直接的な利用者とはみなされていない。しかし，治療過程の間や後において，子どもに対する効果的な役割(ロール)モデルでありサポート資源としての役割を果たす親の適応と能力を見立てることは，重要な意味を持つ。そこで親自身のトラウマ曝露や心理社会的反応について，これまでの情報を得ることが重要になってくる。親と面接し，そのトラウマを受けた状況やその影響について訊くと，親自身の対処能力についての情報が得られ，子どもと親，そのどちらかが話すのが最も困難なトラウマの側面を見出すことができる。この部分の情報は，トラウマに焦点を当てたワークを始める際，特に有用である。親のトラウマに特有の反応をアセスメントするのに有用な測定尺度がいくつかある。出来事インパクト尺度（Impact of Event Scale; Joseph, Williams, Yule, & Walker, 1992），親の情緒的反応質問紙（Parental Emotional Reaction Questionnaire; Mannarino & Cohen, 1996），先述の DSM-IV 版 UCLA 心的外傷後ストレス障害インデックス（UCLA PTSD Index for DSM-IV ; Pynoos, Rodriguez et al., 1998）である。これらに加え，親の全般的な症候をアセスメントするために利用可能な標準化された評価尺度で有用なものが多数ある（ベック抑うつ評価尺度 II：BDI-II；Beck et al., 1996；症状チェックリスト 90: Symptom Checklist-90 ［SCL-90］；Derogatis, Lipman & Covi, 1973）。

　子どもについては先に述べた通りであるが，親に深刻な精神症状があるかないか検出(スクリーニング)することもまた欠かせない。ときには治療計画のためのアセスメントから，現在の物質依存や重篤な精神保健上の問題（例：現在の精神病症状や自殺傾向），子どもを危険にさらす行動（例：身体的虐待傾向）など，親自身が参加する能力に限界がわかることがある。TF-CBT を開始するに先立って，これらの取り組まないといけない部分については，効果的なケースマネジメント，治療先の紹介，法によって規定されている場合は適切な機関（例えば児童相談所）への通告などがなされなければならない。支持的な大人が参加するこ

訳注2）「はい」や「いいえ」では答えるのではなく具体的に説明をするよう導く質問のこと。

とが子どもにとって最適ではあるが，仮に大人が積極的に参加しなくても，子どもはTF-CBTから得るものがあること，特にPTSDを克服するという面では有効なことが調査研究から明らかになっている（Deblinger et al., 1996）。さらに法定後見人の同意が得られれば，子どもは，祖父母や継父母，叔母，里親などの他の支持的な大人の力を得ることができる。

児童期トラウマ性悲嘆のアセスメント

児童期トラウマ性悲嘆（childhood traumatic grief，以下，CTG）の臨床的アセスメントにおいては，親やその他の主たる養育者からのみでなく，子どもから直接情報を得ることが重要である。嘆き悲しむ子どもを評価するためのいくつかのプロトコルは（Webb, 2002; Fox, 1985），死とは何か，喪の儀式などについてどうやって情報を得るかといったことについての助言もしている。

現在，CTGの概念に含まれるものは，(1) 子どもがトラウマを受けるような状況下（ぞっとする，衝撃的な，恐ろしい）で愛する人物が亡くなったこと。(2) 顕著なPTSD症状の存在，トラウマや喪失，トラウマ的な死の原因にまつわる思考につながる変化を想起させるものを含む。(3) これらのPTSD症状が，死に折り合いをつける（reconciliation）という課題を成し遂げる子どもの能力に影響を及ぼしていること。次節では，これらの分野に関する情報集約に焦点を当てる。

死にまつわるトラウマ的な性質

CTGのほとんどの例において，愛する人物は客観的にみてトラウマ的な死に方，すなわち突然の暴力的で酷い惨事（例：銃撃，首つり，交通事故，爆発，火災など）によって亡くなっている。愛した人物が自然な経過で亡くなったとしても，子どもにとっては全く予期せぬこと（例：心臓発作や脳卒中など）だったり，子どもにとって衝撃的で無力感を感じる性質をもった出来事（例：その人物が倒れた，大出血した，嘔吐した，顔色が蒼白になったなど）だったり，あるいは亡くなった人が耐え難い苦痛の末亡くなったと子どもが感じた（例えば，苦しそうに息をする，痛みで叫ぶ，助けを乞う）という理由から，その死が子どもにとって主観的にトラウマとなる場合もある。

全米子どものトラウマティック・ストレス・ネットワーク（the National

Child Traumatic Stress Network）のCTG作業委員会（Child Traumatic Grief Work Group）の部会，実態調査研究部会（the Prevalence and Correlates Subcommittee）は，子どもと生存する側の親の愛する人との死別経験に関する情報を集めるのに有用な2つの面接方法を開発した。これらの面接は，CTGの領域において開発された初めての道具(ツール)である。特徴（Characteristics），帰属[訳注3]（Attributions），死に曝露した後の反応（Responses after Exposure to Death）（CARED-Child and Parent Versions; Brown, Cohen, Amaya-Jackson, Handel, & Layne, 2003）を尋ねている。

死と関係するPTSD症状の存在

子どものPTSD症状のアセスメントの仕方については，本章の最初に触れている。簡単にいえば愛する人の死と特に関連した症状について，発達的に適切な仕方で尋ねること，情報を子どもと親の双方から得ることが本質である。なぜならば症状（例：いらいら，トラウマを再演する遊び(トラウマティックプレイ)など）によっては，親からの方がより容易に観察，報告されるものもあれば，また別の症状（例：侵入的思考，回避，将来が短縮されたような感覚）は，子どもからの自己報告を必要とするからである。

悲嘆(グリービング)におけるPTSD症状の影響

決定的に重要なのは，亡くなった人物について考えることや，亡くなった人物を思い出させるものが，そのままトラウマ想起刺激に移っていってしまっていないか，子どもがその人の亡くなり方を恐怖とともに思い出すことにはまり込み動けなくなることによって，愛する人のことを肯定的な形で考えることを避けることになってはいないかどうかということである。このようなことについて子どもに尋ねる場合，具体的な例を用いるのが役立つだろう（例：「お姉ちゃんの写真を見るとき，幸せだったころのことを思い出せる？　それとも撃たれた瞬間お姉ちゃんがどんな風だったのかをずっと考えてしまっている？」「お父さんのことを絶対に考えないようにしようとしていることに時々気がつく？　それはあなたがお父さんについて考えるときはいつもお父さんが亡くなった火事について思い出してしまうから？」）。また，亡くなった人のこと

訳注3）誰のせいで，何のせいで（それが起きたか，亡くなったか），という責任の帰属の問題。

を，子どもがどのくらい頻繁に考えているか（もしめったに考えない場合，それが想起刺激を回避するためなのか。もし頻繁に考えている場合，どのくらいの割合でその思考がそのままトラウマとなった記憶につながるのか，そのようなトラウマ的記憶に対する子どもの反応はどうか），そして，このプロセスを妨害してくるものがもしあるとしたら，それは何か（それは複雑性ではない悲嘆に伴う悲しみなのか，それともトラウマにまつわる死亡の原因や亡くなった人物の苦しみに関する怖いイメージのせいなのか）について訊ねることも有用だろう。子どもが以前には楽しんでいた活動を避けている理由が，亡くなった人を思い出させるからなのか？　子どもは，亡くなった人を思い出させるような人たちを避けているか？　親や主たる養育者にこれらの質問をしてみることもまた通常役に立つ。なぜならば回避の強い子どもは，仮にこれらの症状があったにしても，このような質問にはネガティブな反応を示すからである。

　現在までのところ，CTGを測るための道具(ツール)で実証的に妥当性が保証されたものはただ1つだけである。拡張版悲嘆質問票（Expanded Grief Inventory: EGI; Layne, Savjak, Saltzman, & Pynoos, 2001）は28項目からなり，単純性悲嘆(グリーフ)とCTGの両者を網羅している。著者らが行ったこの評価尺度の因子分析から，4つの因子が示された。肯定的なつながり（positive connection：亡くなった人について肯定的な思い出をもてる子どもの能力を反映するもの），実存的複雑性悲嘆（existentially complicated grief：死から生じた虚無感を示唆するもの），トラウマ性侵入および回避（traumatic intrusion and avoidance：子どもが亡くなった人について思い出す，あるいは肯定的な感情をもつ能力にトラウマ症状が侵入すること）である。4番目に名前がつけられていない因子があるが，ここには他の3つの因子と著しい相関にない項目が包括されている（Layne, Savjak, et al., 2001）。これらの因子分析は，地域社会の暴力にさらされたロス・アンジェルスの若者を対象としたデータでだけでなく，民族紛争および喪失にさらされたボスニアの青少年を対象にし，集めたデータを元に実施された。引き続いて行われたBrownとGoodman（2005）による9.11同時多発テロのときに消防士の親を亡くした子どもに対して実施された調査の分析からは因子は4つではなく2つだった。それらの因子は，単純性悲嘆およびCTG症状と概ね相関していた。さらなる検証および拡張版悲嘆質問票（EGI）の開発，より幼い子どものCTGを測る指標尺度の開発が，CTGの状態像を量的に測る私たちの力の向上のために求められている。

最後になるが，これまで研究者らによってトラウマ的な状況で，配偶者，パートナー，あるいは子どもを亡くした親の症状の有無のアセスメントを行う成人の複雑性悲嘆を評価するツールが開発されてきていた。複雑性悲嘆インベントリー（Inventory of Complicated Grief: ICG; Prigerson et al., 1995）は，CTG を伴う子どもの親の症状を測るのに用いることができる。

家族にアセスメントをフィードバックする

　治療を開始する前にアセスメントの結果や治療のコンセプトを，親に，また適切ならば子どもにも説明することは重要である。アセスメントの結果のまとめを聞くことは，セラピストが自分たち1人1人を，そして家族の生活に対するトラウマの影響を，どこまで十分にわかっているのか心配している親にとって非常に安心できるものである。はっきりした診断名が伝えられたとしても，親は診断の端的な説明と標準化されたスコアを，スティグマを受けたと感じたり怖がったりするよりむしろ，意味があるもの受け取ることが多い。アセスメントの結果を示すときに，確認できた子どもの強み（ストレングス）を含めて伝えることもまた非常に重要である。実際，治療者は治療計画を説明するときには，アセスメントにおいて確認できた困難をどのように具体的に取り扱うのか，子どもや親の強みがどのように活かされるのかという観点から述べるべきである。この段階では，子どものトラウマの回復に親のサポートのもつ強力な影響をとりわけ強調し，治療の過程において親が果たす役割の重要さを強調することが有益である。治療の概要を説明し，また親の個別セッション，子どもの個別セッション，その後の親子合同のセッションを行うという治療の構造を説明することで，セラピストはここでも合同セッションにおいて，またそれ以上にセラピーが終結してから，親こそが最も価値のある治療的資源（セラピューティックリソース）であるという期待を強調することができる。可能であれば必ず，親にはセッションの回数（例：12回〜18回）と治療終結までにかかる時間の枠組みについて一通り伝える。この情報によって親にとっても子どもにとっても治療の全過程に力を注ぐ意欲を高めることにつながる。

　親が率直に話し，自由に質問ができるようにするため，治療者（セラピスト）がアセスメントの結果を説明している場に，子どもは同席すべきではない。しかし子どもの年齢によっては，アセスメントからあなたにはこのような大変さがあるばかり

でなく，このような強みもあることを理解したと伝えることが役に立つこともある。その後に，セラピストはこれからの治療計画をわかりやすく具体的な言葉を使って子どもが困難を克服するのにどのように役立つかを中心に簡潔に説明することができる。セラピストは情報過多によって子どもが圧倒されてしまうことは絶対に避けて，むしろ治療が子どもや家族の強みを土台に組み立てられること，家族全員が経験されたトラウマに効果的に対処できるよう自信をもってもらうように励ますことに焦点を当てるべきである。

　最後に，治療経過中は，治療の道案内のため，とりわけ対処スキルの乏しさや認知の歪みの確認，トラウマに焦点づけられたワークの計画，親子合同セッションの効果的なタイミングをはかるために，非公式なアセスメントを続けなければならない。治療後のアセスメントは，理想としては治療前に実施した標準化された評価尺度を取り入れたいが，計画した治療が終わる少し前に行われるべきである。TF-CBT は子どもと親が平衡を取り戻し，PTSD を克服する助けとして非常に優れた成果を示しているが，これはすべてのケースで症状が 100％除去されることを意味するわけではない。臨床家はトラウマに関係した症状が完全に解消されなかったからといって，終結を遅らせるべきではない。事実，最近の調査研究では，子どもと親が自分たちのスキルを活用し続け，トラウマとなった経験を生き延びることについて健康的な見方を得ることで，治療の終結を超えてもなお，しばしば改善を示すことが指摘されている（Deblinger et al., 2005）。トラウマの影響のいくつかは常に感じられていたとしても，それは必ずしも健康ではないということではない。総じて介入後のアセスメントは，治療の進展を記述し，祝福し，必要が生じたときには子どもと親が治療に戻ることもありという条件つきで，終結計画が全般的に妥当であることを確認するために活用されるべきである。

第3章

TF-CBT モデル——その仕組み
The TF-CBT Model — How It Works

　ここから先は，トラウマ・フォーカスト認知行動療法（Trauma Focused Cognitive Behavioral Therapy：以下 TF-CBT）というトラウマ体験の余波を受けている児童思春期の子どもとその親を支援するために開発された経験的治療モデルを説明していく。TF-CBT はトラウマを受けた子どもとその親のニーズに最適なかたちで取り組めるように，トラウマに感受性のある（トラウマセンシティブな）介入と認知行動療法の原則の構成要素（コンポーネント）を統合したものを基本に，さらにアタッチメント理論，神経生物学的発達理論，エンパワメント，人間中心主義的（ヒューマニスティック）治療モデルを織り交ぜたハイブリッドアプローチである。

　TF-CBT の構成要素は，PTSD，抑うつ，不安の症状に取り組むと同時に，このような状態と関連する特徴にも取り組む。TF-CBT の構成要素によって子どものある種の問題行動を解決することはできるが，主要な問題がトラウマ以前に存在する重度の行動面の問題である子どもに対して理想的に適合するというわけにはいかないかもしれない。

　TF-CBT モデルの核をなす基本理念（コアバリュー）はその頭文字をとって，"CRAFTS" と要約することができる。

- **C**omponents based（構成要素に基づく）
- **R**espectful of cultural values（文化的価値観を尊重する）
- **A**daptable and Flexible（適応性があり，柔軟性がある）
- **F**amily focused（家族に焦点を当てる）
- **T**herapeutic relationship is central（治療関係を中心におく）
- **S**elf-efficacy is emphasized（自己効力感を高める）

　構成要素に基づく：構成要素に基づいた治療とは，それまでに確立されたス

キルの上に積み重ねるようにして徐々に構築していく一連の中核スキル（セントラルスキル）に重点をおく。TF-CBT を硬直したセッションごとのアプローチとしてではなく，そのやり方・強さ・時間や期間などそれぞれが子どもと家族のニーズに最もよく合うように組まれた相互に関係しあう構成要素として記述する。

 文化的価値観を尊重する：個人，家族，宗教，共同体（コミュニティ），そして文化的価値を尊重することは，心理社会的介入を効果的に行うために必要不可欠である。TF-CBT の治療者は，この治療法は家族を取り囲むより大きなコミュニティや文化的背景との調和の元になされるのだという認識のもと，その家族にとって核となる構成要素を成し遂げるのに最良の方法を決めるために子どもと親とともに取り組んでゆく。

 適応性があり，柔軟性がある：適応性は TF-CBT モデル成功のための重大な鍵である。治療の核となる構成要素に取り組むにあたり，治療者には創造性や柔軟性が求められる。本アプローチでは治療者個人の臨床的判断と創造性が高く評価され尊重される。それこそが子どもと親を援助するために TF-CBT の構成要素をどう使うかを決定するものなのである。

 家族に焦点を当てる：家族参加は TF-CBT モデルの最も重要な特徴の 1 つである。親は子どもの治療に欠かすことのできない存在であり，治療の初期では親子間の相互関係，コミュニケーション，親密さの改善に焦点が当てられる。臨床的にみて必要であれば，兄弟姉妹も治療に参加することとなる。

 治療関係を中心におく：治療関係は TF-CBT のアプローチにおいて中心的なものである。治療者との間に，信頼されている感覚，受け止められている感覚，共感的な治療関係を築き，維持することは，トラウマを受けた子どもとその親にとって信頼感や楽観性，自尊心の再構築に欠かせない。

 自己効力感を高める：自己効力感——感情，行動，認知の自己統制を含む——が TF-CBT アプローチの長期的目標である。TF-CBT の目的は，治療が終わった後も子どもと親，その家族が長く健康でいられるよう生活スキルを身につけ，個人の力を高めることにある。

TF-CBT モデルの発展の歴史

 ここで述べる治療モデルは，トラウマとなるストレス（トラウマティック・ストレス）と悲嘆にさいなまれる子どもや親のメンタルヘルスの必要性（ニーズ）に取り組めるよう開発された介入方

法で，今も日夜発展し，評価がなされている。初期の頃——およそ 20 年近く前から——私たちは臨床や臨床研究（Cohen & Mannarino, 1998a, 1998b; Deblinger, McLeer, Atkins, Ralph, & Foa, 1989）においてトラウマを受けた子どもたちの困難の理解と，特定された問題がよくなる介入方法の構築に焦点を当ててきた（Deblinger, McLeer, & Henry, 1990; Cohen & Mannarino, 1993）。私たちはいくつか介入前後（プレポスト）の調査を行い（Deblinger et al., 1990; Stauffer & Deblinger, 1996; Cohen, Mannarino, & Staron, 2005），TF-CBT モデルの効果を実証するため 5 つの無作為比較試験を行った（Cohen & Mannarino, 1996a, 1998a; Cohen, Deblinger, et al., 2004; Deblinger et al., 1996; Deblinger, Stauffer, & Steer, 2001）。加えて他の研究者によっても，トラウマを受けた子どもに対する TF-CBT や類似の CBT 治療モデルの有効性が再現された（King et al., 2000; March, Amaya-Jackson, Murray, & Schulte, 1998）。トラウマを受けた子どもにとって有効であろう治療アプローチが数多くあるなかで，性的虐待を受けた子どもへの治療効果の最近の文献レビューでは，厳密かつ実証的に子どもの PTSD や関連問題の扱いにおける TF-CBT の有効性が支持されているようである（AACAP, 1998; Putnam, 2003; Saunders, Berliner, & Hanson, 2004; modelprograms.samhsa.gov）。トラウマ的なストレスや悲嘆に関連する症状や問題において幅広いトラウマ体験の治療における証明された有効性により，親と子に対する TF-CBT は幅広いトラウマ体験（例：トラウマ性悲嘆，家庭内暴力や地域における暴力）に苦しむ子どもや親に対しても適用され，経験的に効果が認められている。

　本書は，以前から個別に性的虐待を受けた未就学児童，学童・思春期児童のトラウマに焦点を当てた治療モデルを試し，発展させてきたピッツバーグ（Cohen, Mannarino）とニュージャージー（Deblinger）にいる双方の研究者の長年の臨床研究の粋を集めたものである（Deblinger & Heflin, 1996; Cohen & Mannarino, 1992, 1994）。これらの治療マニュアルはさまざまな部分で重なるところも多いが，それぞれに異なった部分に力点をおいている。

　Deblinger が以前に発表した治療マニュアル——認知行動療法モデルに位置づけられる——はトラウマを受けた児童に対して段階的エクスポージャーを用いた先駆けとなる方法である（Deblinger & Heflin, 1996）。この方法は実生活内（インヴィヴォ）エクスポージャー[訳注1]を含み，子どもが怖れているトラウマの想起刺激にふれさせると同時に，子どもに自分のトラウマ体験の詳細とそれに

結びつく思考,感情,感覚を話させたり,書きださせたりするものである。Deblinger はまた,親が合同セッションに参加することで潜在的な治療的役割を高めることができると主張している。Cohen と Mannarino の初期の治療マニュアルは認知行動療法の原則をもとにしているが,同時に,他の治療理論の骨格も組み入れられている。彼らの構成要素に基づいたマニュアルでは以下の3点に重点が置かれている。(1) 子どもと加害者,非加害親との関係性の文脈から虐待の意味を捉えること(アタッチメントと家族の影響),(2) 子どもが他人をどの程度信頼しているかということと自己効力感の程度(エンパワメント),(3) 子どもの被虐待体験や,よくある母親自身の被虐待体験が,子どもや親の他者との関係に影響しているか。さらに Cohen と Mannarino は,性的虐待以外に,あるいはそれに加えて,トラウマ性悲嘆を含むさまざまなタイプのトラウマを経験した子どもを対象にしたプログラムを考案してきた。彼らとその共同研究者たちは,親やきょうだいの死を体験した児童を対象に数年かけて治療に取り組み,それを基に児童期のトラウマ性悲嘆の治療マニュアルを発案した(Cohen, Greenberg, et al., 2001)。ここから多施設共同研究が発展し,資金調達と実 施 がなされ,1997 年に私たちのよく似たアプローチは1つの治療プログラムにまとめ上げられた。このプログラムは性的虐待,複雑なトラウマ,トラウマ性悲嘆の子どもに対して最も厳密に検証されているが,同時に他のトラウマとなる出来事を経験した子どもたちにも拡大的に臨床で使用されており,現在ドメスティック・バイオレンスを経験した子どもに特化した検証がなされている。Cohen と Mannarino が全米子どものトラウマティックストレスネットワーク(National Child Traumatic Stress Network:NCTSN)で行ってきた初期の研究をもとに,私たちは本書を NCTSN に所属する地域の治療者やニューヨークの CATS(Child and Adolescent Treatment and Services Consortium —— 2001 年 9 月 11 日の同時多発テロ後に設立された)所属の治療者等の示唆を取り入れ,大幅に修正しつつ完成させた。

訳注1) Deblinger は Foa, E の元で持続エクスポージャー療法を学び,それを性的虐待を受けた子どもの治療に援用した。実生活内エクスポージャーとは,持続エクスポージャー療法のなかの2つの技法,①想像エクスポージャー,②実生活内エクスポージャーがあり,①はトラウマ体験を現在型で語り,想像のなかで追想すること,②はトラウマ体験のために生活のなかで回避していることを主観的苦痛尺度によって段階化し,実生活のなかでその回避に取り組んでいく技法である。

子どもの個人治療モデルと親子合同治療モデル

　TF-CBT では子どもと親双方の個別セッションと親子合同セッションとを行う。比較試験(コントロールドスタディ)（Stein et al., 2003; Kataoka et al., 2003; Chemtob, Nakashima, & Hamada, 2002），準比較試験(ケァジコントロールドスタディ)（Goenjian et al., 1997），一般試験(オープンスタディ)（統制群や比較群をおかずに研究すること；March et al., 1998; Layne, Pynoos, et al., 2001）において，集団療法は子どもの PTSD やその他のトラウマ症状の解決に有効であるという証拠(エビデンス)が示されている。さらに，ときとして実行可能なのは集団療法**だけ**という場合もある（例：戦争地域の国では対象となる児童数は多いが治療者が少ないなど）。しかし地域で開業している治療者のもとには，トラウマを受けた子どもの紹介は一度に 1 人であることが通常である。グループでの介入を試みてきた治療者は，同じ日の同じ時刻に治療を受けに来ることができる同じ発達レベルで同種のトラウマを追った子どもたちを必要な人数探す困難への直面におぼえがあるだろう。加えて進行管理の問題(ロジスティック)，例えばセッションを欠席した子が，グループの残りの子どもたちと歩調を合わせられないまま終わってしまうというようなこともある。個人の心理療法ではこうした複雑なことは排除され，治療者は子どもと家族個々人のニーズにあわせて治療セッションを組み立てることができる。さらに，集団療法には特別な効果があるようにみえる（例：同じようなトラウマを受けた仲間と一緒に治療を受けることでスティグマを減らせる，トラウマについて他の子どもの見解を聞くことでより適切な認知をもちやすくなる）が，個人の心理療法では避けられるような潜在的落とし穴が存在している（例：自分は経験していないトラウマの詳細な描写を聞くことで再トラウマ化(リトラウマタイズ)されてしまうこと，他の子どもたちのトラウマ体験を聞くことで子どもの法的証言が「汚染」される心配）。私たちは介入を希望する患者や受けたいという家族には，個人心理療法を行うことが重要だと考えている。しかし TF-CBT 修正版には集団療法の形式もあることを知っておいていただきたい（Stauffer & Deblinger, 1996; Deblinger et al., 2001）。

　しばしば親自身が子どものトラウマ体験から直接的また代理受傷(ヴァイケリアス・トラウマ)を受けている。例えばドメスティック・バイオレンスに曝されている子どもの非加害親は，親自身が直接暴力の被害者であり，河川の氾濫やハリケーン，テロなど地域での集団災害によってトラウマを受けた子どもの親も同じく災害を体験し，トラウマ症状を呈することがある。こうした親にトラウマに焦点を当てた治療

を提供することで，親自身もトラウマにうまく対処できるようになるし，子どもがこの治療のスキルを練習するのを励ますことができるようになる。事実，私たちの複数施設における介入研究でも，TF-CBT は非加害親の抑うつ症状や虐待特有の心労を軽減する効果が認められている（Cohen, Deblinger, et al., 2004）。

TF-CBT 治療モデルの焦点は，あくまで**子どもに当てられている**ことは強調しなければならない。その過程で親自身の症状や困難に取り組むこともありうるにしても，深刻な PTSD 症状や，他の精神症状を体験している親がいたら，より適切な解決のために個人療法（心理・精神療法や場合によっては薬物療法）に紹介することが必要であろう。その親の症状によって親の情緒的有用性(エモーショナルアベイラビリティ)(訳注2)や分別が，適切な育児を妨げるほど明らかに損なわれていると判断された場合，紹介は特に重要になってくる。治療者は親を支持しながら，かつ批判的にならないようにしながらこうした懸念に直接対処する必要がある。

本書では親への介入は，子への介入と同じ順番で示されている。治療者は，子どもの治療と同時に，その家庭で起きてくる親の問題への取り組みをうまく並行させるために，そのつながりの調整に柔軟でなければならない。この同時進行によって親に子どもの治療セッションで何が起きているかを知らせることになり，次のセッションまでに子どもとその題材(マテリアル)を強化する下準備になる。家での親の努力の重要性を一貫して強調するためには，毎回の親セッションの開始時に前回決めた宿題の成功例を尋ねることが役に立つ。けれども親に対して子どもと平行ではない異なる構成要素が必要になるかもしれないし，TF-CBT 治療モデルはそうしたことにも柔軟な対応が可能である。

いくつかの集団療法アプローチ（特に学校で行われるもの）では親治療の要素を取り入れていないものもあるが（例：Layne, Pynoos, et al., 2001; March et al., 1998; Stein et al., 2003; Goenjian et al.,1997），親の治療参加はほとんどのトラウマを受けた子どもにとって最も有益であると私たちは信じている。それは単に心理面の困難が環境因から大きく影響されるためだけでなく，子どものおかれた環境そのものがトラウマに関連する問題からの回復を促進させたり妨

訳注2）子どもの身体の状態・状況や言語非言語の情緒的サインを上手に読みとり，応答し，「子どものためにそこに存在し適切に反応することができる」能力のこと。

げたりするからだ。そして家族こそが，多くの子どもたちにとって最も直接的に影響をおよぼしうる環境そのものなのである。親は，子どもがトラウマから回復できるか否か，どの程度まで，また，どれほど早く回復するかについて重要な影響をもちうる。また親は，子どもの回復が一時的なものなのか（例：子どもが治療を受けている間だけ），治療終了後も得られたものを保ち続けられるかどうかにも影響しうる。私たちは治療中もその後も，親は子どもを支え，強める源泉だと見なしている。治療に親が含まれることは，TF-CBT の治療目標であるペアレンティングがうまくいくこと，親子のコミュニケーションの深まり，家族のアタッチメントの促進という点において，とても重要な意味を持っている。とりわけ双方（例：親と子）がこの関係性に与(くみ)することは，その関係がより長くよい関係を維持するのにとても効果のあることである。このように多くの理由から，子どものトラウマ症状からの回復には親の組み入れが欠けてはならないと私たちは考えている。

　TF-CBT に親が積極的に参加することが有効であることには科学的証拠(エビデンス)もある。ある研究では，性的虐待を受けた児童を無作為(ランダム)に 4 群にわけ，親を治療に参加させることの影響そのものを調べた（Deblinger et al., 1996）。子どものみに TF-CBT を行った群，親のみに TF-CBT を行った群，親と子双方に TF-CBT を行った群，地域での通常治療群の 4 群である。この研究から，親への治療提供が子どもの抑うつ症状と表出された問題行動の改善に非常に有効であることがわかった。**たとえ子どもが個人治療を受けていなくても**，である。さらに親が積極的に治療に参加することが求められると，子育ての実践を大きく改善する。

　別の研究では，家族を含めた治療を行うと治療終了後 3 カ月たっても，子どもの虐待に関連した恐怖心を軽減させる作用があるとわかった（King et al., 2000）。親を治療に参加させることの利点を間接的に評価する研究がほかにも 2 つある。Cohen と Mannarino（1996b）は，性的虐待を受けた未就学児童（3 歳から 7 歳）にとって，非加害親の抱える子どもが虐待されたことに対する情緒的苦痛の程度が低いほど治療開始後すぐに表れる治療への反応が起きやすいことを見いだした。親が子どもをサポートできるほど，治療終了後 12 カ月後の子どもの症状の程度も低くなる（Cohen & Mannarino, 1998b）。就学児童（8 歳から 14 歳）を対象にした同様の調査でも，親の子どもへのサポートが子どもの治療への反応を強く予測していた（Cohen & Deblinger, et al., 2004）。私

たちが最近行った複数のトラウマを受けた児童に関する研究，トラウマを受けた遺児の研究（Cohen, Mannarino, & Knudsen, 2004）では，親治療の焦点が親より子どもの問題に当たっていたにも関わらず，TF-CBT によって子どもの症状が改善しただけでなく，親自身の PTSD 症状や抑うつ症状改善にも効果があった。他のタイプのトラウマを受けた児童に関する研究も日夜進んでおり，親の心痛が少なく家族のサポートが充実していると，子どもに対するトラウマ体験の悪影響が和らげられるというエビデンスも出てきている（Loar et al., 2001; Kliewer et al., 2001）。このように子どものトラウマに関する親の感情的苦悩を取り除き，子どもに対してより支持的に接することができるよう親を支援すると，子ども自身に直接にどのような介入方法がとられているのであれ，子どものよい転帰(アウトカム)へとつながる。

治療者のなかには"守秘義務"についての懸念を持つ人もいる（児童・思春期の患者の治療内容を親と共有することが倫理にかなうかどうかということ）。一般的なルールとして，この治療モデルは家族間の健全で開かれたコミュニケーションを促進することを目的としている。しかし私たちはより年長の子どもや思春期児童からは，秘密にしたいかもしれない情報を親と共有することに，事前に同意を得ることが重要だと考えている。それでも親と情報を共有することをまったく許さないという患者には出会ったことはない。私たちは思春期の子どもにはある種の情報を内密(プライベート)にしたいか尋ねてきたし，子どもの安全が脅かされない限り，その要求を尊重してきた。私たちは子どもがトラウマに関する情報を親と共有することを内心どう思っているのか，ともに探っていくのが役立つことを見出した。こうした気持ちはほとんどの場合秘密性(コンフィデンシャリティ)の問題というよりは，むしろ親が知ったら苦しむのではないかという心配や，トラウマ体験に関する自分がしたこと／しなかったことで親に責められたり罰されたりするのではないかという恐れと関係していた。どのように思っているかを探ることで，私たちは子どもの認知の歪みがどこにあるかを特定することができる（例：トラウマを受けたことで親は自分を責めるに違いない等）。そして，私たちや親が子どもの苦しみの源に取り組めるよう助けてくれるのである。

例えば，ある性的虐待のケースで，虐待後に加害者が子どもにお金やプレゼントを与えた。この子は虐待が自分のせいだと責められたり，犯人と通じていると思われたりすることを恐れて，母親にこのことを言えなくなった。セラピストは子どもに，母親がもし状況を理解したら，そんなふうに思うとはとても信じられ

ないから，このことを自分から母に探ってみるのはどうかと尋ねた。この子ども
は母親に知られることを心配していたが，セラピストが母親は自分を責めないと
考えていること，自分から母親に伝えるのではなくセラピストが代わりに伝えて
くれることに安心した。母親は，初めはわが子が加害者のプレゼントを受けいれ
ていたことに動揺したが，セラピストとともに自分の反応を認知的に処理するこ
とができ，合同セッションで子ども一緒になったときにも，とても支持的に接す
ることができるようになった。このように子どものトラウマ関連症状を解消する
ために，親を治療に巻き込むことは非常に重要なのである。

　一方，思春期の子どもと親とのコミュニケーションやトラウマを受けた子ど
もへの親のサポートを応援しつつも，思春期にある子どもとまだ幼い子どもと
の発達の違いを認識し，年齢にふさわしい独立心と親の権限からの分離や個体
化を大切にすることが重要だ。他の年齢の子どもの場合に共有した方がよい情
報も，思春期の子どもの治療の際には秘密にしておいた方が適切な場合があ
る。例えば10代にもなるとデートの詳細まで親に知られたくないだろうし，
治療者は，これは思春期の子どもには年齢相応の希望や期待であり，不適切な
行為や虐待的なことが起きない限り，親がそれを認められるよう助けなければ
いけない。親が思春期の子どもに対して年齢相応の境界線やプライバシーを尊
重することは，親子の関係性が治療経過でうまく育まれるほどに双方の信頼の
絆を深める。

　前述したように，親子合同セッションの日（もしくは行動の問題によって親
子合同セッションでそれに対する共同戦略をたてることになった場合）を除い
て，セラピストは毎週親と子と個別に面接する。私たちはTF-CBTの構成要
素に親への介入のセクションを設けた。一般的に親と子はどの治療セッション
でも平行した内容で行われる。しかし前述したように治療者はときとして親と
子に別々の内容の治療を行う場合もある。

　親が治療に参加できない，もしくはしようとしない状況もあるだろう（例：
子どもがグループホームにいる，里親が参加を拒否する，片親が亡くなってい
て子どもはずっと一時的な避難所（シェルター）にいる，または「ストリートチルドレン」な
ど）。親やそれに代わる養育者が参加することが最善ではあるが，私たちは子
どものみを対象にしてTF-CBTを行うこともあり，Deblingerらの研究（1996）
の示すように，PTSD症状の緩和に非常に有効である。このように私たちは親
かそれに代わる養育者の治療への参加を主張してきてはいるけれど，親が治療

に参加しなくても,子どもにとって十分に治療効果があることをここで述べておく。

TF-CBT モデルにおける文化的価値観の重要性

　研究によって PTSD が多様な文化で起きることは証明されているが,どのようにこの疾患が表現されるかには文化的要因が影響している（Ahmad & Mohamad, 1996; DiNicola, 1996; Jenkis&Bell, 1994）。例えばラテン系米国人家族の子どもにおいては,PTSD 症状は,心が身体から離れてしまうほどの恐怖体験によっておきる病**ススト**（「恐怖体験」もしくは「魂の喪失」の意）として現れ,その結果,身体症状,すなわち睡眠障害や食欲低下,悲しい気持ち,自尊心の低下,機能不全に陥る（APA, 2000）。ラテン系米国人家族では,最愛の故人の夢に他の文化圏とは異なった意味をもたせるため,ラテン系米国人家族の遺児はそのような夢に他の文化の子どもとは異なる反応をみせる。先住米国人においては死や亡くなった人にとらわれる**幽霊病**（ゴーストシックネス）に発展し,結果として悪夢,危機感,恐怖,絶望感やパニックといった症状がでる（APA, 2000）。

　加えて,異なる文化や宗教の集団にはトラウマやストレス対処としてのそれぞれの伝統や儀式がある。子どもがある家族にいたとして,自分の苦痛を表現しサポートを求める道のりで家族からも共同体から影響を受けるだろうから,トラウマを受けた子どもを担当するセラピストは,子どもの世界をより広い視野で捉える必要がある（Cohen, Deblinger, Mannarino, & De Arellano, 2001）。セラピストは親と率直にこうした話題を話し合い,場合によっては子どもとも同様にするべきである。このような知識によってセラピストは子どもの文化や宗教を尊重しつつ,そこからの恩恵を得ながら TF-CBT の介入を行うことができる。セラピストが自分のもつ文化を変えることは当たり前であるができないし,自分が扱うすべての子どもと同じ文化的環境に属することもできないけれど,それでもそれぞれの子どもに対してサポートと癒しの源として機能することはできる。Alicia Lieberman はトラウマを受けた子どもを理想的にとりまく「シンフォニー・オブ・サポート（symphony of support）」について述べているが（私信,December 2003）,つまり治療者は,親や地域とともに,そのなかで子どもが癒され育っていく文化の文脈における一部分（コンポーネント）にすぎないのだ。治療者はトラウマ反応の普遍性だけではなく,子どもや彼らを世話する家族の

トラウマによって引き起こされるその痛みを認識し，敬意を払うことが不可欠なのである。

適応能力をのばすこと：補助サービスの重要性

　適応機能（例：家族，学校での友人や仲間，心身双方の健康状態をよりよく機能させる能力）を最大にするためには，二次被害を防ぐこと，もしくは最小限にすることが重要である。トラウマ体験を背景に，心理面，経済面，法律面，医療面のどんな逆境も引き起こされうるし，トラウマ体験から直接起きるものも子どもや親の反応から二次的に引き起こされるものもある。

　多くのトラウマ的な出来事に引き続き，法律上，行政上の非常に煩雑な手続きを完了する必要が生じることを知らされたり，それに備えたりしている人はほとんどいない。性的虐待の場合，子どもの開示に伴い，典型的に多くの機関が捜査，子どもの保護，法手続きのために関与している。ドメスティック・バイオレンスの場合，治安判事，児童保護局，警察，被害者保護団体などの機関が保護命令の維持と強化のため動く。火災や爆発の場合，被災家族は家を失い，重要な経済的書類や法的書類（例：財務記録や小切手，クレジットカードなど）も失う。自動車事故の場合，交通手段を失うだけでなく，刑事・民事の法手続きを行うことになる。家族の収入の要となる人が突然亡くなってしまったり，災害に見舞われたりすると，その一家の日常生活，例えば食費，光熱費，ローンの支払いといったことに影響が出る。どのようなトラウマ体験であっても，重篤な身体疾患，入院，医療費の長期支払いといったことにつながるのである。

　こうした二次被害は，遺体が長期間にわたって発見されない，または確認がとれない外傷性死亡の場合，被災者の氏名の公表が遅れた場合にさらに複雑になる。例えば2001年に起きた米国における同時多発テロや2004年の東南アジアにおける津波災害，1994年ピッツバーグでおきたUSエアー427便墜落事故である（Stubenbort, Donnally, & Cohen, 2001）。財務記録を見つけること，故人の遺産相続手続き，保険給付を受け取ることなどはすべて，通常の状況下でも労を要するものである。複雑性悲嘆は生き残った親が期限までにこうしたやらなければならないことをこなすのを害し，一家の経済状況に悪影響を及ぼすのだ。

最後に，両親もしくは唯一世話をしてくれていた片親を失った子どもには特別のケアが必要なことを認識しなければならない。こうした子どもたちはトラウマと親を失う悲嘆を経験するだけでなく，家，学校，仲間，地域から離れることになり，親戚や里親のもとに行くことが多い。こうした子どもたちは本来ならこうした大きな環境の変化への対応に必要な親のサポートや安定性というものを奪われ，試練を乗り越えるためにより大きな労力を要する。真っ先に優先すべきことは，適切な養育者——望むべくは亡くなった親を知っていてかつ子どもが居心地がよいと感じられる親戚や家族の友人——とともに居場所を保証することである。新たな養育者もまた，現実的にも（経済面，法的親権の手配，新しい学校への手続き，小児科医，違った生活習慣のなかで育った子どもが新たな家族の習慣に慣れるよう便宜を図ること）気持ちの面でも（トラウマを負い，突如親を失った子どもの養育者たらんとすること）大きな試練を迎える。治療者は新しい家族を子どもと新たな養育者の間でより良いコミュニケーションがとれるようにすることで支援してゆく（例：子どもと養育者それぞれのルールや望んでいることなどを調節して柔軟性を促進する）。こうしたことがらは親のスキル訓練のセクションで話し合われるべきだが，治療全体を通して取り組まなければならない課題である。

このような必要なことがらに取り組むためには，親に情報と社会資源を提供することが必須である。治療者が最も容易に情報提供できる人物となる場合がある。こうした理由から，子どものトラウマ治療にあたる治療者は国営の被害者補償サービス，米国赤十字（火災やその他災害の際に非常食やシェルター，衣服を提供する），無料もしくは割引価格での法律相談，扶養児童補助（フードスタンプなど）といった地域にある社会資源に精通しているべきである。治療者が非治療的状況で子どもの代弁をする必要がでてくる場合もある（例：学校での不適応につながるような子どものトラウマ行動を学校職員に理解してもらう）。こうした介入方法は正式には TF-CBT の治療プログラムには含まれていないが，子どもの回復においてはその他の治療者の介入も重要なことであろう。

精神疾患や身体疾患の既往のある児童はトラウマ体験によってこうした症状が悪化する恐れがある。特に不安障害の既往がある児童はトラウマ体験によって PTSD になりやすい（LaGreca, Silverman, & Wasserstein, 1998）。こうした症状からくる二次的問題（例：学校恐怖，学業不振，暴力や攻撃的行動）を

防ぐために，治療者は児童精神科的疾患のスペクトラムすべての診断経験，適切な治療や紹介先を提供できるだけの経験をもつべきである。

本書を使用する際の注意点

　本書の残りの部分を使って，TF-CBT と悲嘆に焦点を当てた構成要素(コンポーネント)それぞれについて別々に解説する。個々の子どもや家族にとって，ある構成要素は，他と比較してより適切かつ役に立つということがある。教えるという目的のために，TF-CBT の構成要素をわかれたものとして記述するが，実際の臨床では，構成要素同士は積み重ねられ，お互いに相互作用をもつ。治療過程のなかで，いつ，どの構成要素を導入し焦点を当てるか，次の構成要素に進む前にどれくらいその構成要素に時間を費やすかにあたっての，臨床的判断が重要である。いったんある構成要素を治療に取り入れていても，その後の治療のなかで再度見直されることもありうる。こうして取り入れられたスキルは，子どもと家族が出会うさまざまな状況に広く適用できる。

　本書においては TF-CBT の構成要素を，それ以前に学習したスキルと構成要素を順次積み重ねていく順序で紹介する。例えば私たちがリラクセーションや感情調整をトラウマナラティブを作るスキルに先だって導入するのは，それらのスキルによって子どもは自信をもってトラウマについて話すことに耐えられるようになるからだ。しかしながら注意しなければならないのは，トラウマに焦点を当てたワークに取り組むより前にリラクセーション訓練を行うことを必ずしも必要としない子どももいることである。そうした子どもたちはトラウマを語ることにはそれほど抵抗を示さないが，自分の考えや気持ちを上手に分かち合うために，感情や考えを表現する方法を練習をする必要がある。同様に，子どもの認知の歪みはトラウマ体験を語る過程の初期に表現されるため，概してトラウマ体験を認知的に整理する前に体験を語ることになる。実際，子どもがかなりの量を語り尽くすまで，こうした歪みの修正に焦点を当てないようにすると，子どもは自分の語りを検閲しなくなり，トラウマ体験をしたとき実際どのように感じていて，何を考えていたかを話してくれるようになる。しかし臨床的判断と子ども個人の状況によって異なる順番で TF-CBT 構成要素を導入することもある。この並べ方の柔軟性，治療過程のどこかで適切にすべての TF-CBT 構成要素が用いられている限り，TF-CBT モデルそのものと矛

盾するものではない。

　多くの臨床場面において，1回のセッションで適切な介入を行うためにいくつかの構成要素の部分をともに用いることもまた重要である。例えば，仲間や兄弟・姉妹関係に問題を抱えている子どもの場合，こうした関係の改善のために，認知の処理，感情の調整，リラクセーション，行動技法を用いる必要があるかもしれないし，効果的なペアレンティング方略もよりよい方向へ変化することに役立つだろう。いつ，どのように，さまざまなTF-CBT構成要素を併用するかは治療者のスキルと臨床的判断による。

　TF-CBT構成要素自体にある程度重複する部分があり，多くの場合，本書のなかでどの介入方法をどの構成要素に入れるかは私たちが専決した。例えば，リラクセーションはある部分では独立した構成要素として，身体症状をターゲットとした介入法として紹介されている。しかしリラクセーションは同時に感情調整スキルとしても重要で，このような分け方はいくらか形だけのものである。同様に，認知の戦略も気持ちを自分で鎮める方法として重要であるが，別の構成要素のなかに入っている。事実，この構成要素は子どもが認知のゆがみを検討し，整理し，修正して新たな信念を育むトラウマナラティブの後半においても，決定的に重要である。

　TF-CBTはスキルと強み(ストレングス)を基礎とした治療モデルであるから，最もよい効果を得るために，親と子は構成要素を練習することが求められる。子どもとその家族（そして治療者も）にTF-CBT構成要素の核となるものを治療中もその後も継続するよう覚えていてもらうため，その頭文字をとって"PRACTICE"と呼んでいる。実際，TF-CBTの治療作業はセッションとセッションの間に，親子がある種のスキルを家で練習するよう求められているときに起きる。

- **P**sychoeducation and Parenting skills（心理教育とペアレンティングスキル）
- **R**elaxation（リラクセーション）
- **A**ffective modulation（感情調整）
- **C**ognitive coping and processing（認知対処(コーピング)と認知処理(プロセシング)）
- **T**rauma narrative（トラウマナラティブ）
- **I**n vivo mastery of trauma reminders（トラウマの想起刺激の実生活における克服(マステリー)）

- Conjoint child-parent sessions（親子合同セッション）
- Enhancing future safety and development（将来の安全と発達の強化）

まとめ

　TF-CBTの構成要素(コンポーネント)は，通常は子どもと親それぞれ別々にセッションを行い，治療の終盤に向けて親子合同セッションが加わる。TF-CBTの構成要素は以前に習得したスキルの上に構築されていく。その流れは，P：心理教育とペアレンティングスキル，R：リラクセーション，A：感情調整，C：認知の処理，T：トラウマナラティブ，I：トラウマの想起刺激の克服，C：親子合同セッション，E：将来の安全と成長の強化，である。治療者はTF-CBTモデルを子ども個人と家族に行う際には，彼らの文化，宗教，家庭的価値観を尊重し，トラウマ体験に引き続いて，子どもと家族が苛まれている二次的困難にも注意しなければならない。

第4章

TF-CBT 治療者の役割
The Role of the TF-CBT Therapist

　どのような効果的な治療もそうであるように，TF-CBTがうまくいくかどうかは何よりもまず，治療者と子どもと親との間の信頼，そして誠実な治療関係にかかっている。治療において本当に起こっていることの豊かさを，書物のなかに捉えることは難しい。特殊な治療モデルにおける治療者のための指針を作成するには，そのモデルに対する忠実性（フィデリティ）が維持できるように十分に具体的な技術的詳細を含むことが必要である。しかし，そうすることで，そのモデルは，創造的で相互作用的な治療過程よりむしろ，料理本の材料や方法のように単純化したもしくは機械的な診断のようにみえてしまう。治療者たちは，しばしば私たちに認知行動療法は柔軟性のないもの，型にはまったアプローチだと思っていたと述べるが，彼らがTF-CBTモデルを経験すると，彼ら自身の治療と最も重要な面においてよく似ていることを理解するのだ。

　TF-CBTモデルを用いた経験は，最も重要な方法での自分自身の治療的な介入に似ていると理解するのに役立つ。特にこれらの治療者は，TF-CBTの治療テープを聞くと，治療関係の重要性——治療者の温かさ，共感，洞察力，創造性，柔軟性，子どもと親に対する純粋な思いやり——があきらかになると述べている。

　本章にはTF-CBTもしくは他のどんな子どもの心理療法モデルにおいても，成功に必要不可欠な要点と思われる重要な治療的な要素の詳細な議論が含まれている。私たちは，治療者独自の強み（ストレングス）や才能（タレント）を使いつつ，一方でTF-CBTモデルへの忠実性を維持しながら，どのように構成要素（コンポーネント）を実施して行くか明確化し，詳述する。私たちは本章がこの治療モデルを使うことで起きる治療過程の深さや幅をいくらかでも伝えることができればと望んでいる。

治療関係が中心であるということ

　前述したように,トラウマを受けた子どもはしばしば,他者への信頼や,世界は公平で安全な場所であるという以前にあった世界観を失うことがある。信頼の回復は,1人の人との信頼できる,誠実で思いやりのある関係から始まる。理想的な両親は,この関係性を子どもに与える。しかしながら,子どもがトラウマを体験したとき,その親もまた,しばしば直接的なトラウマ(例:親も地域社会や家庭で暴力を受けていることなど)もしくは代理トラウマ(例:子どもが性的虐待を受けていることを教えられるなど)を受ける。このような場合には,子どもに最適なサポートを与えられるようになる前に親自身が治療的援助を必要とするかもしれない。加えて子どもの一部や青年の多くは,トラウマティックな出来事のあと,特に親にあまりに多くの面で頼っているからこそ,親をさらに動揺させてしまう恐怖のためにサポートを求めなくなってしまう。このような場合その治療者はトラウマを受けた子どもや親双方にとって信頼のモデルになり,サポートを提供することに重要な役割を演じることになるかもしれない。結局のところ TF-CBT の究極の目的は,親が子どもにとっていちばんの治療的資源でありサポートであるという役割を取り戻すよう支援することである。

　治療者は時々,特にある治療構成要素に含まれる具体的な「課題」を完璧にすることにやっきになって治療関係を損なうことがある。それぞれの治療セッションの間に,治療者は子どもや親に注意の焦点を当て,その言葉に注意深く耳をかたむけるだけでなく,言葉に伴うボディランゲージや感情に気づいていなくてはならない。反映的傾聴[訳注1)]の実践は,子どもや親がただ何を言ったかを聞いているだけでなく,治療者がその言葉や文脈を聞いていても大丈夫であることを子どもや親に伝える強力な方法である。子どもと親がわかりあうことは重要であり,TF-CBT 実施の成功は,子どもの恐怖や怒りや回避,その他の困難がどこから来ているかを正確かつ共感的に探りあてる治療者の能力にかかっている。TF-CBT の構成要素は,それぞれ個々の子どもや親の必要性にあわせるために,いちばんうまくいくように,あつらえられなければならない。

訳注1)　相手の言葉を繰り返したり,フィードバックをすることで,相手の気持ちや考えをできるだけ正確に,まるで鏡に映しだすように聴く方法のこと。

誠実さをもった交流は，信頼の確立に重要な意味をもつ。なぜならば子どもは自分の感情や思考や生活に対するおざなりな関心と心からの興味の違いを見抜くことに長けているからである。自分に関する情報をどれだけ安心してわかちあえるかは治療者によってさまざまだが，このモデルを用いるすべての治療者は「ほんもの（real）」であるべき――すなわち一連の技術（スキル）を単に教えるだけのロボットであってはならないのである。従って治療者は，質問をするにせよ，認知に挑戦するにせよ，養育スキルを練習するにせよ，丁寧に注意深く聴き，子どもや親の視点を尊重すべきであり，話し合われている内容の明らかな部分と潜在的な部分の両方に対して適切に反応するべきである。これらの複雑なレベルをうまく扱うには，単にTF-CBTモデル特有の概念を知っているということを遥かに超える知識と技術が要求される。治療者が，自分が心から子どもや親を気遣っていること，真剣に子どもや親を理解し助けようと努力していることをうまく伝えられたとき，子どもや親が信頼してよいのだと気づき，治療者への信頼がより強いものになる。

治療者の判断，スキル，創造性の重要さ

前述したように，本書では一定の順序でTF-CBTの構成要素を示しているが，それがどの子どもや親にとっても，この順番このやり方で正確に実践することが重要なわけではない。臨床的な判断によってある事項より別の事項を優先させることがありうる。例えば危険な行動は，子どもが治療においてどの構成要素に取り組んでいるかに関わらず，すぐに扱う必要がある。理想的にはその介入はTF-CBTモデルと一致していた方がいい。すなわち，自分を傷つけたいという思考や感情に先行するような特定の感情を同定して子どもを支援し，認知の処理と問題解決スキルを使って，自傷的ではない思考や感情や行動を生みだすこと，自傷がないことを親が適切に褒められるようにすること，危険な行動に対して親が適切な行動や支持をできるように励ますことである。しかし実際にどこでどう介入するかは，子どもや親にとって何が最も受け入れられやすく，反応しやすいかということについての治療者の判断による。TF-CBTによる最適な介入をしようとすると生じる家族の難しさや抵抗の背後にあるものを見分けるため，治療者によっては家族システムや精神力動的，その他の心理治療的アプローチに関する知識を使うことがあるかもしれない。

例えばある母親が子どもとその友だちを乗せて自動車を運転していて，交通事故に遭った例を考えてみよう。友だちが亡くなり親子は助かった。親は自分たちにリラクセーション技法を教えようとする治療者の試みをことごとく挫き，リラクセーションは自分にも子どもにも全く役に立たないと述べた。また，子どもの前でTF-CBTの構成要素は有効だとはとても思えないと述べ，治療者は子どもを助けるのに十分な経験をもっていないと仄めかした。親にジョイニング[訳注2)]しようとしたり，治療に協力を求めようとする試みはことごとく失敗し，ついに治療者は，お母さんは罪悪感のため自分には回復する権利はないと信じているのではないですか，と示唆した。ここにおいてやっと母親は泣くことができ，自分は二度と幸せになるべきではないし，子どもの症状が続いているのは，子どもの友だちの死を引き起こした自分への罰の一種だと述べた。そのことを契機に，母親は治療者の提案を受け入れ，わが子をサポートすることができるようになった。子どものトラウマは治療の焦点ではあるけれど，治療者はTF-CBTの介入を母親の認知を探り，それに挑むために使ったのである。自ら最悪だと考えていた自分を批判されるのではなく理解されたことで，この母親はわが子の回復をよりよく支えることができるようになったのである。この治療的進展は，治療に対する母親の抵抗の真の理由について治療者の精神力動的な洞察なしではおそらく不可能だっただろう。

　子どもの発達についての臨床的な判断や知識は，異なる発達レベル，文化的背景，知的，認知的能力，興味をもつ子どもや思春期の子どもとのワークにおいて不可欠である。一方で，ある子どもは特定の活動やゲーム参加をいざなう治療者の提案に喜々として応じ，ある子どもは，どんな活動への参加も拒否するだろう。このタイプの状況では，治療者の柔軟性と相まって介入が実践できる広いアクティビティのレパートリーをもつことが，TF-CBTモデルの成功のために重要である。子どもが反抗したときに，いつジョークをいうのか，もっと選択肢を与えるのか，反対にその行動を無視するのか，断固とした制限を設けるのかは，子どもと関わるときに治療者の経験や判断あるいはシンプルな直観が関係する。

　治療セッションで問題行動が観察されたときに（例：提案されたどのような治療的な活動への参加も断るなど），それがコントロールを失うことへの怒り

訳注2) 相手の土俵にあがる，あるいは流儀に乗る形でラポールを築くこと。

なのか，トラウマ記憶に直面する恐怖なのか，トラウマ性疎隔(デタッチメント)なのかを見分けることは，トラウマ体験をした子どもと作業をするときにとても重要なスキルである。なぜなら治療者はこれらの異なる状況においては異なる反応をする必要があるからである。治療者には高いレベルの洞察，判断，創造性が必要である。

　ある家族は毎週新しい問題(クライシス)を抱えてやってくる[訳注3]。そのたびに新しい問題を取り扱うことは治療の継続性や進歩を分断し治療モデルの効果を弱めかねない。治療者は，日々の生活のなかで生じる家族の現実的な必要性(ニーズ)を扱うことと，そもそもそのために治療に訪れたトラウマに対する介入――子どもとの信頼感を増し，新しいスキルを身につけさせ，トラウマ体験を克服させていくこととのバランスをとるのに習熟していないといけない。地域社会の資源(コミュニティリソース)の知識や，家族にとって益をもたらす資源(リソース)にアクセスするスキル，家族の現在の不安を見落としたり忘れたりしていると思われないよう注意深く取り組みつつ，トラウマの課題に家族が焦点を当てられるようにする能力は，このような家族との作業を成功させるために治療者にとって本質的に貴重な資産である。家族の現実的な必要性(ニーズ)にほんとうに敏感に反応することができていると，トラウマに介入するためのより信頼にみちた雰囲気が生じる。例えば，子どもが学校で脅かされているときに，オルタナティブスクール[訳注4]への転校や一時的な自宅待機指示を要望したり，深刻な問題行動を抱える他のきょうだいのために，親が子どもをめぐるサービスにアクセスできるように援助することは，治療課題に取り組むことをはじめに拒むような家族に対して第一に行うことであると私たちは考えるようになった。もし，治療者が地域社会の資源の知識や情報を提供し，効率よくこれらの資源にアクセスすることに習熟しているならば治療者――今や非常に効果的で役に立つ資源と見なされている――が提供するTF-CBTの介入から恩恵を受けようとする動機は増し，介入も短時間ですむため，家族に充分な時間が残される。さまざまな危機は，治療において獲得された対処スキル(コーピング)を活用する「自然な」機会を提供するかもしれない。ときには，治療者はセッションの一部を使って，効果的な対処スキルによって危機を処理

訳注3) TF-CBTではこのような状況を「COW」：crisis of the week：その週の危機と呼び，その対処でトラウマ・フォーカストな治療が回避されることを警戒している。
訳注4) 米国における従来とは異なる教育方法・カリキュラムを採用している学校。日本におけるフリースクールにあたる。

し，それから，セッションの残りの時間をトラウマに焦点を当てたワークにあてることができる。この治療のリズムは，トラウマに焦点を当てた治療の苦痛を回避するために毎週のように問題をもってくる回避性の高い青年には特に重要になるかもしれない。家族，子どもの発達，トラウマ学（トラウマトロジー），子どもの心理療法に適用される，治療者のスキル，知識，判断，創造性のすべてが，TF-CBTを適切に行うにあたって重要な資産である。

治療者の資格認定（クオリフィケーション）と訓練（トレーニング）

　トラウマを受けた子どもとその家族への対応に複雑な要因が絡んでいることを考えれば，この治療マニュアルの使用は，子どもの発達についての訓練を受け，かつ，子どものさまざまな精神科的障害を幅広くアセスメントし，治療してきた実績のある治療者に限定することを強く推奨する。加えて，治療者は子どもとその家族に対する洞察志向的，精神力動的，家族システム的，対人関係論的，認知行動療法的などのさまざまなアプローチ，そしてプレイセラピーなどについて，事前の訓練とスーパービジョンを受けていなくてはならない。最後に，治療者はTF-CBT治療モデルについて集中的なトレーニングを受け，かつ，実践経験のあるスーパーヴァイザーやコンサルタントの援助を受けられるようにすべきである。

　TF-CBTモデルについて何百名もの治療者を教育した経験を踏まえ，われわれはこの治療モデルを利用する際には下記のトレーニングを受けることを推奨する。

- 本治療モデルの入門トレーニングとしては，筆者あるいは所定のトレーナーによる1～3日間のトレーニング体験コースがある。さらにビデオを利用した6時間コースもある。その後，TF-CBTの臨床的技能に磨きをかけるための追加トレーニングも用意されている。
- 上記とは別に，web上でのTF-CBTモデルトレーニングも準備されている（www.musc.edu/tfcbt，執筆時点）。このトレーニングコースには動画によるデモンストレーション，ビデオ，考慮すべき文化的側面，および，複雑な事態についてTF-CBTの要素ごとの対処方法の例が含まれる。さらに，コースに登録した場合は，何度でもオンラインで学習を繰り返すこ

- 多数の問題を抱える子どもとその家族に本治療モデルを実施する場合だけでなく，TF-CBTモデルの実施を指導・監督しようとする場合も，専門家に相談できる継続的な体制を整えておくことが望ましい。われわれは全米で100を超える治療者に対してこの種の継続的支援体制を提供しており，その延長として，現在，TF-CBT「指導者を指導する」(トレイン・ザ・トレーナー)（指導者養成）プログラムを開発中である。
- TF-CBT実践の上級トレーニングによって，臨床的能力に磨きをかけることも推奨される。本モデルを使用している症例を適切に指導・監督するにあたっても，このようなトレーニングおよび個々の症例についての助言体制が望ましい。

こんなときどうしたらいいの？

毎週のように問題（crisis）を持ち込む家族についてお話がありました。こういう問題はどのように扱えばよいでしょうか？

最もよくある質問です。子どものトラウマ症状に対処するためには，子どもと親とが一緒になってトラウマに焦点を当てた治療(トラウマフォーカストセラピー)を受けることが重要であると，治療者は親にそのまま話すべきでしょう。トラウマに特化した介入（治療）の必要性を見極めるために用いたDSM-Ⅳ版UCLA心的外傷後ストレス障害インデックス（Pynoos, Rodriguez, et al., 1998）その他の尺度によって明らかになった症状をもう一度親にしっかり理解させるべきです。その上で，治療者は当面の問題(クライシス)に対処するためのいくつかの選択肢を提示します。親にはこれらの選択肢があることを率直に伝えるべきです。そうすることで「私は，あなたが厄介な心配ごとと，今すぐにそれに注意をはらうことでメリットをもたらす現実的問題の双方をよくわかっていますよ」ということを親に伝えることができるからです。提示すべき選択肢としては：

1. 当面の問題（例：子どものひどい問題行動）に対処するための別の治療法を提示する：子どもをめぐるラップアラウンドサービス[訳注5]，家族療法，モバイルクライシス[訳注6]，訪問サービス，集団療法，ケースマネジ

メントなどである。
2. 1回のセッション時間の半分を当面の問題に充て，残り時間をトラウマに特化した治療に充てることに同意してもらう。
3. トラウマ関連の問題を一定期間（例：5週間）放置し，その間，行動や家族関係の安定化(スタビライゼーション)に専念する。この間に到達すべき目標を定めておき，目標が達成できたなら TF-CBT を開始する。目標が達成できなかった場合，その家族にとってはトラウマに特化した治療に専念できる状況ではないかもしれないので，家族の状態がもう少し安定するか，補助的支援が得られるようになるまで治療を先送りすることを考慮する。

定期的な予約どおりに親が子どもを連れてこない場合はどうしたらよいでしょうか？ 受診が不定期な家族も少なくありません。その場合でも本モデルは実施できますか？

トラウマを受けた子どもに対するどのような治療法であれ，その効果を引き出すためには定期的な受診が必要だと私たちは確信しています。TF-CBT は先行するセッションの結果の上に，また治療上の信頼関係の上に，成り立つものなので，家族の定期的受診は二重の意味で重要です。私たちは治療を開始する時点で家族にこのことを説明し，定期的な受診ができるなら治療はわずか10～12週間で終わることを伝えます。このように受診回数を定め，受診がその数に達した段階で子どもの回復状況を親とともに評価して，さらなる治療が必要かどうかを検討する方針について治療契約のなかで同意を得ることもあります。ある時点で治療を中断するという選択肢があることを知ることで，初めて短期治療に専念できることもあるのです。

受診の約束を守れない家族にはどう対処したらよいですか？

予定どおりの受診ができない場合，子どもは前回のセッションで学んだこと

訳注5) wraparound services：80年代に発展した深刻な情動や行動の障害をもつ若者や子どもをチームで抱えるサービス。家族や親族と社会資源の協働で作り上げられるもの。
訳注6) mobile crisis：米国で精神科病院や救急外来などが地域に対して行っている多くは24時間の電話サービスのこと。

を忘れてしまい，治療効果が落ちるということを親に説明します。その後，今はこの治療を行うための適切な時期ではないかもしれないので治療を中止するという手もあることを話すことがしばしばです。家族の多くはその後，定期的に受診するようになりますが，治療に専念することは今の時点では無理だと認める家族もあります。

親自身がトラウマを抱えていて，子どもの治療よりも家族自身の治療が必要だと感じているように見える場合はどうでしょうか？

このような場合，われわれは以下のことに注意しています。

1. 治療目標を達成するためのセッションの構成や方向性を維持しつつ，治療の目標を注意深く検討して，子どもが必要としている事柄に親が専念できるよう仕向ける。
2. 親が経験しているのと同じような困難に，必ずしも子どもが直面するわけでないことを親にわからせる（また，子どもが直面したかもしれない運命から，親がいかに子どもを守ってきたかをわからせる）。
3. 親が現在の生活を維持し，TF-CBT 治療モデルの文脈において子どもの今ある症状をどのように助けるかに集中するように支援する。
4. 肯定的な親子関係に目をむけ，その関係強化に努める。
5. 親への支援をできる限り強化する。
6. 適切であれば親に自分自身のための個人療法先を紹介する。子どもの治療に伴う時間的・経済的負担を考慮すれば，子どもにとっては，親の治療を始める前に子どもの治療を完結させるのが最善かもしれない。いずれにせよ，そのような紹介のタイミングは注意深く計られる必要がある。子どもの治療についての信頼関係が確立するのを待って，すぐに親自身の治療先を紹介することについて受容的で個人治療から大いに恩恵を受ける親もいる。私たちの経験によれば，深刻なトラウマ歴があったり，明らかに人格上の問題があったりする親の問題解決を図るのは，子どもに主眼を置いた治療のための短期的アプローチのなかでは現実的でも得策でもない。

第2部

トラウマに焦点を当てた構成要素

TF-CBTの構成要素の紹介
Introduction of TF-CBT components

　前述したようにTF-CBTの構成要素では，P：心理教育，P：ペアレンティングスキル，R：リラクセーション，A：感情調整，C：認知対処と認知処理，T：トラウマナラティブ，I：実生活におけるトラウマの想起刺激の克服，C：親子合同セッション，E：将来の安全性と発達の強化である。この構成要素はPRACTICEという頭文字でまとめられている。TF-CBTモデルは通常はこの構成要素をこの順番の通りに行うという条件下で検証されている。従ってTF-CBTの治療者に理解してもらいたい重要なこととして，本モデルの有効性は，すべての構成要素を本書に紹介されている順番どおりに使用した場合についてのみわかっているということがある。構成要素の順番は，スキル構築の論理的順序に基礎をおいている。それ以前にすでに学ばれて確固たるものになっているスキルがないと，次のスキルを学び導入することはできない。例えば感情調整とリラクセーションは，初期のTF-CBTの構成要素であり，理想的には最初の数回のセッションでマスターされていないといけない。感情調整の後に認知対処を導入するのは，認知対処は子どもと親が感情と思考を区別できるようにならないとできないからである。早い時期に多様な感情の調節と管理を学んでいると，子どもや親はこれらの感情をさまざまな思考と行動に結びつけるという多様な統合的作業ができるようになる。同様に治療初期に導入されるペアレンティングスキルは，もっとたいへんなトラウマに焦点を当てた部分を後に扱うために，子どもが肯定的な行動ができるように励まし，子どもに必要とされる支援をするために供給される。加えてこのペアレンティングのスキル構築を行う構成要素はどのような子どもの問題でも扱える親の能力を強化する目的がある。

　子どもや親が，感情調整，リラクセーション，認知対処，親へのペアレンティングスキルなどの初期の対処スキルをしっかりと確立することは，治療の構成要素のうちのトラウマナラティブや実生活内エクスポージャーの施行が最も有益な結果につながる。「立ち泳ぎをするのを学ぶのは，海のまったただなか

にいるときじゃない」とわれわれは訓練生(トレーニー)に伝えて来た。同様に，ストレス管理(マネジメント)スキルを学ぶのに最適なときは，トラウマナラティブを創っている最中ではなく，それを始める遥か以前である。これが TF-CBT を私たちが本書で紹介している順番で提供することの論理的根拠(ラショナーレ)であり，私たちはほとんどの子どもの症例において，構成要素はこの順番で行われないといけないと考えている。しかし治療者は子どもと親がある構成要素を見直したり，強化したりする必要があるようにみえたとき，以前に学んだ構成要素に戻ることがあるかもしれない。このような実践は，確実に TF-CBT モデルに一致しており，私たちも何度も行ってきたものである。もう1つの例外に，家族が直面する必要がある重要な問題を扱うために，親子合同セッションを治療初期に行うことがあるだろう。このような実践も，セッションの焦点が治療の段階に適切な TF-CBT の構成要素に置かれている限り，TF-CBT モデルに一致するだろう（例：もし治療がその時点で，認知処理の構成要素にまで進んでいたならば，合同セッションは，突然トラウマナラティブや実生活内の克服に飛んだりせず，そこまでの時点での構成要素に焦点づけられなくてはならない）。加えて，個々の子どもや家族が，それぞれの構成要素を身につけるのに，何回のセッションを必要とするかを決めるには，柔軟でなければならない。例えば「複雑性トラウマ（complex trauma）」をもつ子どもは，認知対処に移る前に，たくさんの感情調整に関するセッションを必要とするかもしれない。

　まとめると，TF-CBT の構成要素は，通常本書で紹介されている通りに提供されなければならず，この治療モデルを提供されるすべての子どもが，すべての構成要素を提供されなければならない。例外には，それ以前にすでに行った構成要素を見直すために戻るときと，親子合同セッションや家族セッションを臨床的に必要になったときいつでも組み込むことが含まれる。

トラウマに焦点を当てた構成要素 1

心理教育
Psychoeducation

　心理教育は TF-CBT における重要な構成要素の 1 つである。治療の最初に導入されるが，治療のあらゆる段階を通じて子どもと親の双方に対して続けられる。その主な目的は，トラウマ体験に対する子どもと親の反応を通常起こりうることだと説明（正常化）し，起きたことを正確に認知できるようにすることである。トラウマの影響で，子どもや親はしばしば苦痛や混乱した感情をもっているため，そうすることには決定的な意味がある。

　実際のところ心理教育は，初めて電話を受けて聞き取り(インテーク)を行うところから始まる。親がトラウマ体験，それに対する子どもの反応，自分自身の反応などを語るとき，聞き取りをする人は支持的な態度をとるべきであり，子どもと親双方の反応を正常化するよう努めなければならない。親の目から子どもが普段のふるまいと違う行動をしていたとしても，それは出来事にひき続いて起きる子どもの反応として普通であると学習することによって親はとても安堵する。

　その子どもと同じようなトラウマを体験した子どもたちを自分たちのセンターで多く治療してきたこと，ほとんどの子どもが「よくなる」ことを伝えると，それは親にとっての希望の言葉となり，ほとんどの場合，気持ちがほっとする感じを覚えるようである。心理教育は，アセスメントの段階においても出来事に対する子どもと両親の反応を正常化し，正確な認知を強化するという同じ目的で続けられるものである。

　最初のステップは，子どもと親の双方にトラウマ体験に関する一般的な知識を与えることにある。一般的な知識というとき，その子どもが体験した特定の出来事が起きている頻度や誰が同じ体験をすることがよくあるのか，その原因は何なのかといったことが含まれる。例えば私たちは性的虐待では，18 歳以下の子どものうち，何人の子どもが性的虐待にあうのか，性的虐待にはどのような種類のものがあるのか，誰が子どもに性加害を行うのか，なぜ多くの子ど

もは性的虐待について他の人に打ち明けないのかといった内容が書かれたレジュメを子どもと親の双方に渡している。このレジュメのおかげで性的虐待とその後どのような影響があるのかについて，子どもや親が抱いている多くの誤った通念を払拭することができる。同じようなやり方で私たちは子どもが体験するどのようなトラウマについても知識を提供できるようにしている。子どもと親が，ドメスティック・バイオレンス（DV）を目撃すること，学校や社会における暴力の犠牲者になる等々からの影響についての「事実」を教わることで誤った知識が拭い去られ，またその子どもや親は他にも多くの家族が自分たちと同じような恐ろしいあるいは痛ましい出来事に遭遇しており，この困難に立ち向かっているのは決して自分たちだけではないのだと理解する（付録1の情報シート参照）。

　心理教育における次のステップは，その子どもが体験した出来事によく見られる感情面，行動面での反応について知識を提供することである。実証的な知識として入手できるものはどのようなものも，その子どもと親の双方で共有する。ある特定のトラウマについてよく起きる反応を記述した科学的な情報は，気持ちの面からその子どもと親の現状の妥当性を肯定するという意味を持っている。結果，自分たちがそんなにおかしい訳ではなかったと知ることができる。加えて，治療者は一般的には他にも同様の体験をした子どもに関わっているため，子どもと親の双方に彼らに起きている情緒面，行動面での反応は，例外的なものではなくむしろ普通であるということを直に伝えることができる。治療者からのフィードバックにより，親子ともにとても安心することができる。

　一般的な反応についての知識を提供するまた別の方法としては，子ども向けの本を活用することである。ここで言う子ども向けの本は，トラウマ体験をした後に子どもに起こりうることが綴られた本である。この種の子ども向けの図書の多くは，トラウマへの一般的な反応を臨床で直接診てきた専門家らが著している。さらに説得力があるのが，児童期のトラウマ体験を生き延び，今，自分の「物語」を語る若者や大人によって著された子ども向けの本だろう。これらの本は，子どもが，自分が体験していることは決して自分1人だけのことではないこと，今の気持ちは起きるべくして起きていることであり，辛い気持ちに対処するやり方があること，その方法は自分の成長と癒しにつながっていることを伝える。

　その子どもの診断についての知識を伝えることも，心理教育のまた別の一面

である。子ども，親の双方にとって怖いことでもある（自分の子どもに診断がつくような障害があることを聞きたい親がいるだろうか）が，治療者が専門用語を過剰に用いることを避け，率直に診断の説明をすることは，結果的に大いに助けとなり得る。例えば，仮に子どもがPTSDという診断の場合，再体験症状はトラウマが思い出される辛さであると伝えることができるし，回避症状は情緒的な苦痛から解放されるための子どものやり方でもあると説明できる。過覚醒症状（例えば，集中困難，睡眠障害，いらいら）は，トラウマ体験がその子どもの身体的な対処能力の許容量を超えていることを脳や身体が伝えていることなのだと子どもや親に説明することができる。子どもや親は，わかりやすい説明が率直になされることをありがたく思い，現実的で「本物(リアル)」と感じられる臨床家と治療的なつながりをより築いていきやすくなる。

　症状や診断についての知識を提供することに加えて，心理教育のこの部分では利用可能な治療についての説明も行う。この点，TF-CBTは実証研究に裏づけされた確実な根拠があり，同モデルの治療を受けた子どもたちの多くに明らかな症状の軽減が見られ，対処(コーピング)スキルをしっかり身につけることができたことを知って，子どもや親は安心する。とりわけ親は，自分の子どもがトラウマの影響を絶対に乗り越えることができないのではないかと大変心配している。重篤な症状を呈していたり，複数のトラウマを受けた子どもたちであってすら，治療を受けて改善したということが私たちの調査研究から明らかであると治療者が伝えることにより，希望と信頼が親に芽生え，家族が治療上のアドバイスを守ってくれる可能性が高まる。

　最後のステップとして，心理教育においてあまり取り上げられていない面として現在の症状をコントロールする方略を子どもと親に提供することがある。このステップは少なくとも以下の３つの理由で重要である。第一に，症状を取り除くことは，もちろんそれ自体が治療の目標である。例えば，PTSDからくる重篤な睡眠障害をもつ子どもは，学校で集中できないでいるかもしれないし，家庭では簡単に怒りの爆発があったり，いらいらが収まらないでいるかもしれない。さらに子どもの睡眠に問題がある場合，親も十分に睡眠をとれていないことが多い。そのため，この家族共通の問題を解決するために取られる行動レベルあるいは行動以外の方略によって家族全員が恩恵を受ける。

　現在の症状をコントロールする理由の２つ目は，子どもと（とりわけ）親にとってみれば自分たちが心配していることが理解され，尊重されていると伝わ

るからである。もし親が治療者に子どもの睡眠障害のために家族全員に影響が出ていると話したとき，治療者がこの訴えを無視，あるいはこの問題は治療開始から何週間かしたところで扱うものだと言ったとしたら，親は自分たちの気持ちをちゃんとわかってもらえなかった，あたかも親が重要だと言っていることは優先順位からして低いと言われているように受け取るだろう。TF-CBTでは，子どもと親の心配していることを真剣に受けとめ，解決のための方略は治療開始直後から提供される。私たちはこのようにすることで治療者と子ども・親との共同作業（コラボレーション）というTF-CBTの本当の真髄（スピリット）が伝わると考える。また治療者と子ども・親との共同作業こそがTF-CBTモデルの核心（ハート）なのである。

　最後に，治療の早い段階でうまく現在の症状をコントロールすることが，子どもや親の治療者やTF-CBTモデルに対する信頼を育むことになるからである。家族がトラウマ後に続いて起きる困難に臨むにあたり，希望は大切である。そして成功以上に希望をもたらすものはない。加えてこういった初期段階の改善によって得られた治療者への信頼は，例えばトラウマナラティブを作るといった治療の後の段階でより不安を伴う場面においても子ども・親がやり通せる可能性が高まる。

　心理教育的なさまざまの方略を治療開始時に用いることは決定的に重要であるが，治療過程を通しても頻繁に用いることができる。例えば治療者は，トラウマナラティブを作ることに抵抗を示すのは決して子どもたちの間で珍しいことではないということを親や子ども，あるいは両者に伝えることができる。子どもがトラウマナラティブを作る作業を始める段階で回避が顕著になったり，軽微な症状の再燃が起きたり（その両方のこともある）するかもしれないという予測があらかじめ伝えられていることも，親にとって役にたつだろう。もしそのようなことが見られた場合，必ず親から治療者に話すように，親は子どもの回避に対して励ましを行い親自身が治療に参加するという関与（コミットメント）の姿勢を見せるように依頼される。さらに治療者からは，親が現在経験しているような認知の歪み（例えば，自己非難，普通の生活をしていても漠然とした脅威が感じられるなど）は臨床経験上，これまでにもよく見られたことであると伝えることができる。かさねて，心理教育は子どもや両親の反応をどのような場合でも正常化し，その結果，感情的に承認され，受容されている感覚が増し，治療過程で協力を得られる可能性が一層高められる。

TF-CBT モデルについての心理教育

　初回面接において数分を使って両親に TF-CBT モデルについてのオリエンテーションを行うことは治療者にとって重要である。オリエンテーションではこのモデルの基になっている考え方について説明が行われる。説明には以下のような要素が含まれている。

- 子どもには，顕著な PTSD，あるいはその他のトラウマに関連した症状がある。
- 長期間にわたって困難が継続しないように，PTSD やその他トラウマに関連した症状にはできる限り早期に対応する必要があることが，調査研究，臨床経験からも示唆されている。
- 治療開始前に行った臨床的なアセスメントから，その子が体験している PTSD やその他トラウマに関連した症状を簡潔に説明する。
- トラウマについて直接的に語ることは，困難を解消し，その経験を子どもの人生に統合するための最適なやり方を見出す上で重要である。
- 構成要素は，子どもが話すことから生じる苦痛に耐えられる範囲でゆっくりと支持的なやり方で取り入れていく。子どもが苦痛に対処できる何らかのスキルをまだ身につけていない場合には，始めないのが通常である。
- 治療者は，治療の始まりから終わりまで一貫して親と協働（コラボレーション）し，親からの提案は，どんなときにも歓迎する。
- 信仰，民族，文化が異なれば，トラウマ反応への対処の仕方，表現の方法は違ってくる。治療者は，子どもや両親から文化，信仰，家族における慣習やしきたりについてよく教わり，治療過程においても尊重していく。

トラウマ性悲嘆を経験した子どもに対する心理教育

　愛する人との死別というトラウマを経験した子どもたちには，心理教育の情報として少し別のものが必要になる。亡くなった原因にもよるが，例えばテロによる死であったのか，あるいは意図的（無作為ではない）な殺人だったのかという意図性の認識が重要である。なぜ人がこのような行為を犯したのかという情報を自分のものとすることは，大人ですら難しい。親（あるいはその家族

の信仰上の指導者）と相談し，家族の考え方やその子どもの発達のキャパシティに見合った方法でこの出来事をどう説明するかを決める。死と死を悼むことについて追加すべき情報は，悲嘆に焦点を当てた心理教育の構成要素で説明される。

こんなときどうしたらいいの？

子どもに複数の併存症があるとき，これらの問題について心理教育を行うと，子どもの将来について楽観的な見方ではなく，むしろ悲観的な見方につながるのではないでしょうか？

治療者は，子どもと家族の状況の肯定的な面を強調しつつ，子どもの困難について，可能な限り正直であるべきです。子どもの併発症の状況を正確に知ることは，子どもの抱える多くの問題は何が原因なのだろうと長年にわたり思案してきた親にとっては救いになります。その原因は，子どもを治療に連れてくることになったトラウマ体験以前のものかもしれません。ADHDや双極性障害といった併存症については親も手軽に読める優れた参考文献があります（『Taking Charge of ADHD: The Complete, Authoritative Guide for Parents, Revised Edition』by Russell Barkley，『New Hope for Children and Teens with Bipolar Disorder: Your Friendly, Authoritative Guide to the latest in traditional and complementary solutions』by Boris Birmaher 参照）。先にかかっていた疾患または併発している可能性のある精神科的症状について心理教育を行うことで，子どもがなぜよくならないのかわからないときに多くの家族が抱く罪悪感，負担感やフラストレーションを軽減することができると考えられます。これらの状態像に対して有用な援助を受けられるように家族を援助することにより，事態が好転するという希望を授けるのです。

急性のトラウマや今なお進行中のトラウマに曝されている状況にありながら併発症に診断をつけることはとても難しいもので，治療者は，この点，さまざまに異なる可能性についてわかりやすく話すべきです。鑑別診断としてどういうものが挙げられるのか，それぞれどのように診断していくことになるのかを家族に説明しておくことは重要です。障害によっては，トラウマを扱った治療を行っている間にそのための評価を行ったり，必要な情報を得ることができま

す（例えば，学習症の検査を行う，あるいは ADHD が疑われていれば学校の成績表を取り寄せる）。「様子見」する方が適切な場合もときにあります。例えば子どもの状態はトラウマを扱う治療で解消することがあるかもしれないので，トラウマを扱う精神療法から始めてみましょうと，伝えることができます。ある一定期間を過ぎて，トラウマに焦点を当てた治療だけでは子どもの抱える困難が軽快しないとはっきりしてきたときには，他の精神療法か薬物療法（あるいはその両方）を追加するか，変更する必要があるかもしれません。子どもが複雑な臨床像を呈するとき，治療者は万能でないことを自覚することが大切であり，分別のある親はこの難しさを理解し，治療者が正直だったことを良かったと思うでしょう。

もし親が子どもの前で答えるのが適切でないと思えるような質問をしたときにはどうしますか？

治療者は「大人だけ」の情報と「親子が共有できる」情報を自在に判断してよいのです。子どもはそのような境界線には慣れています（慣れているべきです）し，親は子どもが大人の会話を聞いているとき，そのような一線を設けて然るべきなのです。その上で治療者は，「大人だけ」の情報を伝えるために親に会う個別の時間をとり，なぜ，どうしてある種の質問を子どもの前で聞くことが不適切なのか，ということを親に示すモデルになる機会として活用します。

1 回のセッションで親に伝える情報量が「多すぎ」であることをどうやって治療者は確かめるのですか？

その情報が子どもの状態にまつわる親の気持ちが少しでも明るくなる助けになればという思いから，心理教育のあらゆることを初回セッションのなかで親に伝えたいと誘惑されることはよくあります。しかし，このすべての情報のためにとまどってしまう家族がでる危険もあるのです。1 回の治療セッションの間に教育的な情報をいくらか伝え，家に帰って見直せるような紙に書いてあるもの（例えば，情報をまとめたレジュメ）を渡すというやり方が役に立つこともあります。1 回のセッションの間の時間ということであれば，親に情報を出し過ぎたかどうかは親の反応を目安にするべきです。親に何か質問がないかど

うか頻繁に尋ねます。仮に全く質問が出ないようであれば，その時点で両親に負担をかけすぎているかもしれないので，情報提供をいったん止めるタイミングかもしれません。心理教育は全治療過程を通して続けることができることを常に念頭に置いておくべきです。

子どもや親が治療者自身のトラウマ歴のことを尋ねてきたときどうしたらいいですか？ その際，本当のことを言いますか？

これは個々の判断に委ねられます。患者に治療者自身の個人的なトラウマ歴について話すか話さないかには，それぞれに利点(ベネフィット)と危険性(リスク)を伴います。性的虐待といった特有のトラウマの場合はとりわけであり，情緒的な部分が大きく関連します。患者にこれを伝えることの治療者としてのご自身にとっての意味と，患者にとっての意味がかなり異なることを覚えておかなければなりません。もしそのような情報を共有するのであれば，なぜそうするのかという理由が治療者のなかで明確であることが大切ですし，同時に，子どもや親の戸惑いや混乱することになるような詳細を伝えるのは最小限に留めます。

理想的には，子どもと親が経験してきたことに対する理解と共感が一層伝わるという目的のために，治療者自身のトラウマ体験を話すことがあってかまいません。多くの家族が自分たちの悩み，苦しさをわかるトラウマ・サバイバーに大きな信頼を寄せるのも真実ではありますが，治療者は，この部分についてのプライバシーが保てなくなるという条件をのまないといけなくなります。家族に適切な境界線がある場合は，プライバシーを保てなくなったことが問題になることはありません。しかし，家族のなかに境界線を維持するのが難しい人がいたとき，治療者が打ち明けた意図とは異なる解釈がなされ，治療者は個人的な情報を開示したことを後悔することになるかもしれません。

私たちはある治療者が自分のトラウマ歴を打ち明けたときに，その治療者への信頼が増すどころか，家族がその治療者が自分のトラウマ体験から来る未解決の個人的問題について取り組むためにトラウマを受けた子どもの治療をしているだけだと考えて気分を害したり，拒絶したりするのをときに見てきました。また別に，そのような家族が治療者に対して過剰な気遣いをし，慰めの言葉（例：「先生も大変だったんですね」，「またもう一度このような話を聞いても大丈夫ですか」，「いろんな辛い記憶を思い出させてしまいますよね」）をか

けてくることもあります。子どもや親が，治療者自身のメンタルヘルスについて気遣ったり，あるいは尋ねたりしなければいけないと感じたとしたら，自己開示は患者に対して肯定的な治療的な役目を果たさなかったことになってしまいます。

もし子どもが情報シートを読むことに興味がなさそうなときはどうしたらいいですか？

私たちの経験では，情報がQ&A形式のゲームのような形で提供されたとき，子どもは心理教育にとてもよくのってきます。治療者は，情報シートから質問を作って聞くことができます。子どもは，知っていて正解するとポイントを獲得でき，褒められます。またそこで治療者からもっと情報を提供する，あるいは子どもの間違いを直す（あるいはその両方）ことができる機会とすることができます。

トラウマに焦点を当てた構成要素 2

ペアレンティングスキル
Parenting Skills

　子どもがトラウマとなるような重大な人生上の出来事(ライフイベント)に直面しているときには，最も有能な親でさえ，効果的な養育をするのは難しいかもしれない。ストレスに直面したときに，いつもの日課(ルーティン)を維持したり，一貫した規則があったり，予測ができたりすることは大人と同様に子どもにおいても適応的な機能を促進するため，この養育の難しさは回復過程の障害となる。トラウマ体験に先だって，最適なペアレンティングスキルを持っていない両親にとって，これらのスキルを身につけることは，子どもの予後をよりよいものにするためになおさら重要である。これらのスキルは子どもがトラウマを受けたときの反応として，攻撃，怒りの爆発，その他の否定的な行動を呈した際に特に必要とされる（AACAP, 1998）。TF-CBT に含まれるペアレンティングスキルは，基本的で簡単に学べるものではあるが，もともとの問題行動がある子どもと同様に，性的虐待（Deblinger, et al., 1996; Cohen & Mannarino, 1996a）や複数のトラウマ（Cohen, Deblinger, et al., 2004）に対する反応としての問題行動を経験している子どもの親の養育能力にも大きな影響を与えることがわかってきている。これらのスキルは賞賛，選択的注意，効果的なタイムアウトの手続き，随伴性強化スケジュール（行動表）を含む。われわれは通常，最初の 2, 3 回のセッションで心理教育とともにこれらのペアレンティングスキルを紹介する。それらは問題行動が見られる子どもにとって特に意味があるが，問題行動が見られない子どもにとっても有用である。例えば治療初期において，子どもを褒めることがもたらす肯定的な力を強調することは，子どもと親の関係性にとても力強い影響を与えうる。

賞賛（褒めること）

　人はみな，褒められたり，肯定的な注目をされたりしたときに成長する。ほとんどの親は，自分たちが頻繁に一貫して子どもを褒めていると考えているが，実際には多くの親は，子どもの肯定的な行動を褒めるより，子どもの否定的な行動を直したり，批判したりすることに，より多くの時間を費やしている。治療者は親に自分の子どもが何を正しく行えるか，何を上手に行えるか，子どものすることで親が最も誇りに思っていることは何かについて尋ねることから始めなければならない。次に治療者は親が子どもの良い行動に対してどれだけ言葉で褒めているかを尋ねなければならない。振り返ってみると，親はこれらの肯定的な行動を当然のように考えていたことから，しばしばそれに気づいていなかったり，言葉かけするまでに至っていなかったりしたことを認識するかもしれない。その結果として，これらの行動が，親が思うほど頻繁には起きないのかもしれない。治療者は次の週，親が子どもの肯定的な行動を積極的に褒めて，その賞賛が子どもの気分とそれに引き続く行動において与える効果を書き留めるよう指導しなければならない。

　この指導の一端として，治療者は効果的な賞賛の与え方について明確に述べなければならない。この教示は以下の通りである。

- 全体的(グローバル)に賞賛を与える（例：「すばらしい子だわ」）よりも特異的(スペシフィック)な行動を褒めましょう（「私がお願いしたように初めてゴミを捨ててくれてうれしいわ」と言う）。このタイプの賞賛をすると，子どもはあなたが喜ぶ行動をすぐに見分けられるようになります。子どもが賞賛を熱望していて，どうしたら褒めてもらえるかを知れば知るほど，肯定的な行動は多く見られるようになります。
- 褒めるべき行動が見られてから，できるだけ早く褒めましょう。
- 一貫的であること：（少なくとも始めのうちは）行動が起こるたびに賞賛しましょう。
- 賞賛を弱めないこと。例えば「私が頼んだときにゴミを持っていってくれてとてもうれしいわ。なんでいつもはこんなふうに言うことを聞いてくれないの？」などと言わないようにしましょう。このような言い方は子どもを褒めるつもりで結局は子どもへの批判になってしまいます。

- 批判をするときと同じレベルの強度で賞賛すること。多くの親が弱い賞賛（「よくやった」など）をするわりに，大きな感情的な強さをもって大声で批判します（「どうしてこんなことをしでかしたんだ?!!!」。もし子どもが親の関心を「強度」というかたちで得ようとして，それが否定的な行動を通してしか得られなかったとしたら否定的な行動は続くでしょう。

親が子どもを褒めるさまざまなシナリオを治療者とともにロールプレイさせることは，親が賞賛を試みるなかで犯しうる誤りを，セッションのなかで治療者が訂正する助けになるかもしれない。先にも述べた通り，親が犯す共通の誤りは，褒めた後に否定的な付加疑問[訳注1]を加えることで賞賛の力を弱めることである：「部屋をとてもきれいにできたわね」は，「どうしていつもお部屋をこんなふうにしておけないのかしら？」という否定的なタグさえつけなければ，賞賛の良い例である。

ある親は子どもの褒めるに値する行動を見分けることが難しいかもしれない。児童期のPTSDではときに怒りっぽい気分（短気）や怒りの噴出が現れる（APA, 2000）。そのため両親は，無理ないことではあるが，これらの行動に集中してしまう。治療者はこれらの親に「子どもがいい子でいることを捉える」ように，少なくとも明らかに否定的な行動をしていないときを見つけ，そして褒めるように励まさなければならない（例：「あなたと静かにここに座ってテレビを見ていられてとってもうれしいわ」など）。子どもがこういったコメントに対して，不機嫌な態度（「とにかくほっといてよ」）で反応したら，親は後述する有効な無視（active ignoring）の練習をする完璧な機会を得たといえる。

親はまた，積極的に聴くことや，子どもが健全な会話や肯定的な行動をしているときに関わることを奨励される。親はしばしば無意識に子どもの肯定的な行動より否定的な行動の方に関心を向けてしまう。子どもと親の相互作用や親が褒め，耳を傾けてよい行動に関心を向けたりするように支援することは問題行動の相互増強(エスカレーション)を劇的に一変させる。

訳注1）洋服などのタグと言語学的な付加疑問文（tag question）をかけているものと思われる。

選択的注目

　子どもが見せる特定の否定的な行動に親が意図的に反応しないようにしているとき，選択的注目を利用している。このアプローチは，子どもは親や他の人から集中的で感情的に強烈な注目をしてもらいたがっており，たとえその注目が否定的なもの（例：親から怒鳴られる）だったとしても，このタイプの注目を得られる行動をやめないという考えに基づいている。それを理解せぬまま，両親はしばしば子どもの良い行動より悪い行動に注目し反応する。このように親はやめさせたいとても否定的な行動をうっかりと強化してしまう（すなわち注目が報酬となる）。**望ましい**行動を強化するために，親は良い行動を賞賛し，ほとんどの否定的な行動をわざと無視することを学ばなければならない。もちろん親は，明らかに危険な行動（後述）を無視できないし，無視すべきではない。親がしばしば否定的に反応する行動で，選択的に無視するとよい例は次のようなものがある。

- 親にむけられたかんしゃくや，怒りの言語化
- 親に対して，陰険な顔をする，意味ありげに目を動かしバカにする，ニヤニヤ笑う
- 親を嘲る，侮辱する，真似をしてからかう
- わざといらつかせるような挑発的コメント

　治療者は親に，このような行動はうれしくはないが，害をおよぼすわけでもなくほとんどが「親をイラつかせる」すなわち否定的な反応を引き起こさせるための子どもの試みであることを指摘しなければならない。もし，親からの否定的な反応がなくなったら，行動はしまいにはなくなるだろう。親はそのような行動に対して何も言わずに静かに立ち去り，部屋の別の場所か違う部屋かで，他の活動に熱中してみることを学ぶべきである。治療者は加えてそのような行動をしたらより挑発的な行動（エクスティンクション・バースト[訳注2]として知られる）が出てくるかもしれないことを説明するとよい。これは，親

訳注2）オペラント条件づけによる行動消去を開始したときに一過性に消去対象の行動が増えること。

が子どもの否定的な注目喚起(アテンション)を効果的に反らしたサインとして捉えるべきである。このいったんひどくなる時期を，親が子どもの注目喚起を抑え続けることができたら，問題行動は消滅する可能性が非常に高い。運悪く，激しさの絶頂で子どもの行動に注意せざるを得なかったら，子どもは，親の否定的な注目を再び得るためにはとてもうるさくする必要があると学習してしまうことに，親は注意するべきである。もし親がこの激化中に選択的な無視のスタンスを維持できないと感じたら，親はタイムアウトを使う計画をたてるべきだ。しかし，なにより，子どもが求めている否定的な注目喚起を強化しないために，親は静かで，冷静で，コントロールされた態度を維持すべきである。同じく重要なのは，子どもが良い振る舞いをした次の瞬間，親は肯定的な注目（賞賛）をこの行動に与えることである。選択的無視の付加的な利益は，子どもの否定的な行動にも関わらず，落ち着きを失うことなく，静かな状態を維持することで感情的苦痛から，親自身を守ることにある。

タイムアウト

　タイムアウトの手続きの目的は，(1) 子どもの否定的な行動を中断すること，そして子どもに感情面と行動面でのコントロールを取り戻させること，(2) 子どもがいかなるタイプの注目も受ける機会を取り去ることである。理想的には，初めてタイムアウトを使う前に，親は子どもにタイムアウトの手続きについて説明すべきである。もし「そんなことするのは止めなさい」という親のリクエストに子どもが応じなかったら，親は子どもにタイムアウトの場所に入ってもらう，と伝える。タイムアウトは使用可能な最も静かで，刺激のない部屋で，年齢1歳につき1分のみ継続する（例えば，7歳児は7分のタイムアウト）。親はタイムアウトの手続きを始める前に，望ましくない行動を止めてほしいと静かに頼み，望ましくない行動をはっきりと特定すべきである（例：「お利口にしなさい！」ではなく「ドアを蹴るのを止めなさい」）。もし行動が続いたら，親は子どもに行動を止めなかったらタイムアウトすることをもう一度確認する。それでも子どもが止めなかったら，親はそれ以上何も言わず，静かに，冷静な態度で，子どもをタイムアウトエリアとして指定された場所に連れて行く。親は子どもの言葉やさらに否定的な行動に反応することを避けなければならない。時間が過ぎたら，親は子どもをタイムアウトエリアから出し，

通常の活動を続ける。子どもが適当な作法で活動し始めたら，親は肯定的な注目を与え，子どもが先にみせた行動上の問題について怒ったり，いらついたりせず，肯定的に関わるべきである。この方法だと子どもは，問題行動を起こすとタイムアウト（すなわち，注目されない）になる一方で，良い行動が親の肯定的な反応を導くことを学習する。一貫してタイムアウトを実行できる親では，彼らの子どもの行動にしばしば迅速な改善が見られる。また，彼らはコントロールをなくしたり，叫んだり，たたいたり，その他の怒りの反応に巻き込まれることがないので，彼ら自身のペアレンティングスキルに効力を感じることができる。さらに持続する行動的な問題は，以下に簡潔に述べる随伴性強化プログラムの使用によって取り組まれる。

随伴性強化プログラム

随伴性強化プログラムとは，行動図表（ビヘビオラルチャート）の利用であり，多くの子どもにとって望まれない行動の減少や望ましい行動の増加に有効である。この介入方法はさまざまなところで詳細に記述されており（Bloomquist, 2006），治療者は，手短にいえば次の方針に沿って特別な教示をするように求められる。

- 変えるための目標1つにつき，1つの行動のみを選択する。
- その様式において，どうしたら確実に星印のシール（トークン）を得られるかを子どもと話し合う。（例：「毎朝協力して時間どおりに学校についたら，星印のシールをもらえる」など）
- 何をご褒美（ほうび）にするかの決定に子どもを巻き込む（例：「月曜から土曜の間に星印のシールが5つ貯まったら，日曜にお母さんと映画を見に行く」）
- 少なくとも一週間で星印のシールやご褒美を合計する。
- 星印のシールやご褒美を一貫して与える。

ある子どもが重大な問題行動を示しているとき，治療者は，それが子どものPTSD症状の表れなのか，トラウマ体験の前から存在していたのかを評価すべきである。もし問題行動が治療の主な焦点になっていると判断すれば，これらの問題に取り組むための補助的治療を紹介するのも望ましい。実際に，親が子どもを連れてくるのは，トラウマの問題に取り組むためというよりむしろ問題

行動のためであり，もし治療者が何らかの形で問題行動を扱い損ねると，親は不満を持ちやすくなったり，治療の他の側面においても，参加しにくくなったり，言われたことを守りにくくなったりするかもしれない。

　トラウマの原因が親やきょうだいの死である子の家族においては，能力のある親でさえ，最適なペアレンティングの実践を行うことが難しいという体験をする。この困難は，(1) 彼ら自身のトラウマ的なストレスや悲嘆反応によるもの，(2) いま躾をすることで，子どもにこれ以上どんな苦痛も与えたくはないという気持ち（過剰許容），(3) 子どもの苦悩を少なくするための誤った試み，等の結果かもしれない。しかし，いつもの日課<small>ノーマルルーティン</small>や規則<small>ルール</small>，「こうしたらこうなる」<small>エクスペクテーションズ</small>ということにおける一貫性を維持することは，トラウマ性悲嘆のストレスに直面した辛い環境においてさえ，子どもが適応的に機能できるように促す。この情報を親に提供することは，有効かもしれない。このようなスキルを習得することは，死の前に最適な養育スキルを身につけていなかった遺された親にとって，子どもが最も効果的によくなるために最重要かもしれない。突然片親を亡くした場合に伴って起きる問題については本書の第3部で詳しく述べる。

　最後に，親がペアレンティングについての補助的資料を読むことはしばしば役に立つ。私たちがこのために利用してきて，推奨する本は付録2に含まれている。家族が困難を抱えている領域によって，特定の章が宿題として割り当てられる。

こんなときどうしたらいいの？

自分の子は「絶対にタイムアウトなんかしない」と主張する親御さんになんて伝えていますか？

　こういう親はしばしば一貫したタイムアウトの手続きを実行することができません。子どもにタイムアウトだと告げたり，そこに連れて行ったりするのではなく，タイムアウトに行ってくれるようお願いしたりすると，タイムアウトをするということが曖昧になってしまいます。タイムアウト・ルールは，真剣で本気なものなのだということを強調することが大切です。子どもはタイムアウトに行くことを指示されたときには，タイムアウトが終了するまで，どんないいこと（例：テレビ，コンピュータ，電話）も許されないことを理解すべき

です。タイムアウトの指示に従っているときに子どもが何か要求したら（例：テレビ見ていい？），単調に，「壊れたレコード」が繰り返すかのように「あなたのタイムアウトが終わるまではダメです」と切り返すだけにしなければなりません。おもちゃやゲーム，テレビやその他のおもしろい活動のあるタイムアウト・ルームは，刺激が多すぎて，子どもがコントロールを取り戻すための環境にはなりません。もし親が子どもを押しても引いてもタイムアウトの場所に連れて行くことが「不可能」な場合，そのかわりに親自身が，他の部屋（効果的に彼らにタイムアウトを与えられる）に移動するのです。それによって子どもは，一定の時間，注意を剥奪されることになります。少なくとも，この戦略は，親が，子どもの問題行動から来るストレスからしばし解放される時間をもたらします。

親のなかには，幼い子どもにあまりにも厳しかったり批判的であったりする人もいます。どうやって親がもっと子どもを褒められるようにすることができるでしょうか？

　トラウマを受けた子どもの親は，子どもの頃に自分自身がトラウマを受けており，子どもを育んでいく親になることを学んでいません。これについては，治療者が親の肯定的な行動に気づいてそれを褒める（つまり「親がいい親でいるところを捉える」）ことによって治療者が賞賛のモデルになることが役に立ちます。
　母親に観察されるどんな小さな母親らしい仕草でも（例えば，子どもがコートを脱ぐのを助ける）褒めたり，子どものよい行動を母親のペアレンティングスキルへの肯定的な反応として注目したり，などです。
　私たちはこれらの親たちが賞賛に対して驚くほど肯定的な反応をするのを繰り返し目にしてきています。すなわち，彼らは自分たちの人生のなかでほとんど褒められてきていないので，褒めることはとても肯定的な価値をもたらすのです。

文化によっては，子どもが舌を突き出したり，ギョロ目をすることは無礼なことだと考えられており，親はこれらの行動を容認したり，無視することはないでしょう。どうやってこのような親に選択的注意を促せるでしょうか？

「自分をバカにした」と子どもを怒鳴りつけることで、親がまさにやめさせたい行動を自ら強化していることを指摘しなさい。それは受け容れがたい、無礼な行動を完全に無視することではありません。それらの行動に払われている注目をより適切な行動に移すことによってバランスを取り戻すことなのです。このような親は、適度に OK な行動の 10 分間を無視しつつ、望まない行動を見つけるやいなや怒鳴るかもしれません。目標は注目のバランスを逆転させることであり、そのためには親はより多くの賞賛を礼儀正しい行動に与えて、悪い行動が起きたときの注目や賞賛を差し控えればよいのです。

親は、親子の間のよいやりとりの方に注目しても、悪い行動が起こらないのを目の当たりにして驚くかもしれません。母親が、顔を逸らすこと、距離をおくこと、落ちついた声で「そういう態度は好きじゃない」ということは、その時点まで子どもが十分注目されたり褒められたりしていたら、まさに強力な罰なのです。

とても幼い子どもに対して、選択的非注意や選択的無視を行うと、それが拒絶のメッセージとなり、より情緒的なダメージを与えることになりませんか?

もちろんこれらのペアレンティングスキルは、その年齢に適したものに誂えられなければなりません。親は 2, 3 歳の幼児を部屋に置き去りにして無視してはなりません。なぜならばそれは危険で有害になりうるからです。親と治療者は子どもの否定的な行動に対する親の注目を差し控えるための適切な方法、例えば子どもから目をそらすとか、子どもにそれはよい行動ではなかった、おかあさんの気持ちは傷ついた、あるいは安全な行動ではなかったと説明するとか、この程度の簡単なものでよいので、一緒に考案しなければなりません。最も重要なのは、より肯定的な親の行動、特に問題となる行動を向社会的にと置き換えるような行動（例：ていねいなお願いや、楽しそうな声の調子で話そうとしていること褒めつつ、メソメソしていることへの注意は最小限にする）に注目しなければ、選択的無視には効果がないことです。すべての行動への介入は、治療の対象である子どもや親に適したものになるように個別化されなければなりません。

トラウマに焦点を当てた構成要素3

リラクセーション
Relaxation

　リラクセーション技法は，ストレスやPTSDによる生理的反応を軽減させるために役に立つ。例を挙げるならばアドレナリン作用の亢進（安静時の心拍数の多さ，ストレスにより心拍数が上がる），驚愕反応の増加，過覚醒，焦燥感，睡眠障害，落ち着きのなさや易刺激性，怒りや憤怒反応などに対してである。これらが身体に表れることは，子どもがトラウマの想起刺激に触れたときには特に厄介な問題であり，また子どもがトラウマナラティブを創っている段階のどこかでは表れうることである。このような理由で，私たちは子どもにトラウマナラティブを作る前，あるいはその他の段階的エクスポージャーに取り組む前に，リラクセーション技法を教え，練習するようにしている。

　まず最初に通常のストレス反応とトラウマとなるストレス反応の違いを子どもたちに説明するのが役に立つ。（私たちの身体がストレスにどのように反応するかの詳細は，付録1のリラクセーションの手引きに記されている）。

「身体に影響するほどのストレスに対応する方法は，すべての人に生まれつき備わっています。怖い思いをしたときには誰でも怖いと感じますし，身体が特有の反応を示し，私たちの脳内の化学物質に反応する形で表れるのは自然なことです。これらの身体の反応には，次のようなものが含まれます。

- 「ハッ，ハッ，ハッ」と言うような速く，浅い呼吸／息ができない感じ
- 筋肉の緊張
- 不安な気持ち，今まさに「厳戒態勢」のような気持ち

また同時に起きる場合があるものとして

- 頭痛，めまい，あたまがもうろうとする感じ
- 腹痛，吐き気
- 皮膚の湿疹，痒み，その他皮膚炎

通常，危険が去ったときは，これらの身体の反応は落ち着きを取り戻し，心拍数や呼吸などは危険にさらされる前の状態に戻ります。けれども子どもたちがトラウマ体験に遭遇してしまったときに，子どもたちの身体はそのままの厳戒態勢を続けます。この状態にあっては，また別の怖いこと，怖い考えや想起刺激がさらに身体に反応を引き起こし，身体と気持ちの両面において緊張と不安が持続する状態となります。そこでよいお知らせです。私たちには，この一連の変化から元に戻り，穏やかでリラックスした状態に戻るためにできることがあるのです」

そして治療者は，以下のリラクセーションの方略を使うように教えて，セッションのなかで子どもと練習する。

呼吸集中法[訳注1]／マインドフルネス／瞑想

呼吸法（focused breathing），マインドフルネス（mindfulness），瞑想（meditation）は，「リラクセーション反応（relaxation response）」を生み出すうえで互いに関連性のある技法である（Benson, 1975）。リラックスすることによって，ストレスの有害な生理学的，心理学的影響を一変させることが大人，子どもにおいても確認されている（Kabat-Zinn, 1990）。以下に示す方法は，さまざまな年齢の子どもたちに適用されてきた。治療者は子どもに，目をつぶり，吸ったときに下腹部が膨らむように息を深く吸い，お腹が引っ込む（胸式呼吸の反対である。胸式呼吸では胸が膨らむので，息を吸うと腹部が引き上げられる）ように息を吐くように教示する。年少児が呼吸法をできるように手伝うときは，床に上向きになって寝てもらい，下腹部に小さな本やぬい

訳注1）リラクセーションを行うときには，受動的に注意を集中をする態度が重要である。focused breathing が単なる深呼吸（deep breathing）とも腹式呼吸（belly breathing）とも異なり，思考等が湧いてきたときに「呼吸行為に意識を向ける」ことでそれらをコントロールすることに力点をおいていることから，呼吸集中法という訳語を選択した。

ぐるみなどを乗せるようにする。お腹の上に置いた物が息を吸うときに上がれば，子どもたちは腹式呼吸を正しく行えていることになる。子どもが腹式呼吸のコツを掴んだ後，今度は息を吸い込むときにゆっくりと1から5まで数えて，次に5つ数えながら息を口からゆっくり吐き出すことを教える。多くの子どもたちが，ゆっくりと息を吸い込むことはできるが，このように具体的に指示しない限り，息を吐くのは早くなってしまう。一部の子どもたち，特に性的虐待を経験した子どもたちのなかには，床に横になることが無防備で怖いと感じることがある（この体勢自体が想起刺激（トラウマ・リマインダー）になりうる）。そのような場合は，目を開けて座ったままの姿勢で腹式呼吸のスキルの練習をする方が望ましい。

　腹式呼吸やマインドフルネスの一番難しい要素は，方向性注意[訳注2]であり，これは年少児には理解できないかもしれない。リラクセーション反応は，内面の思考や感情，外側にあるものごとや出来事に邪魔されることなく，むしろ自分の思考を「静め」，常に呼吸に意識を戻すところから来ると考えられている。呼吸するという行為にすべての意識を向けることにより，深いリラクセーション状態（緊張の低下）とマインドフルネスが経験できることになる。治療者は年長児や思春期の子どもに対し，腹式呼吸をしている間に何か考えが湧いてこないかに注意を払い，それに気づいたときはすぐに身体に空気が入る，出るという呼吸に意識を戻すように指導しなければならない。ゴールは，その思考を判断したり，拒否したり，注意を向けるのではなく，単純にもう一度腹式呼吸という行為に意識を向けられるようになることである。マインドフルネスの概念が理解できない子どもたちに対しては，息を吸う，息を吐く，そのたびに5つまで数えることに意識を集中するように指導することもでき，この方法でも同様の効果が得られる。子どもたちには身体的あるいは情緒的なストレスに圧倒されそうになったとき，この深い呼吸法をするように伝えることができるが，ただし，それは外界に注意を向けていなければならない状況（例えば，試験中や火事のときなど，目の前のことに適切に反応しないといけない）でない場合に限る。

訳注2) 方向性注意（directed attention）とは，外界と個体との関係において，意識を適切な対象に集中し，必要に応じて移動していく過程の総体のこと。

腹式呼吸の仕方を教えるときのシナリオ（小さい子どもたち向け）

「ストレスを感じたり，前にあったいやなことを思い出させるなにかについて考えたりしたときに，からだがどうなるか覚えている？　からだが緊張して固まったり，むねがドキドキしたり，息をするのがすごく早くなったり，苦しくなったり，頭が痛くなったり，おなかが痛くなったりすることがあります。落ちつく呼吸[訳注3]を練習すると，そういう気持ちを元に戻すことができます。深い，意識を集中する呼吸のやり方は簡単です。これから一緒にやりましょう。どんなのかというと，ゆっくり，深く，を意識して呼吸することです。息をすう，息をはくことだけに気持ちを集中します。「腹式呼吸」と，私たちは呼んでいます。腹式というのは「おなかでの」という意味で，息を吸うとおなかが膨らんで，息を吐くとおなかがへこむということです。ちゃんとできているかどうかは，こうやっておなかの下の方に両手を乗せてみるとわかります〔やってみせる〕。うまくやれているかどうかは，自分が寝ころがってぬいぐるみや本をお腹の上に乗せて，息を吸うときに上がり，息を吐くときに下がることで確かめることができます。では少し練習をしてみましょう。」〔練習する〕

「こんどは数を数えるのと，呼吸に「集中」と呼んでいるものを一緒にやっていきます。最初に数を数える方ですが，ゆっくり，深く息を吸い込んで，息を吐くときに心のなかで「5…」（ごおぉぉぉ）とゆっくり，息を完全に吐ききるまで言います。それから息をゆっくり，深く吸い込んでから，次に息を吐くときは，「4…」（よぉぉぉぉーん）と心のなかで息を吐ききるまで言います。数が「1」になるまでします。腹式呼吸を数分間，あるいはそれ以上長く続けるといい感じになるという子どもたちもいます。長いのを試すのであれば，息を吸うときにも1から5まで自分のなかで数えていって，5までいったら今度は息を吐くときに5から1まで数えるようにします。このゆっくりの呼吸を意識したやり方を続けていると，自分がリラックスしてくるのがわかると思います。やり方について何か質問はありますか？」〔質問に答える〕

「腹式呼吸の最後は，空気が肺のなかに入ったり，出たりする呼吸に意識を集中することです。空気が肺を膨らませ，おなかの下の方まで空気で一杯になるのを想像してみてください。それからその空気全部が出ていきました。呼

訳注3）呼吸集中法（focused breathing）をここでは小さい子どもに実感されやすい「落ちつく呼吸」と訳した。

に意識を集中し始めてからも，頭のなかで別のことを考えだす自分に気がつくかもしれません。[年少児には，『頭の中でほかのことをお話ししていることに気づくかもしれないよ』] そうなっても心配はありません。それは自然なことだからです。でもそうなったときにやってみて欲しいことは，もう一度呼吸に意識を集中することです。他の考えが浮かんできたとしても，呼吸に意識を集中するのが邪魔されないようにします。あぁそういう風なことを考えているんだと受けとめるだけにして，今は考えなくていいからと自分に言うようにして下さい。」

「やってみましょう。私も一緒にやります。目を閉じて，ゆっくりとした腹式呼吸から始めます。3分間続けてみましょう。もし途中で止めたり，ばかみたいと思ったり，恥ずかしくなったりしても大丈夫です。そこからまた続けてみてください。3分間経ったら教えます。」[3分間実施]

「どうだった？ やっている間に気分が落ち着いたり，リラックスできた？ 今週，お家でもこの練習をやってみて下さい。寝るときにするのもとてもいいし，あと心配だったり，緊張や怖いと思ったときにもやれます。どんな風に効いたか教えてください。いいかな？」

瞑想の仕方を教えるときのシナリオ（大きな子どもたち向け）

「腹式呼吸の練習をして呼吸に意識を集中することをやってきましたよね。リラックスできましたか？ これからまたちょっと同じような練習をします。どこかで聞いたことがあるんじゃないかな？ それは「瞑想」と言います。それは，東洋の宗教では昔から何百年にもわたってしている方法です。瞑想を習慣にすることで，腹式呼吸と同じで，瞑想もストレスやトラウマが身体に及ぼす影響を元に戻すことが，それも瞑想している間だけでなくずっとその効果が続くことがわかっています。瞑想するってどうやるかわかる？ [子どもは，ヨガやその他の瞑想のイメージをここで話すかもしれない] とても真似できないようなヨガのポーズとか，インドの山にこもって座り続ける人のことを考える人もいるかもしれません。でも本当は，瞑想はどこででもできるんです。瞑想は，今このときに集中した状態で存在するやり方です。周りで起きていることに気づいていてもとらわれていない状態になる技法です。この状態を**マインドフルネス**とも呼びます。マインドフルネスというのは，今このときに集中することを意味しています。頭に思い浮かんでくる考えによって集中が途切れたと

き，自分の考えがあってるとか良くないとかを考えたり，そこからさらに考え続けるのではなくて，ただ自分の思考を観察するだけにします。私たちの脳と身体を落ち着かせ，リラックスした感じ，穏やかな気持ちになるための方法です。」

「最初はおかしく感じられるかもしれませんが，よく観察できるようになると自分の頭は忙しくしていることが好きなことに気がつきます。静かに座っていると，自動的に頭にいろいろな考えが浮かんでくることがわかると思います。普段は，これらの考えに対してまたさらに考えています。例えば私が，『今日の夕飯何にしよう』と思ったら，次に『何か買っていった方がいいかな。家にはおいしそうなものが全然なかったし。犬のお散歩に行く前に買い物に行く時間があるといいんだけど大丈夫かな……』などとずっと考えます。瞑想では，そのような考えを観察して，そのように考えることをいいとか悪いとかおかしいとか判断せず，何かをしなければいけないと考えることもせず，ただその瞬間に在ることに意識を戻すのです。次第に何気なく出てきていた思考は減っていき，出てきても大した邪魔にならなくなります。でもこれには練習が必要で，一辺にこうなるわけではありません。」

「今このときに意識を集中するやり方の1つは，気持ちが落ち着いて穏やかな気持ちになれるフレーズ［東洋では，**マントラ**と読んでいる］を決めて，今ここでのことに意識を集中させながらそのフレーズを繰り返し言うやり方です。癒される言葉，例えば**ピース**とか**ラブ**などの一音節の短い単語を使う子どももいます。好きな歌の歌詞のフレーズやお祈りからフレーズを決める子どももいます。落ち着いてリラックスした気持ちになれるフレーズは何かありますか？」［マントラを見つけられるように手伝う］

「ではこれから瞑想の練習をします。楽な恰好でやって下さい［子どもは楽な体勢で座る］。では目を閉じて，これから身体をリラックスさせていきます。静かにゆっくりと話しますね。身体のいろいろなところをリラックスさせることに集中して下さい。まず筋肉の力の入ったところを緩めていってください。つま先からだんだんふくらはぎに向かって筋肉の緊張を緩めていきます。リラックスした感じは今膝の辺りを通過していきました。そのまま腿に入っている力を緩めていきます，それからお尻。そのまま胃，背中，胸の緊張をほぐしていって下さい。そのまま肩，首，腕，手，指の緊張を緩めることに集中していてください。そのまま今度は頭をリラックスさせましょう。腹式呼吸を始め

てください。ゆっくりと息を吐くときに，自分の特別な言葉，フレーズを言って下さい。頭に別の思考が浮かんできても気にしないようにしましょう。別の思考があることがわかったら，穏やかな気持ちのまま呼吸に集中すること，特別な言葉やフレーズをつぶやくことに意識を戻しましょう。5分間やってみましょう。時間になったら知らせますので，いつ止めたらいいかは心配しないでやってみて下さい。［瞑想を5分間続ける］」

「では，ゆっくりとおしまいにしましょう。目を開けて，もうしばらく静かに座っていましょう。どんな感じでしたか？ リラックスできましたか？ 毎日短くても5分とか10分練習してみてください。来週，どうだったか教えて下さいね。お母さんにもやり方を覚えてもらいます。あなたもお家でお母さんにどのようにやるか見せてあげてください。身体が今よりも軽い感じになったって思うと思います。ストレスになる状況や思いが出てきたとき，この練習をしていくと今よりも落ち着いて対処できるようになります。」

漸進的筋弛緩法

漸進的筋弛緩法（progressive muscle relaxation）は，また別のリラクセーション方法である。入眠困難や身体症状が多く出ている子どもたちには，特に有用である。年少児には比喩としてゆでる前の（堅い）スパゲティとゆでた後（ぐにゃくにゃ）のスパゲティ，あるいはブリキ製の兵隊人形（堅く，突っ張っている）と「ラガディ・アン」のぬいぐるみ（だらりとしている）を用いて説明できる。筋肉がリラックスしていないときには，身体は固くなり，張っていて，痛さを感じるが，これらの筋肉をリラックスさせると軽く，ほぐれた感じになれるという説明を行う。「ゆでたスパゲティのようになる」，「ラガディ・アンのように座ってみる」ようにしてみるだけで筋肉の緊張を緩められる子どもたちもいるが，いろいろなところの筋肉を漸進的に弛緩させる具体的な指示を必要とする子どもたちもいる。

この技法は，床に寝転がるか楽な姿勢で座って練習を行うのが最適である。子どもは，治療室で横になるか椅子にゆったりと座ったり，お家で練習することができる。（筋肉がどこにあるかを正確に感じとるために）一カ所ずつ，まずは固くさせ，次に力を抜くように指導する。つま先から始め，次に足（足の甲と足の裏がある部分を指す），足首というように続け，最終的には頭まで体

の各部位が漸進的にリラックスしていくことになる。漸進的筋弛緩法を指導する際の典型的なシナリオを以下に示している。

　練習を通じ，子どもたちはこの技法を用いて寝つきを良くする，あるいは痛みのある身体の部位を弛緩させることを覚えることができる。しかしながら，どこも痛まなくとも就寝時間でなくとも，漸進的筋弛緩法がPTSD症状を持つ子どもたちに役に立つ場合がある。特定の場所の筋肉を弛緩させるときの選択的な関心が，トラウマ体験にまつわる思考に意識が向くのを阻むからである。実際，例えば家や学校にいるとき，トラウマの侵襲的な記憶が出てきた場合にこれらのテクニックを使うように子どもたちに指導すると，侵襲的な記憶や思考などに伴う身体症状を減じるのに役立つ。なぜならば緊張と弛緩は併存しないからである。

　以下のシナリオは，子どもたちに漸進的筋弛緩法を指導する際に役立つ。

漸進的筋弛緩法を教えるときのシナリオ
　「ストレスやトラウマを思い出してしまうきっかけがあると，身体がどのように反応するかを復習しましょう。心臓がドキドキしてきます。呼吸が浅く，早くなります。お腹や頭も固まって締めつけられるように感じるかもしれません。ストレスを感じている間，筋肉はどうなっていますか？〔『筋肉も同じようにがちがちに固まる』と，子どもは言ったりする。〕そうです。がちがちに緊張するのは，危険に反応して闘おうとしたり，逃げようとしたり，すくんだりしているのです。どの反応の場合も筋肉が緊張していないと，できないのです。イメージとしてはオリンピックのレースが始まる直前に，スタートラインに立っているときの感じです。リラックスしているというときの感じとは違います。なので，意識的に力を緩めていくことで，筋肉に感じる緊張を元に戻したいのです。こうすることで呼吸や心臓といった他のストレス反応の方も少し元に戻せます。では始めてみましょう。」

　「これから身体の全部をリラックスさせていきます。つま先から始めて順番に頭のてっぺんまで順々にやっていきます。下から順番に緊張を1つ残らずなくしていって，最後は頭からも抜けてお空のどこかにいっちゃいます。あとにはリラックスして穏やかな気持ちの自分がいます。夜寝るときにするとぐっすり眠れますし，良かったらこのお部屋のじゅうたんの上でも練習していいですよ。気持ちのいい椅子に座ってやる方が好きな子どもたちもいます。この部屋

のどこで練習したい？［子どもが居心地のよい場所を選ぶ］」
　「気持ちいい範囲でかまわないので，身体をめいっぱい伸ばしてください。ではまず右足のつま先に意識を集中させてください。そこに集中できましたか？　できるだけ強く，つま先に力を入れてみて下さい。身体の他の場所はリラックスさせたままです。できますか？　つま先が身体のどこにあるかをはっきりと感じることになります。はい，それではゆっくりとつま先から力を抜いてください。つま先がラガディ・アンかゆでたスパゲティになったようにだらりとするまで緩めてください。深く息を吸って，酸素がつま先まで届いて，完全にリラックスしているイメージを思って下さい。それでは次に右の足先の残りの部分，足の甲と足の裏がある部分に意識を集中させてください。できるだけ右足のその部分に力を入れてください。感じますか？　次にゆっくりと右足の甲，足の裏のところをリラックスさせてください。力を抜いてリラックスさせて，完全にだら〜んと，力が全然入ってない感じになるまで。そこでゆっくり深い呼吸をして，その足の部分にリラックスした感じが隅々まで広がっているのを感じてください。次に右足のふくらはぎに意識を集中させてください。ふくらはぎにできる限り力を入れて固くさせて下さい。今度はゆっくりと，完全にリラックスするまで力を緩めてください。」
　［そのまま右足の太腿，臀部，左足のつま先，足，ふくらはぎ，太腿，臀部，右手の指，手，腕，肩，左手の指，手，腕，肩，腰，頸椎を下から上に上がっていって肩のつけ根まで，首，頭蓋，顎，口，頬，目，額，頭頂部と順番にリラックスさせていく。］
　「では，緊張は頭の上から抜けて，お空のどこかに流れていってもらいましょう。身体全体がリラックスしているのを感じている間は，そのまま目を閉じていて下さい。もしまだ身体のどこか緊張を感じる部分があれば，そこをぎゅうっと固くしてみてから，次にゆっくりと力を緩めるようにし，完全にリラックスできるまで力を抜きましょう。では深く腹式呼吸を何回かし，ゆっくりとした呼吸を続けます。［ゆっくりとした呼吸を１〜２分間続ける］」
　「身体は今どのような感じですか？　筋肉はどのような感じですか？　リラックスする効果があるようであれば，家で練習して下さい。続ければ段々と簡単にできるようになります。身体が力を緩める感覚に慣れていくに従って効果をもっと感じられるようになります。夜寝るときに練習してみて効き目を教えて下さい。」

全身の動きを伴う他のリラクセーション方法もある種の子どもには助けになるだろう。例えば，(米国の) 幼い子どもであれば「ホーキーポーキー (Hokey Pokey)」を踊るのを楽しむだろうし，「ぶーらぶら！(shake it all about)」の歌詞のところで治療者が身体のどこかをどうやってリラックスさせるかやってみせることができる。思春期の子どもには，踊りたい曲を持ってくるように伝え，ダンスをリラクセーション技法として用いることもできる。シャボン玉（本物でも想像でも）を吹いてつくることがリラクセーションの導入に有用なことを発見した治療者もいる。シャボン玉を飛ばしてから「シャボン玉のように浮かんでみて」と誘導することもできる。

　これらとは別に1つの感覚に意識を集中してもらう方法もある。例えば目を閉じ，口のなかであめ玉が舌の上で溶けてなくなるまで舐めていてもらう。それからどのような味だったかを話してもらう。海や滝の音が録音されたテープを聞き，どのように聞こえたか説明してもらう。虹やいろどり鮮やかな絵のステンドグラスを見てもらい，見えたものを説明してもらう。3分間目を閉じている間，ベルベットの布切れを触ってもらう。これらの技法は，子どもが今ここ (here and now) に意識を集中する上で役立つ。1人1人の子どもに創造的に関わり，心身ともにリラックスするための最適な方法を見つけることが推奨される。

トラウマ性悲嘆を持つ子どもたちに対するリラクセーション

　上記のリラクセーション技法は，愛する人を亡くしたことから来るトラウマを受けた子どもたちにはおいそれとは使えない。以前のよい思い出でや「安全な場所 (safe place)」のうちのあまりにも多くが，亡くなった人に関連しているため，以前には心休まる記憶やリラックスできる刺激だったものがもはや安全だともよいものとも感じられなくなっていることがあるからである。かつては安心を象徴していた家庭での儀式（例えば，寝る前に絵本を読んでもらいながら大好きな親に抱きつくこと）は，今やトラウマや喪失の想起刺激となっているかもしれないのである。このような苦痛に満ちた想起刺激があるため，リラクセーションの儀式をつくるのが困難なことがある。特に就寝時，またことさら親を亡くした幼児においては難しい。このような場合，親と子どもの話をよく聞き，子どもにとっても親にとってもトラウマや喪失の想起刺激とならな

いような心安らぐ新たな儀式をつくる必要がある。そのような想起刺激の引き金がひかれないように，ベッドルームの壁を塗り替えたり，家具を並べ替えたり，部屋を交換したり，あるいは極端な場合，転居する家族もいる。就寝前の新たな儀式をつくること，新しい音楽，物語，ゲーム，歌，踊り，マッサージや，その他のリラクセーション技法は，新たな形をとった家族の絆を深める楽しい方法ともなる。

親に対するリラクセーション法

　トラウマとなる出来事にさらされる体験をした親にもリラクセーション技法を使った介入を行う。そうすることで子どもたちに指導したスキルを練習し，強化してもらえるからでもあるが，親自身，高いレベルのストレスに対処する方法を必要としていることが多いからである。下記に示す技法に加え，親に対してストレスマネジメントを教示する方略でさらに役に立つものとして，『The Relaxation and Stress Reduction Workbook』（Davis, Eshelman, & McKay, 1998）などが参考になる。

　呼吸法／マインドフルネス／瞑想／漸進的筋弛緩法のことは，子どもに対する説明と全く同じように話すことができる。1つのことに無批判に意識を集中する呼吸集中法（focused breathing）を**瞑想法**として用いる親もいる。意識を集中する対象は，何を選んでもらってよいが，自分の呼吸に意識を集中するのが最も容易であることが多い。この練習がストレスの軽減に役立つ理由の1つは，1つより多くの数のことに同時に完璧に意識を集中するのは不可能だからである。もし親が自分の呼吸に意識を集中できていれば，そのときはトラウマに関連した思考や感情（例えば，悲しみ，恐怖，怒り）に意識を向けることはできない。瞑想の他の利点としては，頭のなかで出てくる考えの必ずしもすべてに意識を傾けなくとも良いことがわかる点である。思考と感情は永遠に存在するものではなく，しばしば頭のなかに入ってきたり，なくなったりしているものである。ストレスだと感じられる大半のことは，今起きているのではなく，むしろ過去や未来に関係していることもわかってくる。これらのことに気づくことは，親がトラウマや日常生活で起きるたいへんなことに立ち向かい圧倒されそうになったときに大いに役立つ。

　瞑想の仕方には多くの技法や教示（インストラクション）があるが，以下に示すものが最も簡単で

ある。

「楽な姿勢で，深い呼吸［子ども対象の箇所で述べている通り］を始めてください。自分の呼吸にだけ意識を集中させるようにします。もし他の考えや感情で集中が途切れたとき，頭のなかで他のことを考え始めたときには，もう一度自分の呼吸に意識を集中するようにしてください。必要に応じて何回でもこれを繰り返してもらって構いません。完璧に意識を呼吸に集中できなくとも自分を批判する必要はありません。よくあることです。瞑想の効果は，集中することを完璧に維持することからではなく，意識を向けなおそうとするところから来るのです。最初は1日10分から始めて，15分とか20分ぐらいまでできるようにしていって下さい。」

セッションのなかでも5分，この方法を試してみましょうと親に働きかけるとよいでしょう。親のストレスマネジメント能力が高まることは，親が子どもをサポートすることにおいてとてもよい影響があるからです。

他のリラクセーション技法

有酸素運動を含む他の運動も親と子どもたちにとって有益である。有酸素運動は，身体のストレス反応ばかりでなくうつ，不安という症状を軽減させることがわかっている。楽しめてリラックスできるような活動に参加し，親自身が自らのケアを行うことを勧める必要がある。親自身がこの種の活動に参加することが，リラクセーションやセルフケアの重要性を子どもに身をもって教えることになる点を指摘しておくのもよい。身体的な活動は，有酸素運動が身体にもたらす良い効果という利点と同時に親と子どもが絆を深め，充実したひとときをともに楽しめることにもなる。

こんなときどうしたらいいの？

もし親（もしくは子どもたち）が，その人にあわせたリラクセーション方略を作っていく試みにことごとく抵抗したり，拒否したりするときはどうすればいいですか？

このような状況では，無理に勧めない方がよいこともあります。結局「誰かをリラックスするように強いる」ことはほぼ不可能です。治療者からは，「リラックスは誰かに強制されてするものではありません。実際，リラックスは強制の正反対で，力とコントロールを手放した状態で生じるものです。もし，この先気が変わってリラックスする方法を覚えたいと思ったときにはおっしゃってくださいね。リラクセーション技法はいらないというのが今の結論であれば，それを尊重したいと思います。あなたの言っていた［お母さんから聞いている］症状の何かと今の結論のつながりをもう少し私なりに理解できるようしていきたいとも思っています。」というようなことを言うこともできます。

トラウマが深刻なため，うれしさ・楽しさ・気持ちよさがどのような感じかわからない子どもたちもいます。そのような子どもにはどのようにしてリラクセーション技法を教えるのでしょうか？

　うれしさ・楽しさ・気持ちよさを感じることに伴う恐怖を指摘することが，子どもたちや親にとって役に立つかもしれません。快を感じることが警戒態勢を解くことと関連しているのかもしれません。重篤なトラウマを受けた人にとっては，快を感じることそのものが想起刺激であるかもしれません。ときには単純に「誰であっても気持ちよくなることを楽しむ権利があります。ここは安全な場所です。ここにいる間は危害が及ぶ心配は無用です。」と伝えることがリラクセーション技法を練習するきっかけになる場合があります。

10代の子どもたちのなかにはどのようなリラクセーションの方法も拒否する子どもたちがいます。そのような場合は？

　子どもに音楽を持って来てもらって，ただ一緒に音楽を聞きます。身体を用いたリラクセーション技法を拒否する場合，必ずしも行う必要はありません。子どもが音楽を聴いている間に手芸（編み物，かぎ針編み，刺繍，マクラメなど）をするのも有用です。手芸でリラックスできることを説明し，やり方を見せてあげても良いと思います。十代の子どもと治療者の心を落ちつかせるためにセッションの間の5分から10分，リラックスする時間，それがどのようなやり方であれ，その時間を持つという発想です。

子どもたちや親がリラクセーションやうれしい・楽しい・気持ちよい感覚に触れられる方法は他にもありますか？

イメージ誘導（guided imagery）が役に立つ子どもや親もいます。平和だなあと思えていたときのことを思い出すように求め，それがいつのことだったか，どこにいたときのことか，どのような香りがしていて，何が見えていたかなどを話してもらいます。あるいは想像のなかの「安全な場所」について，その場所がどのように見えていたか，その香りや音，感触などを絵に書いたりイメージしてもらうことができます。

トラウマに焦点を当てた構成要素 4

感情の表現と調整
Affective Expression and Modulation

　すでに述べた通り，重篤なトラウマを経験した子どもは，苦しくやりきれない気持ちに心が支配されてしまっているだけでなく，感情を調整することができなくなっている。子どもは何度も自分自身の感情の強さに圧倒されてしまうのではないかと怖れている。幼い子どもは，自分が体験している非常に強烈な感情を表現する語彙を持っていないこともある。感情の表現と調整のスキルがあれば，子どもは，上手に自分の気持ちを表現し，統御することができるようになる。さらに，怖い気持ちになる類の感情を表現し，調整する能力が向上するように手助けすることで，子どもが回避という方略を用いる必要性を減らすことができる。

感情同定：子どもと一緒に気持ちを確認する

　子どもにとって比較的ストレスの少ない感情の同定方法は，治療者と自分の気持ちについて話し始めることである。日常的に経験されるような気持ちについてお互いに分かち合うことで，治療者は，その子どもにはどれくらい幅の広いさまざまな感情を正確に特定し，表現する言語的，感情的な能力があるのか推し量ることができる。一方で子どもは治療者のことを知るにつれ，治療者もまた「いやな（bad）」気持ちになることも，「よい（good）」気持ちになることもあり，治療者が子どもと気持ちを分かち合うために心を開いていることを理解する。このように，治療の一番最初から意図的に子どもと治療者との間に信頼関係とオープンなコミュニケーションを築いていくようにする。
　子どもが気持ちを同定するスキル，表現するスキルを高める方法にはさまざまなものがある。いくつかを以下に紹介するが，治療者には子どもが幅広くさまざまに異なる気持ちを見出し，表現する別の方法を模索できるようにするこ

とが推奨される。まず最初に子どもに3分間の間に思いつく限りいろいろな気持ちを全部書き出してもらう（年少児は，気持ちを表す用語は5個から10個考えるのがせいぜいかもしれない。思春期の子どもたちは，3分間に書ける数以上の気持ちを特定できているかも知れない）。この演習(エクササイズ)は，子どもがさまざまに異なる感情を特定する習熟度を治療者が推測する上で有用である。続いて治療者と子どもは交互に，そのリストにある気持ちを選び，一番最近この気持ちになったときのことを話す。市販のゲームの類，例えば「エモーショナル・ビンゴ（Emotional Bingo）」（Mitlin,1998），「喜怒哀楽ゲーム（the Mad, Sad, Glad Game）」（1999），「スタンプゲーム（the Stamp Game）（年長児から10代の子どもたち向き）」（Black, 1984）を利用し，子どもにさまざまな状況で感じられた気持ちを特定する練習をしてもらうことができる（例えばテストで「A」を取った，学校でからかわれたなど）。また特有の気持ちを感じる場面を特定する練習をすることができる（例：「恥ずかしいと思ったときことを話してみて」）。

　治療者はさまざまな気持ちを書いた感情の輪や感情のカードを自分で作ることもできるし，治療セッション中の楽しい活動としてそれらを作るところから子どもと一緒に行うこともできる。作っている間に，さまざまな気持ちと気持ちの幅が表現されることを可能にする。さらに感情同定を行うのに有用な方法，特に年少児に優れたものとして「カラー・ユア・ライフ・テクニック（Color Your Life Technique）」（O'Connor, 1983）がある。特定の感情にはこの色というように感情と色のペアを子どもに作らせて，人の形の輪郭だけ描いてある絵のどの部分に何色を塗るか考えて塗り絵をしてもらう。愛情，悲しみ，怒りなどを身体のどこに感じるか，示してもらうためである。この技法はさまざまな認知や感情にアクセスする力を増進し，しかもお絵かきができる楽しい活動でもある。また治療者は本技法が思考や感情の適切な同定や表現に結びつくのに加えて，治療上どこに焦点を当てたらよいか見分けるうえでも有益なことに気づくだろう。例えば，ある8歳女児の「カラー・ユア・ライフ」の絵には大きなブルーの部分があって，それは「心配な気持ち」を表していた。治療者がどうして「心配」なのか？　とたずねると，その子は学校で他の子どもたちが自分をいじめるからなの，と言った。この一部始終を治療者が彼女の母親と話し合ったところ，学校で1人の子に数回いじめられただけであることが明らかになった。ところが最近のトラウマ体験によって彼女は友だちの拒絶

に対して過度に感じやすくなってしまっていたのである。母親との面談から得られた情報は，治療者にとって大変有益なものであり，以後この子への認知対処の構成要素の焦点となったのである。

　年長児は「入り混じった感情」という考え方が役に立つと気づくかもしれない。「主要な」感情——すなわち，うれしい，悲しい，腹が立つ，怖い——を象徴するそれぞれ異なった色彩を使うと，これら以外の感情のなかにある主要感情の要素に子どもたちが気づく手助けになる。例えば，腹が立つのが赤，怖いのが青だとすると，これらの感情の色彩を混ぜ合わせることで，放課後に母親が迎えにくるのが遅すぎるとどんな気持ちになるかを表現する男の子や女の子がいるかもしれない（腹が立つし怖い，つまり紫色）。この感情を，**イラつく**（annoyed）と表現する子もいれば，**ムカつく**（edgy），**ジレッたい**（uncertain），**我慢できない**（impatient），を選ぶ子もいるだろう。この作業は子どもが，(1) 人はしばしばある状況で１つ以上の感情を持つ，(2) それらの感情は互いに正反対に思えることさえある（例えば，大事な競争できょうだいを打ち負かしたうれしさと悲しさ），しかも (3) それが普通であること，を認識する一助となる。

　これらのゲームや活動は，子どもが適切な場面でのさまざまな感情を正確に見分け，心地よく話し合えるようになるまで続けられるとよい。治療の初期段階のセッションに感情の同定を導入するときには，治療者が子どもに直にトラウマ体験の最中に経験した感情について通常は尋ねないことを心に留めておかなければいけない（もっとも子どもが自発的に語り始めることもあり，そのようなときには治療者は子どもの先導に任せる）。というのも，初期の治療セッションでは，通常子どもが治療者と心地よくいられること，治療者を信頼することに焦点が当てられるので，感情調整のセッションは（他のセッションと同様に）可能であれば，前向きで明るい雰囲気（例：子どもが上手に気持ちの確認をしたことを褒め，子どもにトラウマに焦点を当てないゲームを選ばせてセッション終了前の少なくとも５〜10 分遊ぶのを許可する）のうちに終えるとよい。

親との感情表現

　親たちがトラウマの余波のなかで体験してきたあらゆる感情を共有できるよ

うな，落ち着いた雰囲気を提供することは，彼らに，治療セッションが安全な場であり，そこでは社会的により容認されにくい感情を露わにしてもよいということをわかってもらうのに役立つ（例：警察に緊急通報されたことで子どもに腹が立つ，性加害者に対して悲しみや愛情を感じる，等）。子どもと共有するには不適当な感情もあるが，親がまさに体験しているジェット・コースターのような感情を表現し処理することが大事なのである。初期のセッションにおいて実際に最も大切なことは，感情そのものに善し悪しがあるのではなく，その感情に耐えつつなんとかやっていくことの難しさが多いか少ないかだけなのだということを理解しつつ，その感情があってよいと認めることである。現に親たちがこのような困難な感情をどのように管理しているかを知ることは，後の治療経過において利用すべき／扱うべき，彼らの対処能力における強みと弱点を明らかにする鍵となるのである。

　子どもの権利擁護を行っている治療者は，子どもに怒りの感情を向ける親や，子どもに性的虐待をはたらいた人物への愛情を表出する親と対決したくなったり，それを正したい気持ちに駆られたりするものだが，信頼をもとにした治療的な関係を発展させる以前の初期の段階でそのようなことをするのはおそらく適切ではない。いずれにせよ，治療者は，親が治療セッションを利用して，それらの感情に取り組み続けることを励まし，それによって子どものいる自宅でそれらの感情を直接間接に表出しないようになることによって，子どもを擁護することになるのである。つまり治療は，親たちが感情調整スキルと認知的コーピングスキルをいくつか身につけて効果的に自分の気持ち／感情を管理するだけでなく，親自身が子どもにとってより有効なコーピングモデルとなるための支えになる。

　感情表現と調整に関する親との並行面接を実施するにあたっては，子どもが自分の感情を言葉に表わそうと努力する様子に，親が気づいてそれを褒めるようにしむけることが重要である。反映的傾聴[訳注1]のスキルが実行できるよう親を手助けすることは，とりわけこの時点で意味がある。というのは，親は子どもの気分を変えることはできなくても，積極的に耳を傾けることで子どもが

訳注1）反映的傾聴（reflective listening）は，通常積極的傾聴（active listening）においてなされる聴く（listen），繰り返す（repeat），話をまとめてかえす（paraphrase）ときのより特別な形。話されている表面的な内容の背後に流れる相手の考え，とりわけ感情により焦点を当てて傾聴すること。

言葉で感情を分かち合おうとする努力を強化することができ，これこそ行動化（例：きょうだいや仲間とのケンカ）の対極にあるものだからである。子どもが気持ちを言語化したときに，注目し受け容れるという宿題を親に割り当てると，感情表現スキルを要する治療中の活動（例：トラウマナラティブの作成）にも役立つだろう。セッションでは親が以下のように言えるように手助けすると有益かもしれない。「いとこの家にお泊まりができなくて怒ってるのはわかるよ。お泊まりは許可できないけれど，その気持ちを教えてくれたのはうれしいよ。」しかし，子どもがネガティブな感情を表出したときに，口を挟んだり，言い争ったり，問題を解決しようと躍起になってしまい，子どもの気持ちを汲んだちょっとした言葉さえかけることもできない親がいる。親に問題を解決する力がなくても，このように応答することが，子どもが聞いてもらえたと感じることを後押しする積極的な応じ方なのだと親が理解できるように働きかけていく。親にとってとりわけ重要なのは，トラウマ体験をなかったことにすることはできなくても，治療に参加して子どもが表現した気持ちや考えに耳を傾けるだけで子どもの大きな支えになれるのだとわかることである。子どもがトラウマそのものに疑問を持ったり話そうとしたりするとき，親の方は対応できるだけの心構えができていないかもしれないが，それでも子どもと気持ちを共有していることを伝えるだけで，子どもは自分が認められ，支えられていると感じることができる。そのことがわかれば親も安心できることだろう。さらに親が積極的に子どもを導いて，それら諸々の感情を治療者と分かちあえるようにすることもできる。

思考中断と肯定的イメージ

　トラウマを受けた子どもが想起刺激(トラウマリマインダー)によって圧倒されるように感じる場合（例：就寝時や授業中のトラウマ思考の侵入），治療の初期段階では思考中断（もしくは思考中止）と肯定的イメージの導入が役に立つことがある。しかし非常に幼い子どもにおいては，この介入は適切ではないかもしれない。トラウマについて考えたり話したりするよう働きかけられる一方で，考えるのを止めるように言われるのは混乱を引き起こすだろう。一般に，私たちは子どもが想起刺激を回避するのではなく，それを克服することを学ばせることを選ぶ。しかしながら，中断技法を学ぶと，このような克服が成立する前の治療早期の段

階では**一時しのぎ**として役に立つ。思考中断は1つの感情調整技法であり，トラウマを受けた子どもでしばしば問題になるネガティブな思考回路（トラウマ体験についての思考が認知の歪みへと通じ，それがさらなる思考の混乱，認知の歪みに行き着いたり，また非常に否定的な思考やシナリオにひたって無為に過ごしたりする）を迂回させるものである。この技法はまた，子どもに**思考をコントロールできるよう**教えるので，認知処理による介入への備えにもなる。

思考中断は子どもの注意を，トラウマその他の動揺を誘う思考からそらせ，トラウマ的ではない代わりの思考へと再焦点化させる方法である。思考中断はある意味で，子どもがトラウマナラティブを作るときにしていること（そのとき，私たちはむしろ子どもの注意をトラウマ体験自体に集中させ，そこから離れないように努めている）の対極である。したがって，これら2つの介入法を同一治療モデルのなかで使用するのは矛盾のように見えるかもしれない。しかし，学校での授業やスポーツをするとき，友達と交流するときなど，周囲で起きる出来事に集中する必要があるときに，思考中断を用いるよう促すことが有益な子どももいる。この技法を使うことで，何よりもまず，子どもに自分の思考を制御すること——どの考えを選んで焦点を当てるかに加え，**いつ**，どの考えに焦点を当てるか——を教えることができる。トラウマ体験の侵入的想起刺激や，自責に関する歪んだ思考，その場の現実を誇張された破滅的なものにしてしまう考え（例：「わたしは二度と幸せになれない」）などに，先ずは打ちのめされている子どもにとって，この基本を学ぶだけでとても役にたつ。

思考中断は，望ましくない思考に対して，言語的に（例：「出て行け」とか「元気を出すんだ」というなど）または身体的に（例：手首に巻いた輪ゴムをパチンとはじいて思考を止めたいときの合図にする）ストップをかけることで達成できる。

陰気で動揺させられる話に焦点を当てた「ショー」から，もっと陽気で楽しめる「ショー」へ「チャンネルを変える」という考えにつなげる子どももいる。こういう子どもたちは，手首に巻いたゴムバンドより「リモコンを押す」（想像上のリモコンを指で押す）ほうが好きなようだ。次のステップは，招かれざる思考を望ましい思考へと置き換える（「新しいチャンネルを探して見る」）ことである。思考中断に備えて，前向きの思考や心のなかのイメージを用意しておく子もいる——例えば特別な楽しい行事，場所，経験（例：誕生日，クリスマス，遊園地）を思い浮かべることである。「完璧な瞬間」（例：勝利のホー

ムランを打つ，学級委員長に選ばれる）を視覚化することが思考の置き換えに役立つこともある（この技法はラマーズ出産法で使われている）。この心の画像は描き出して家に持ち帰り，家で思考中断を行うときの手がかりにすることができる。また，このイメージは，詳細に描写できればできるほど（例：情景，音，匂い，味を含む），侵入的な思考から子どもの気をそらせることができる。

　治療者によっては「安全な場所（セーフプレース）」を視覚化して描き，思考中断時のみならず自分を落ちつかせる目的で使用するよう子どもに示唆する。この安全な場所は子どもが安全と感じる現実の場所のこともあれば想像上の場所のこともある。治療後半のトラウマナラティブの間，トラウマの想起刺激に耐えられるように，この安全の場所を描かせてほしいと頼んでくる子どももいる（子どもが望んだときにそうすると，とても役立ち，励みになることがわかってきている）。子どもに思考中断と前向きイメージ技法を教えることは，その後体験する（ことになりそうな）トラウマ体験にまつわる現在の想起刺激や侵入してくるネガティブな考えに対して，治療経過中と治療終結後の双方において子どもたちが備える一助になる。こうした技法をマスターしてから，トラウマナラティブの創作に進めば，トラウマ体験を直接語るうちに圧倒されそうになっても生じた反応を中断し，統御できるという自信を子どもに持たせることができる。

肯定的自己対話／ポジティブ・セルフトーク

　どのような難局にあっても，自分の否定的な側面ではなく強さに焦点を当てることで，自分との肯定的な対話は成立する。およそトラウマ体験に前向きな話など見つかるはずはないと主張する人もいるだろう。しかしながら多くの子どもがそのようなトラウマ体験を通して，自分自身が強くなった，他人に優しくなった，家族成員に感謝の念を持つようになったといったことに気づいている。大変な逆境にも関わらず何とか対処している事実――実に良く対処できていることが多いのだが――に気づく（そのことに注意を向ける）ことが，子どもにとって有益である。ポジティブ・セルフトークを作成するためには，子どもが自分が上手に対処できているやり方を認識し，そのやり方について言葉にするよう治療者が援助し促してやる必要があり，とりわけ意気消沈しているとき，それは当てはまる。ポジティブ・セルフトークの例を以下に記す。

「私はこれを乗り切ることができる。」
「今はきびしい，でも必ずよくなる。」
「それでも私には家族がいて，私を支えてくれる。」
「たくさんの人が私と家族を心配してくれる。」
「変わってしまったこともあるけれど，ものごとの多くはこれが起きる以前のままだ。（例：私はずっと学校でうまくやれているし，友達もいるし，数学も得意だ。）」

他の子に比べてもともと楽天的に見える子もいるが，楽天性というものは，学習され実践されて，子どもの人生の一部になっていくものである。子どもに肯定的に自分に言い聞かせる実践を奨励することは，治療が終結したずっと後にまで人生の逆境に対処する力を増進することになる。

子どもの安全感の強化

トラウマを受けた多くの子どもにとって，感情調整困難が起きる主な原因は，実際の安全感の喪失か，安全が喪失されたと感じることである。子どもがこの気持ちをなるべく表出できるように，また，周囲の環境で子どもの安全感を強めることができるサポートの源をすぐにでも認識できるように助けることが大切である。子どもの安全に関する課題を扱う前に，治療者はまず親に，現時点で子どもがどれほどの，またどのような性質の対人的支援を受けられるかを尋ねるべきである。そして治療者は，子どもの安全の問題を扱うまず手始めに，下記に提示されたような現実的なやり方をもって行うとよい。

「ときに私たちは，自分の周りや愛する人たちによくないことが起きると，ずっとよくないことが起こり続けるのではないかと心配しはじめます。ときには，世のなかが安全な場所でないようにさえ思えます。このような心配や気持ちを抱いたことはありませんか？　（もし子どもが確かに応答したなら，続ける。）もしあなたがそんなふうに感じるとき，自分が安心するためにはどんなことができますか？　自分に向かってどんなことを言ったりすることができるでしょうか？　一覧表を作ってみましょう。安全を守るため何に頼りますか？　親がそばにいない子どもが，学校にいるときや外で遊んでいるとき

に，安全を守るには誰を頼りにしますか（典型的な答え：祖父母，教師，警察官）？　誰が国の安全を守っていますか（典型的な答え：大統領，軍隊，FBI）？

　子どもが自分の安全に関して明らかに間違った情報を信じていたり，考え違いをしているときには，今現在その子の安全を守るために働いているすべての人々や機関を指摘することが助けになるだろう。例えば，親，教師，警察，児童相談所職員，裁判官，軍隊は，すべて保護のよりどころとなりうる（ただし子どものトラウマの性質によっては，このなかに子どものトラウマの原因になったものがありうるため，子どもの実情を知っておくことが決め手となる）。明確かつ個別の安全プランを思いつくように支援することは，とりわけ長引く予測不可能な脅威（例えばドメスティック・バイオレンスや地域社会での暴力）の下に暮らしているような子どもが感情調整を体得するのに有用である。
　子どものための安全プランを立てるには親の関与が不可欠である。この段階は，特にドメスティック・バイオレンスの諸状況において，複雑になる可能性がある（例：子どもを母親の暴力パートナーの下に独りにしないように安全プランで明記しているにも関わらず，子どもを治療に連れてきた母親がパートナーのところに戻って同居する）。非現実的な安全プランは決して子どもの安心のためにならないし，親と治療者への信頼感を損ないさえする。このような状況下にある治療者は，子どもの安全を保証することは残念ながらできないとしても，危害を最小にくいとめ，危険には最善の対応ができるよう，子どもの能力を最大限に高める方策を練ることは可能だと認めたほうがよい。また，地域のその他の資源につなげるのが適切ならば，治療者はそうするよう試み，そして使えるものならそれを使って子どもと家族を保護するよう試みるべきである（例：児童相談所，警察，代わりの住居の提供，被害者擁護団体，証人保護，その他のプログラム）。
　将来起こりうる危険な状況に対して子どもの対処能力を強化するために，特有の安全スキルを練習するのは非常に有益である。しかし，できることなら，これらのスキルを実行に移すのは，子どもがトラウマナラティブの大半を完遂する治療の後期段階まで延ばすのが最善である。トラウマナラティブは，子どもが当時の実体験とそのときの反応を反映させようという試みであり，こうしておけば良かったのにと考えるものとは異なるため，治療の後期段階まで遅ら

せることは重要である。治療初期に個別の安全スキルに焦点を当て過ぎてしまうと，今の時点で治療者が勧めていることができていなかったことへの罪責感や責任感といった不適切な感情をこころならずも助長しかねない。

（個別の安全スキル訓練については，トラウマに焦点を当てた最後の構成要素のところでより詳細に述べる）

問題解決とソーシャルスキルを高める

慢性のトラウマや対人トラウマを体験した子どもは，対人関係において不適応的な対処反応を身につけてしまっていることがある（例：どんな社会的な接触においても強引な態度に出ようとするなど）。最初の評価とそれ以後の観察と親や子どもからの報告とを合わせると，仲間同士や社会生活で対等な関係を営むことの困難があらわになることがある。社交的なあるいは逆に厄介な状況を乗りきるための対処能力の範囲がとても狭い子どもがいる。具体的にいうと，このような子どもは曖昧だったり難しかったりする状況でわずか1つか2つの反応しかできない（例：極端な怒りか，引きこもりなど）。今までにない新奇な状況や仲間関係の問題が，この子どもたちの感情調整困難によくある引き金である。問題解決やソーシャルスキルの強化がそれを乗り越える助けになる。これらのスキルには TF-CBT における認知処理，感情調整，その他の構成要素の特徴も含まれるけれど，それらは本モデルにおいては主に感情調整のために提供されるので，ここで述べることにする。

問題解決手法は次のようないくつかの段階にまとめられる。

1. 問題を記述する。
2. 可能な解決法を見いだす。
3. それぞれの解決法によって起こりうる結果を考える。
4. 望ましい結果が一番得られそうな解決法を選び，その選択を実行に移す。
5. その選択がうまくいったかどうか吟味する。
6. それが望んだようにはうまくいかなかったとき，何が間違っていたかを把握する。
7. 次に問題が生じたときには今回学んだことを解決法に組み込む。

一例を挙げる。ジョセフは多年にわたり家庭内暴力を経験してきた。父親が母親を殴るのを目撃し，自分も父親や兄たちから身体的に虐待されてきた。ジョセフは家にいるのが怖く，できるだけ父や兄を避けようとしている。学校では意地悪で，無愛想で，孤立していると受けとめられている。彼はまた怒りの爆発という問題を抱えている。例えば，他児がうっかり校庭や教室でぶつかってくると「爆発し」，すぐさま叩いて「俺から離れろ！」と怒鳴る。その結果，他の子どもは彼を嫌って仲間はずれにする。そのせいでジョセフはますます自己嫌悪に陥る。彼は言う。「お父さんもお兄さんも僕のことを好きじゃないし，もう学校の子たちも僕を嫌っているんだ」

ジョセフは慢性トラウマへの反応としてのPTSD症状を体験している。予期せぬ身体接触が彼にはトラウマの引き金になるのだ。この手の接触すべてがトラウマ的なものとして捉えられ，彼は自宅では回避行動，学校では攻撃的反応をもって応じている。彼の仲間と教師は，彼の行動の大もとを理解しておらず，彼のことを意地悪で恐ろしいと思っている。彼には自分のトラウマ症状の間のつながり，それに引き続く仲間に矛先を向けた行動，そしてその行動が仲間関係にどんな影響を与えるかがわからないのである。

ジョセフがトラウマの引き金を制御することを体得するよう手助けするのは，たしかに彼の治療における主要な部分ではあるが，治療の早期段階で彼に問題解決手法とソーシャルスキルを教え，仲間との問題のいくらかを解消し，それから彼の感情調整を助けることも可能だろう。以下のジョセフと彼の治療者との対話をよく読んでほしい。

治療者：ジョセフ，学校の子どもたちは君がどんな気持ちなのかわかってくれないので，彼らとはちょっとマズいようだし，それに，君はわかってもらうのに苦労しているみたいに聞こえるよ。彼らがぶつかってきたり，君の領分にまで踏み込んできたりしたときなんか，君は本当に気が動転してるのに，彼らにはわかってない，そうじゃない？

ジョセフ：うん，人が俺の目の前に近寄ってくるとほんとに迷惑なんだ。

治療者：それじゃ，人が君の「目の前に近寄ってくる」といつもどんなことが起きるのか順に確認しよう。その次には何が起きるの？

ジョセフ：そいつを怒鳴るか，押しのけるか，それで引き下がらなきゃ，たぶん張り飛ばすかもね。

治療者：それで，そのことで何回か居残りさせられたこともある，とお母さんが言ってたけれど，本当？
ジョセフ：うん。
治療者：となると問題はここだ。他人が君の目の前に近寄ってくると嫌なんだ。そうだね？
ジョセフ：そうだよ。
治療者：よし，このことを書きとめておこう（問題解決手法ワーク・シートに書きこむ［133頁，表4-1参照］。問題は，人が目の前に近寄ってくるのが嫌いなこと。
　それでは，それが起きたときに君にできることを全部思い浮かべて見よう。もうすでに，私たちは君が試しにやってみたことをいくつか知ってる，でしょう？
ジョセフ：え？
治療者：君はさっき，子どもらが目の前に接近してきたとき，今までしてきたこと，いつもすることを教えてくれたよ。
ジョセフ：俺はやつらに，下がれっていう。
治療者：君はやつらに向かって怒鳴るって言ったと思う。それはそうしてと言ったり，頼んだりするのと同じなの？
ジョセフ：ああ，基本的にはな。
治療者：それねえ，私には違いがあるように思えるんだ，少なくとも言われる側の子にしてみればさ。私には，誰かさんがていねいに「下がってもらえますか？」って言うのと，反対に「オレの目に入ってくんな，このバカ野郎！」と言うのでは，ちょっと違うと思うよ。君も違うと思うでしょう？
ジョセフ：（笑う）ああ，だと思う。
治療者：だから，まさにそこで違う反応が2つできる可能性があるわけ。1つは乱暴に当たり散らす，もう1つは穏やかにその人に下がってくれと頼む。それと，たしか君は他にもいくつか別の選択肢を試したと言ったと思うが……。
ジョセフ：そいつらを張り飛ばすってこと？
治療者：その通り。それでは，これらの選択肢はすべてやれる可能性ありとして記入しておこう。その他に思いつけるかな？

ジョセフ：何もないね。
治療者：ただそのまま歩いてく，というのはどうかな？
ジョセフ：もちろん，そんなことしたらボコボコにされちまう。
治療者：そんなことあり得ると本当に思うの？　今までにそれを試したことがある？
ジョセフ：いや，実際にはない。
治療者：とにかく，だまされたと思ってもいいから，それもリストにつけ足しておこう，いいかな？
ジョセフ：いいよ。
治療者：よし，それじゃ今度は，それぞれの反応を1つずつ試したとして，どんなことが起こるか想像してみよう。なかにはもう答えを知ってるものもあるよね，何度もやったから，そうだよね？
ジョセフ：だな。
治療者：それじゃそれも書き込んで。
ジョセフ：わかった。張り飛ばしたら校長室行きだということは知ってる。
治療者：それで，どんな影響が，君と張り飛ばしたその子との関係に出てくるのだろうね？
ジョセフ：俺が嫌いになるだろうな。
治療者：それが君の望む結果なの？
ジョセフ：俺の知ったことか。
治療者：あ，ごめん，私は混乱してしまったみたいだ。私は，君が学校でもっと皆に好かれたいと言ったと思い込んでいた。他の子が君のことを嫌いになってほしいと思うの？
ジョセフ：いや，好かれたいよ。ただ俺の目に入って欲しくないだけさ。
治療者：了解。それでは彼を張り飛ばすと悪い結末が2つあるわけだ。君は先生や校長ともめることになるし，しかも君が友達になりたいと思っている子が君を嫌う羽目になる。その子を怒鳴ることについてはどうかな？
ジョセフ：そりゃほとんど同じさ。それに，ときには他の子も絡んでくるだろうし，奴らがそいつの肩を持って，俺をバカにするってこともありそうだ，だからこれもあまりうまくいかないな。
治療者：よし，そこで私たちには別の可能性が2つある。もしその子に，ぶ

つかってくるな，目に入ってくるなと，はっきり低い口調で言ったらどうなると思う？　でなければ，さらにもう一歩，ちょっと隙間をあけてくれ，と言ってみるのは？　こんなのはどうかな？「おい，聞いてくれ，俺にはちょっと隙間が要るんだ，今すぐに，いいか？」その子がそれを受けとめるかどうか，君はどう思う？

ジョセフ：わからないな。それで行けるかもしれない。そいつは俺のことを馬鹿にするかもしれないな。

治療者：やってみないとわからないと私は思うよ。次に似たようなことが起こったら，一度試しにやってみる気はないかな？

ジョセフ：ああ，やれるさ。

治療者：この事態については，おそらく厄介な部分が他にもう1つあるよ。この種の事態が今度発生したときに，君は立ちどまって，反応する前に一息入れ，怒鳴ったり張り飛ばしたりしないで，あのようなことを言えると思う？　それとも自動的に張り飛ばしたり怒鳴ったりしてしまうので，とても自力ではできそうにないと思う？　というのも，それが本当に秒刻みの反応だとすれば，それに備えてもっと別のことを覚えて実地訓練することもできるのだから。

ジョセフ：いや，できると思うよ。

治療者：よし。君がやってみて何が起きたかを記入したら，私たちはこのリストに戻ることにしよう。もしうまくいかなければ，このただ通り過ぎるという別の可能性のほうに行ってみることにして，そして，それについてもう少し考えるとしよう。最後になるけど，次週はこれを家に持って帰って，他に見込みのある反応を思いつけないかどうか調べてみてほしい。そしてもし機会があれば，今週これを試し，うまくいくかどうか様子をみること，そうすれば次回それらがどうなったかがわかる。いいかな？

ジョセフ：わかった。

ソーシャルスキルを構築する

ソーシャルスキルにはいろいろな能力や行動が含まれ，比較的教えやすいもの（例：役割交代，人の話をよく聞く，ときに応じて他人の望みにあわせ

表 4-1　感情表現と調節のための問題解決手法作業シート

あり得る対応	あり得る結末	結末の良し悪し
1. 相手に下がってくれと頼む	1. ？	1. ？
2. 相手に怒鳴る	2. 面倒な事に巻き込まれる；その子は私が嫌いになる。	2. まずい結果
3. 相手を張り飛ばす	3. 居残りにされる；その子に本当に嫌われる；他の子にも嫌われる。	3. 本当にまずい結果
4. ただ通り過ぎる	4. ？	4. ？

る）もあれば，複雑で難しいもの（例：社交上の合図を正確に読み取る，仲間うちの人気の序列には理屈も正当性もないことを理解する）もある。もしソーシャルスキルのグループ療法を提供することによってスキルの発達を促すことができれば，トラウマを受けた子どもにはことのほか理想的なアプローチとなり，トラウマを体験した同じ仲間との出会いが，彼らにとって非常に有益なものとなる。グループワークは，トラウマに関連したスティグマを拭い去るためにも，大変有力な介入になり得る。すなわち，子どもたちが出会い，好きになり，尊敬するようになった皆も同じく傷ついていて，しかも皆が大丈夫だと子どもが感じたら，その子の自己イメージも改善するかもしれない。

　このようなグループの実現可能性がなくても，個人療法のなかでソーシャルスキルの構築はある程度可能である。学ぶべきスキルの基本（例：役割交代）を教え，子どもにお手本を示し（治療者がもう1人の子の役になる），そして治療セッションで子どもと一緒に実践すれば，実生活の場面で使えるソーシャルスキルを会得するのに役立つ。治療者は子どもといっしょに，その後の数週間うまくスキルを実践できたかどうかを振り返り，もしその子の試みがうまくいっていなければ，行動修正の手がかりを与える。年長の子どもであれば，治療者を相手に，仲間との難しい人間関係についてロールプレイを行い，ともに，さまざまな代わりの方略を試して仲間との難しい状況に取り組むこともできる。これらのセッションの実践によって，ときにはその仲間たちがどうしようもなく卑劣であり，どんな方略をとろうとも，彼らこそ皆と友達になれないということの理解に役立つことがある。それに加えて，このような場面をロールプレイで再現することで，子どもが効果的でアサーティブなコミュニケーショ

ン・スキルを示していることを褒めるチャンスが生じたり，建設的評価を与えて子どものその反応を育むこともできる。また子どもに言語的な反応だけでなく，非言語的な反応の仕方を，治療者が指導するのも有益であるが，それには適切なアイコンタクト，堂々とした身の構えなどがある。

　親にも自宅で子どものソーシャルスキルを練習してもらって，その強化をしてもらわなければならない。加えて，親には誰か子どもにふさわしい友達候補を選んで遊ぶ約束をして家に招き，友達の親たちとともに娯楽活動の段取りや移動手段の提供も行い，交流のなかで諍いがおきても仲裁することなどから，治療セッションの合間にも，子どもの適切な社交の試みを褒め，励ますチャンスを作って，支援を行うことができるのである。

扱いにくい情動状態を管理する

　上記スキルを学ぶことの目的は，扱いにくい情動を，子どもがより上手に管理できるようになることである。すなわち彼らが，苦境に陥ったときに備える，自前の「道具一式（ツールキット）」から，選ぶべき数ある「道具（ツール）」を明らかにしようとすることである。扱いにくい感情状態を調整するためには他にももっと多くのスキルが必要である。第一に，子どもたちが苦しいと感じはじめたときに気がついて圧倒される前にこれらの感情状態に介入し調整できるようになる必要がある。その次には，子どもたちがそのような状況ですぐに適切に使いこなせる感情調整スキルを1つ（または複数のスキルの組み合わせ）を選ぶ必要がある。自分を落ち着かせるためのいくつか異なった方法の一覧表を作成するように子どもに勧めてみてもよい。感情調整に関する巻末の付録1のなかに一例を示した。子どもは自分で自分を落ちつかせる活動の範疇から，特定の状況に「ぴったり」合った最善の行動への道筋を見つけなくてはならない。例えば，自分との肯定的対話と思考中断は学校のテストでストレスを感じたときに用いるスキルとして最良かもしれないし，肯定的イメージ法や両親の助けを求めることは就寝時の侵入的な想起刺激に対して使える一番良いスキルであり，また問題解決手法は仲間への怒りを扱う最善のアプローチとなるだろう。治療者は子どもと一緒に感情調整が難しくなる特定の状況を吟味し，その困難を扱うためどの感情調整スキルを用いるかについて個別計画を立案すべきである。それに引き続くセッションにあたって，治療者は子どもといっしょにその方略がどんなふ

うにうまくいっているか「確認(チェックイン)」しないといけない。もしうまくいってなかったとしたら，スキルをつけ加えるなど，計画に調整を加える必要があるだろう。子どもが感情を調整しようとする試みを強化するため，もし適切であれば，下記に示すように，親も一覧表に加えたほうがよい。

トラウマ性悲嘆をもつ子どものための感情調整

　殺人，テロリズム，戦争など，意図的行為によって愛する人を失った子どもたちは特有の感情を抱きながら援助を必要としているようである。ひとりの子どもの最愛の人を，誰かが傷つけ殺そうと意図的に計画したという事実は，怒りや恐怖，憎悪，仕返し（復讐）しようとする強い気持ちを引き起こしうる。治療者はその子に，多くの子どもがそのような気持ちを抱くこと，そして気持ちは行為ではなく，それ自体は害をなさないから大丈夫だと，保証することが大切である。最愛の人をトラウマとなった出来事の結果亡くした子どもの救済(レスキュー)空想(ファンタジー)（168頁）は格段に強く，生存者の罪悪感(サバイバーズギルト)もまた，さらに強く解消されがたいものである。

　思考中断テクニックは，トラウマ性の死に直面した子どもの場合，手直しする必要があるだろう。このような子どもたちは，トラウマについての思考を，在りし日の愛する故人への思考に置き換えてはならない。このような思考は当初は慰めであっても，すぐに最愛の人がどのように死んだのかという動揺を誘う想起刺激になってしまう。故人が出てこない，もっと当たり障りのない場面に集中できるよう子どもを誘導したほうが支援になる。

　誰かが死んだ後，特にその死が故意に引き起こされた場合，子どもの安全感を高めるのは非常に難しいものである。**現実的で，年齢にふさわしい保証を与える**ことが重要である。治療者のみならず親もまたそのような情報を提供すべきである。また治療者は，どうすれば**今すぐに**子どもが安全だと感じられるようになるのか，子どもとともに道を探っていかなければならない。200〜207頁に示した介入につけ加えて，治療者は，家族に子どもの安全を守るための代替(バックアップ)プランを話し合わせるとよいだろう。治療者は，このような課題提起が，子どもの恐れを助長しないかどうか，またはすでに片親を亡くしている多くの子どもにとってのまだ表面化していない心配ごとをあからさまにしてしまわないかどうか，臨床的判断をはたらかせるべきである。

子どもにこれらの代替プランによるセーフティネット（バックアップ）がない場合——例えば，子どもが児童養護施設で暮らしており，血のつながった親戚と接触がない場合など——どのような援助があればもっと安心できるのか，子どもと話しあうことが特に重要である。指導員のお兄さんやお姉さん（ビッグブラザー・シスター）や地域の指導者（メンター）と継続的な関係を築くことができれば，子どもの安心感，帰属意識を高めることができるだろう。すべての子どもたちが，たとえ現養育者が死に瀕しており世話をしてくれなくなっても自分の将来の幸福にはすでにプランが用意されているのだと感じられなくてはならない。トラウマになるような死別をした子どもと一緒にこのようなプランについて話し合うことは彼らの安心感を高めるのに有益である。多くの例において，治療者，子ども，養育者が一緒になってこのようなプランを適切に創りあげるのは，親が子どもに，もし将来必要になったら準備万端なのだということを保証するためである。このような状況にない私たちには，そんな計画を立てるのは縁起でもないと思えるかもしれないが，片親の死後，強い不安が続き，怯え，感情調整に支障を来している子どもにとっては安堵できるものになるのである。

親向けの感情調整

思考中断と前向きの気ばらし

　先に述べてきた技法はすべて，子どもだけでなく親にとっても役に立つ。子どもの治療の項で記した技法に加え，子どもにとってトラウマ体験にまつわる思考侵入が起きてきて困る親には（先述の方略が奏功しない場合），治療者は感情調整のための**逆説志向**（paradoxical intention）を用いることを提案したいと思うかもしれない（Frankl, 1985）。このテクニックでは，両親にその狼狽するような考えを一定の時間思い浮かべてもらい，その後に思考中断法を用いてその考えをやめるよう求めることを含む。逆説というのはすなわち，最もつらい物事を考えるよう努めると，むしろ，その考えをやめることが容易になることなのである。例えば，就寝前に子どものことを思いわずらう母親を取り上げてみよう。治療者はその母親に，そんなことを思いわずらうのは朝だけにして夜はやめなさいと，指導してみることもできるだろう。母親は夜には思考中止を用いてそのような考えを中断し，「素晴らしいひととき」にまつわる思考やそのほかの肯定的イメージに置き換えなければならない。毎朝３分間タイ

マーをセットして，その3分の間できるかぎり強く，その心配ごとだけを**考えなければならない**。タイマーが切れたら，残りの一日はそんな心配ごとをやめなければならない。3分間，思いがさまよったと報告する親もいるし，そんなに一度に心配ごとに注意を集中するのは難しかったと報告する親もいる（おそらく気をそらせることなく自分の呼吸に注意を集中し続けることが難しいのと同じである）。自分自身に心配する「許可」を与えることで，そうしたくなる欲求を減らせると報告する親もいる。一般的に，逆説志向を使うのは，認知処理技法で不適切な，あるいは役に立たない思考をリフレームしようとしても不成功だったときのみにしなければならない。

　子どもと同じく親にも，動揺する感情状態を調整して自分を落ちつかせるのに役立つ活動（例：運動，読書，友人に話す，音楽を聴く，泡風呂に入る）を見つけるよう奨めるのがよい。治療者は，たとえ子どもが悲惨な体験をしてしまっていたとしても，親自身が一日のなかで少しでもストレスのない瞬間をリラックスして楽しむことを自分に許可できるように助けることができる。治療者は親に対して，そうすることで親自身が模範（モデル）となって子どもに前向きの対処法を示せること，人生のトラウマを扱っている最中にあっても，子どもが自分は幸せな時間を楽しんでよい，そうする資格があると信じさせることができると指摘したくもなるかもしれない。親がいつもストレスにさらされ，びくびくして，気も抜けない状態でいることは，子どもの迅速な回復や，将来の危害からの保護を支援することとは相容れないと指摘することも役に立つ。逆にトラウマを受けた後に子どもが最も順応しやすいのは，親が効果的な対処や心を開いたコミュニケーションができて，再び生活を楽しみ始めるときなのだ。このような理由で，実行可能かつ効果のあるコーピングスキルを開発するように親に促すことが決め手になる。

ポジティブ・セルフトーク

　この技法は，トラウマ体験に引き続いて生じたか，あるいは親が元々もっていて，あるトラウマや喪失以降強くなった悲観的思考双方に取り組むのに使える。このような悲観的思考には以下のようなものがある。

「子どもが幸せなときしか私は幸せになれない。」
「私はもはや誰も信用することができない。」

「強いということは決して動揺・不運・怒りを感じてはならないということだ。」
「良い親は子どもに言うべき正しいことを常に心得ている。」
「生活のなかでものごとがうまく運ばないときは最悪だ。」
「ちょっと手に負えないという理由で避けて通らざるを得ない問題がある。」

　これらに対抗するための肯定的自己宣言（ポジティブセルフステートメント）には，以下のようなものがあり得るだろう。

「私は幸せになることを見つけられ，そしてきっとそれはわが子にとって良いお手本になるだろう。」
「人の心はたいてい善良であり，多くは信ずるに足りる。」
「強いということの意味はなすべきことをなすことであり，私はそうしている。」
「私は良い親である。すなわち私はわが子のためになることをたくさんしており，辛くても子どもを治療に連れていくのもその1つだ。」
「ものごとがうまく運ばないのは暮らしのほんの1コマだ。困難に立ち向かえば自分はさらに鍛えられる。」
「私は未だかつてわが身に起きたことのない最大の難問に直面しており，それはとても勇気の要ることなのだ。」

　治療者は親に対して自分がみてとった真実を伝えることで，これらの肯定的自己宣言を奨励し強化することができる。例えば治療者から親に対して，逆境に負けない強さに感服している，頑張って前向きの姿勢をとり続け子どもに模範を示している，などと告げるのもよいだろう。治療者からこの種の真心のこもった評価を聞くことは，親が自分自身や子どもをどのようにみるかという点で，非常に大きな影響を与えることになる。治療初期には，この治療アプローチをとることによってよくなる希望があることを確信していると鼓舞することも有用で，例えば，親子がトラウマ後の情緒的困難を克服するために，この治療が有効であることには科学的な裏づけがあることを親に思い出させるような言葉を発することが有益である。

こんなときどうしたらいいの？

怒りがトラウマや外在化行動障害と関係しているなんてどうして言えるんでしょうか？

　この区別をつけるのは難しい臨床的ジレンマです。ときに症状の起きるタイミングが、それを決めやすくするかもしれません。例えば、子どもの怒りの管理(アンガーマネジメント)に関する問題が、トラウマ曝露の発生に明確に先立つことがわかっていれば、怒りはトラウマとは独立した問題であることが明らかでしょう。しかし、トラウマがアンガーマネジメントに関する問題を引き起こしたのではなかったにせよ、現時点でのあらゆる攻撃的行動は、原因がなんであれ、直接取り扱わなければなりません。特に人を傷つけること、ものを壊すことはいかなる理由であれ容認してはならず、その子の行為と選択に責任をとらせなければなりません。この点については前に述べた問題解決手法やスキルが参考になるでしょう。その他、AF-CBT[訳注2] (Kolko & Swenson, 2002) も、このような子どもたちには適合するかもしれません。

情緒的にあまりにも「遮断(ブロック)」されてしまって、どのような感情も表現できない子どもはどう扱ったらよいのでしょうか？

　ほとんどの子どもはなんらかの感情を表現できますが、さまざまな感情を区別できない子どももいれば（例：状況に関わらず、常に「頭にきた」としか言わない）、実際にはひどく感情の麻痺を来しているように見える子どもが実は落ち込んでいたりもします。このような子どもは、治療者への信頼を促し、治療の過程(プロセス)にしっかりと取り組ませ、まだ他にもある障壁を克服して感情表現を開くために、感情表現や調整のスキルを扱う治療セッションにより多く参加する必要があるでしょう。治療者は、子どもがそのような場で感情をわかちあう

訳注2) 原文は abuse focused cognitive-behavioral therapy であるが、現在 Kolko らは、同じ治療法に alternatives for family cognitive-behavioral therapy という語をあてており、犬塚峰子らは「家族のための代替案：認知行動療法」と訳出している。ここでは TF-CBT という略記に対応として AF-CBT とした。

のを極度にいやがるようになった起源を,親とともに探り,親とこのことについて意義深い洞察を共有することになるかもしれません。例えば,もしある子どもが過去に,暴力をふるう父親に陰性感情を表現したことでひどい罰を受けていたとしたら,治療者はそれを知ったことを活かして,治療のなかではそれは決して起きないし,どんな気持ちでも全部表現していいのだとその子に保証することができます。その子の母親が治療セッションにおいて子どもを励まし,感情を表現させることができれば,その子に強い影響を与えられることでしょう。子どもたちは親とともに楽しみながら,どちらがより長い感情用語のリストを思いつくか競い合うこともある。そこで治療者は,このような子どもの感情表現を促進するために,初期の感情同定セッションの一環として,親子で参加できる怖くないリラックスできる活動を考案することもできます。例えばトラウマに関連しない感情を口に出さずに演じ,相手方はその感情を推測して当てなければならない,という楽しい「感情ジェスチャー・ゲーム」に親子で取り組むこともできるでしょう。

どんな感情も言葉で表現できないという10代の少年少女の場合はどうでしょうか？

他の10代の子だったらもつであろう感情のリストを作るよう求めてみてください。第三者の感情について語ることから始め,徐々にもっと個人的な感情表現へと移るほうが容易かもしれません。治療者はこんなふうに交代することによって,このプロセスに力を貸すことができます。「オーケー,それではあなたの友達が怒ったときのことを話してください。そしたら私が怒ったときのことをお話ししましょう」。治療者がこの課題を強制することがなければ,子どもはたぶん数セッションのうちに自分の感情について打ち明け始めるはずです。

年少の子や10代の子どもが感情調整障害を起こしていたらどうしたらよいのでしょうか？ その次の治療構成要素へ進んでも安全でしょうか？

重度の自己調節障害をもつ子どもたちにとって,それ以降の治療に進む前に感情調整スキルのいくつかに習熟しておくことが,おそらくは重要です。そのような中核スキルのうちの1つが,気持ちを動転させる引き金（トリガー）

と，そのトリガーをうまく管理する方策を見つけ出すことでしょう。この観点からいえば子どもを援助するためのリストに両親も挙げられるでしょう。感情の安定がある程度達成されて，また認知処理に習熟するまで，トラウマナラティブに進むのはおそらく得策ではありません。とはいえ，多くの子どもは，トラウマナラティブを終えた後にもなお，そのトラウマと関連するある程度の不安，悲しみ，怒りを抱き続けるものです。そこで，感情調整が**重度**に不全な子どもという用語が意味をもつのです。すなわち，この治療法を受けたすべての子どもに（訳注：重度ではなく）中程度の感情調整障害が残ってもおかしくないのです。

トラウマに焦点を当てた構成要素 5

認知対処と認知処理 I ── 認知の三角形
Cognitive Coping and Processing I — The Cognitive Triangle

　子どもや養育者の思考には，トラウマ体験に意味を見いだす努力をした形跡がしばしば反映する。認知対処(コーピング)という言葉は，正確でない，もしくは役に立たない認知に挑み，最終的にはそれらを修正できるように，子どもや養育者が自らの考えを検討するのを促進するための様々な介入を指す (Beck, 1995; Seligman, Reivich, Jaycox, & Gillham, 1995)。人の知識や生活経験は，トラウマ体験の意味を理解する助けになる。しかしながら，子どもの経験や知識は限られていることを前提とすると，トラウマ体験に関して言えば正確さを欠いた，もしくは機能不全な考えの方にやはり取り込まれやすい。そのような思考が，子どものものの見方や信念体系の発展に否定的な影響を与える可能性がある。

　認知対処のスキルを養育者や子どもが用いるのを支援する最初のステップは，内的対話(インターナル・ダイアログ)を認識し，分かち合うことにある。しかし，内的対話がスティグマを強化する思考を伴っていたり，根深かったり，繰り返されていたりするときには，内的対話をそれと認め，分かち合うことは難しい。したがって何でもない，トラウマとは関連していない練習から始めて認知対処のことを話していくのが最善である。例えば子どもたちが朝ベッドから起き出す前，それから大きな声で話す前，自分で自分に言っていたことを話してみてと子どもたちに求める。このようにすることは，内的な対話で何を考えていたか，その意味について理解してもらうのに役立つ（例えば「疲れている」，「学校に行きたくない」，「朝ご飯は何かな」）。子どものなかには，人は皆，誰でも自分自身と話しているということに気づいていない子どももいる。自分自身と絶えず話をしているのは自分だけではなかったと知り，気持ちが楽になる幼い子どももいる。

　多くの子どもたちや養育者らは，自分で自分の思考を変えることを選べること，そうすることで自分の感情や行動を変えられることを認識していない。図

```
    思考 ←――――――――→ 行動
       ↘         ↙
          気持ち
```

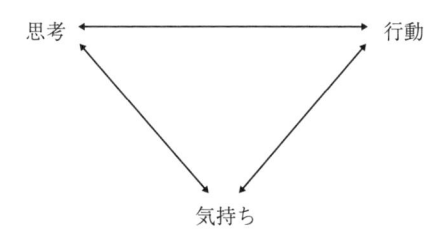

図 5-1　認知の三角形

5-1 に示す「認知の三角形」の根幹にあるのは，この考え方である。

　思考，気持ち，行動のつながりについて子どもたちや養育者にわかってもらうことは，認知的な処理に関する心理教育の重要な部分である。最初のステップは，構成要素 4（119 〜 121 頁）の箇所に説明のある「感情同定」の練習である。

　認知の三角形の理解を助ける次のステップは，子どもたちと養育者らが**感情と思考との区別，つながりを知る**ことができるよう援助することである。子どもたちの気持ちを確認する練習の段階で，この心理教育の部分がすでに行われた可能性はある。例えばもし子どもが誤って気持ちの代わりに考えについて話した（例えば「クラスの 1 人の女の子が君と全然話さないとき，どんな気持ちがする？」と尋ね，子どもが「その子は自分のことをすごく嫌ってるんだって思う」と答えた）場合である。気持ちを確認する練習の間，もしこのような誤りが生じた場合は，治療者は今子どもが伝えてくれたのは気持ちというよりは，思考，考えであることを子どもに指摘し，もう一度，このような状況では子ども自身はどういう気持ちを感じているか（例えば，悲しい，怒っている，否定された感じ，愛されていない）を尋ねないといけない。小さい子どもたちは，「思考」（thoughts）を「頭のなかでお話していること」とする方が理解できるようである。

　思考と感情の区別を教える際，治療者は次のように説明することができる。

「ほとんどの人は，気持ちは心のなかにあって，気持ち自体は自分でどうにもできないものだと考えています。自分がどんな気持ちになるかということや，いつ感じるかということについて自分ではどうすることもできないと思っ

ています。でも，実はこれはあまり正しくなくて，たいていの場合，私たちはそのときの思考の結果としていろいろな気持ちを感じています。私たちは，ある種の思考をよくするようになると，自分がそういう考えをしている経験を意識することさえしなくなる場合があります。こういうのを「自動思考」（automatic thoughts）と呼んでいます。私たちは意識することなくいつもの考えに嵌り，習慣になっているからこう呼んでいます。他の人も自分と同じような考えを持っていると思ってしまっています。でも，人は正しくない思考，役に立たない考えを持つことも多いし，そうした思考は私たちの助けになる気持ちよりは，どちらかと言えば自分を傷つけるような気持ちを作り出します。」

治療者は，続けて以下のような例を使うのも良い（例は，個々の子どもの興味関心，年齢，性別に沿ったものにするべきであり，そうすることで子どもは自分のこととして考えることができる）。

「クラスの 1 人の女の子があなたに全く話しかけてこないとします。あなたが彼女の近くを通ると，彼女は下を見たり，またよそを見たりします。この状況でのあなたの考えが，『この子は自分を嫌っている』というものなら，あなたは悲しみや，怒りを感じるでしょう。でも『この子は自分を嫌っている』と考える代わりに『わあ，彼女はすごい恥ずかしがりなんだなぁ』と考えたとしたら，あなたはどういう気持ちになるでしょうか。」

治療者は，子どもに答えさせます。典型的な反応としては，「そんなに悲しいとか思わない」「あの子，かわいそうだなって思う」などがある。子どもがこのつながりを理解できたならば，治療者は，子どもが**思考と，その思考の結果として生じる感情の双方を見つけないといけない**シナリオをいくつか提示する。もし子どもが最初に気持ちをあげたとしたら，治療者は「その気持ちをあなたがわかったのは，その前にどんな考えがあったからか教えて」，あるいは「その気持ちになったとき，自分に向かってどんなことを話しかけていた？」と尋ねるべきである。シナリオと適切な反応の例を以下に示す。

1. 弟がしたことなのに，お母さんがあなたを責めた。
    考えていたこと：「お母さんは不公平だ。」

気持ち：傷ついた，頭にきた。
 2. 先生が，今日は抜き打ちテストをすると言った。
　　　考えていたこと：「数学は得意じゃない。追試になるかも。」
　　　気持ち：怖い，心配，先生に頭にくる。
 3. 大好きな男の子から，ダンスを誘われた。その男子は自分のことを好きじゃないと，あなたは思っていた。
　　　考えていたこと：「彼は私のことが好きなんだ。」
　　　気持ち：興奮，幸せ。

　次のステップは，**より正確な，もしくは役に立つ別の思考を生みだす方法**をその子どもが学び，気持ちが変わるのを感じることができるようにすることである。子どもたちのなかには，テレビのチャンネルを変えるのに例えることでこの概念をよく理解できる場合もある。「もし今見ているチャンネルが好きでないなら，もっといい番組をみるために別のチャンネルに変えられる。より正しい，あるいはより役に立つ考えを見つけ出すことも同じようなところがあり，マシな気持ちになる思考をみつけるまで『チャンネルボタンを押し続ける(チャンネル・サーフィング)』ことである」。年齢の低い子どもたちには「思考の吹き出し」(thought bubbles) が役に立つ場合がある。治療者が漫画のキャラクターを描き，セリフの吹き出しは，キャラクターの頭の上にくるようにし，「思考」がその部分に来ることを示す。子どもたちは，「この子の脳はこの子に何を話しかけているの？」という問題に答える形で「吹き出しを埋める」ことをしてもらう。正確でない，もしくは役に立たない考えを出してきた場合，治療者は「もっと自分がよい気持ちになれるような何かで，自分に言うことを思いつくことはできない？」と言うこともできる。子どもがよく知っている漫画やアニメの登場人物に似たキャラクターを用いることから，多くの子どもにとってなじみやすい技法である。子どもによっては別の色のサングラスをかけるという比喩がわかりやすいこともある。例「見えている情景は同じでも，『違う色の光のもとに』で見るんだよ。」

 1. 弟がしたことなのに，お母さんがあなたを責めた。
　　　より正確な考え：「本当のことをわかってくれたら，お母さんは私を怒ったりしない。」

新しい気持ち：明るい気持ち
 2. 先生が，今日は抜き打ちテストをすると言った。
　　　より役に立つ考え：「宿題は全部ちゃんとやってる。だから絶対大丈夫なはず。」
　　　新しい気持ち：落ち着き，ホッとする。
 3. 大好きな男の子から，ダンスを誘われた。その男子は自分のことを好きじゃないと，あなたは思っていた。
　　　より正確／より役に立つ思考：「最初にもった考えを変える必要はない。正しかったし，役に立ったし，自分はいい気分になれた！」

　認知の三角形の説明をする最後のステップは，思考と感情と行動との関係を認識できることと併せて，私たちの行動とそれに反応して他者がとる行為との関係も認識できるように援助することにある（子どもに問題解決スキルを教える際に用いたアプローチと同じである。PTSD や他のトラウマ関連問題をもつ子どもたちが，より健全な対処の方法をとることができるようになる）。年齢の低い子どもたちは，認知のリフレーミングが用いられている絵本を読むことを通じ，この過程をよりよく理解することができる。推奨される絵本は，『The Hyena Who Lost Her Laugh：A Story about Changing Your Negative Thinking（笑いを忘れたハイエナ：否定的な考えを変える物語）』[訳注1]（Lamb-Shapiro, 2000）である。思考，感情，行動，結果（すなわち，他者のどのような反応を誘ったか）の関連は，上述の絵本などを用いることでも，また以下の例のように個別の子どもにより適している例を用いることで示していくことが可能である。

　弟がしたことで，お母さんがあなたを責めた。
　　シナリオ A：「お母さんは不公平だ」
　　　気持ち：頭にきた！
　　　行動：「お母さんなんか大嫌い！」と言って，自分の部屋に走っていく。
　　　結果：お母さんがあなたに罰を与えた。

訳注1) 邦訳なしにつき，訳者による仮題。

シナリオＢ：「本当のことをわかってくれたら，お母さんは私に腹を立てない」
　　新しい気持ち：明るい気分
　　行動：落ち着いてお母さんに自分がやったんじゃないことを説明する。
　　結果：間違えてあなたを叱ったことを，お母さんが謝る。

　シナリオのなかで子どもが違う考え方をすることによって，自分の気持ちと行動を変えることができるシナリオのいろいろなバージョンを援助者が用意し，子どもとの話し合いを中心にこの演習を行わなくてはならない。可能であれば，これらのシナリオが子どもの現実の生活からきているべきである。しかしながら，子どもが自発的にトラウマ体験に関連した自分の考えと気持ちを例として挙げない限り，出来事に関連した認知の探索や修正は，トラウマナラティブの創作と併せて扱われるべきである（すなわちトラウマナラティブを作ることで，子どものトラウマに関連した認知が明らかになってから行う）。しばしば子どもは，出来事は自分のせいではないこと，そのことを考えるのは止めるようにと繰り返し言われている。子どもは大人の期待に敏感であり，特にとてつもなく怖い経験の後では，心配する大人を懸命に喜ばせようとすることがしばしば見られる。喜ばせたいという願望は，本当の思考，特に最も恐怖を感じていた，もしくは「受けつけられない」思考について話すのをためらわせてしまうことがある。トラウマナラティブを制作するのに先んじてトラウマに関連した思考について治療場面で尋ねられると，子どもたちは認知を最小限のことにする（minimize），もしくは明らかにすることを避けてしまうかもしれない。子どもたちがトラウマナラティブの制作を通じ，トラウマ体験について話すことができるようになっていたならば，治療者は子どもたちの本当の認知を恐らく聞かせてもらえるだろう。

　子どもにおけるトラウマの認知処理（プロセシング）は，典型的にはトラウマナラティブの制作後に起きるため，構成要素６の後にも認知について扱っている。

正確さを欠いた役に立たない思考の型

　正確さを欠いた，役に立たない思考の型（タイプ）の多くは，これまでにもいろいろな形で述べられてきた典型的なパターンの範疇のことである。例えば，調査研究

からはネガティブな出来事を自分のせいにしたり（内的），何でもネガティブに捉えたり（広汎性），ネガティブなことがずっと続く（恒久的）とみる人は，同じ出来事を外的，特異的，一時的とみなす人よりもうつになることが明らかである（Seligman, 1998）。同じ試験に失敗した2人の子どもを例に挙げてみよう。1人目の子どもは，「試験に失敗した。どうしてかと言えば自分がバカだからだ。自分は何1つ覚えることができない。これからもうまく自分にできることは1つもないだろう」と，自分自身に言う。この文章は，**自分だから**（失敗を自分自身の短所のせいにしている），**広汎で**（自分があらゆることに対してバカでだめだと思っている。このテストに関する内容のことだけではないとしている），**恒久的**（将来も決して変わらないと考えている）である。2人目の子どもは，「本当に難しい試験だった。あの章に書いてあることはわかっていたつもりだったけど，全部わかるためにもっと一生懸命勉強しなければ。次回はもっと勉強してよい成績を残そう。」と，自分に言い聞かせる。この文章は，ちゃんと勉強しなかった部分については自分にいくらかの責任があるとみているが，広汎なところや恒久的な叙述は1つもない。2番目の子どもは，失敗について自分のことを悪く思う気持ちを持つことがないだけでなく，次の試験ではより懸命に勉強する見込みが高い。

次のようなスタイルで記述したものによって，子どもは不適応的な思考のパターンをより容易に認識できるようになるかもしれない（Mueser, Jankowski, Rosenberg, Rosenberg, & Hamblen, 2004）。

「白黒」ちゃん[訳注2]

この子はいつも極端で，白か黒かのどちらかでしか世のなかをみない。コップがまんぱいなのか，空っぽなのか，その中間がぜんぜんない。例えば，テストで100点取らなければ0点と同じなのさ。

「世のなかがいつも完全に安全でないのだったら，世のなかは常に危険なところ。」
「すべての男性（女性）を信頼できないのだったら，男性（女性）は誰1人

訳注2）原文は順に，YES or NO YASMIN, OVER-AND-OVER OLIVER, CALAMITY JANE, NO-WAY NORA であり，子どもの認知や行動の特徴を音に入れた名となっている。

として信頼できない。」

「絶対」くん
　この子はたった一度悪いことが起きただけで，世のなかは次から次へと悪いことが起こる終りのないパターンだと思ってる。まだなんにも起きてないのに，「絶対に」悪いことが起きるにちがいないって決めちゃうんだ。これって悪いことがより起きやすくなるかも。例えば，こう考えたとしたら：

「もし友だちが今日の放課後，自分と話したくない様子だったら，絶対にもう二度と自分と友達になりたいと思ってもらえないと思う。」
「車に乗っていて一度事故にあったから，車に乗るとまた絶対事故にあうと思う。」

「決めつけ」ちゃん
　この子はどんなときでもおこりうる最悪のことばかり考えている。たとえ何が起きていても「でももし？」と考え始め，最悪のシナリオにたどりつく。例えばもし1つでも試験の成績が悪かったら，その子は「今年受ける試験は全部だめで，そのために私が良い大学に入ることはありえなくて，だから私はまったくの失敗者で，今もう完全に終わってる」と決めつける。

「銃撃のことで悪夢を見たら，気が狂っているということだ。みんなに病院に入れられて，一生出てこられない。」
「お父さんのお迎えが遅い……。お兄ちゃんのときみたいに，お父さんにも何かあったのかもしれない……。お兄ちゃんのときみたいに撃たれちゃったのかも……。どうしよう，お父さん死んじゃったにちがいない。」

「ネガティブ」ちゃん
　この子は常にネガティブに考えている。何が起きても，落ち込む理由か，うまくいかない面をみつける。この態度のせいで，ものごとの明るい面をみることが難しい。たとえうまくいっていても，みじめな気持ちを感じる結末になること請け合いだ。例えばパーティに招待されたとすると「たぶん，どうせ誰も私に話しかける人なんていない。散々な時間になるだけ。だったらなおさら，

自分が行く意味なんて全くない。だって，とんでもなく辛い時間になるし」と考える。

「私の場合，何もうまくいくことなどないわ。だから何かをしようなんてことさら思わない。」

「ドメスティック・バイオレンスのせいで素敵な男性との出会いはなくなった。だから自分の連れが素敵じゃない男性でも仕方ないじゃない。」

　この治療初期の段階において子どもに対する最も重要なメッセージは，自分の思考に気づくこと，その思考が自分の考えや行動に潜在的に影響を与えているということの大切さである。治療の過程で子どもたちは内的な対話を治療者に伝え，共有することが求められる。特にトラウマナラティブを創り始めるときにそうである。実際，子どもが自分のトラウマ体験について話す，書くことが苦にならなくなるに従い，感情の問題の根底にある機能不全な思考や不正確な思考について打ち明けてくれるようになる。

親にとっての認知の三角形

　治療者は，子どもに用いたやり方に似たやり方，もしくは以下のような例を用いて親に認知の三角形を説明する。

「あなたが映画を見に行ったとして，顔見知り程度の女性2人を見かけたとします。2人は，ロビーの反対側の方からあなたの方を見ています。が，あなたの方に来て挨拶することもせずに2人で話を続けています。では，ここであなたの思考がどのようであったか，思考があなたの気持ちや行動にどのような影響を与えたか考えてみましょう。あなたの思考が「2人で自分の噂をしている」とします。どういう気持ちになるでしょうか？（親は，「恥ずかしい」，「腹が立つ」，「傷ついた」と答える）もし恥ずかしいと感じたら，どうしますか？　この場面であなたの行動はどうなりますか？（親は「その場を離れます」，「2人をにらみつけます」，「映画館を出ます」と答える）ではもし2人が自分の噂話をしていると考える代わりに「自分のことが目に入っていないに違いない」と，考えたとします。それならどのように感じますか？（親は「特に

何も」,「何を話しているのかなぁと興味があります」と答える）仮に特に何も感じない，もしくは興味があったとしたら行動はどうなるでしょうか？（親は「2人の方に行って挨拶する」,「ただなかに入って，映画を見る」と答える）この2つのシナリオにおいて起きたことの客観的な事実は全く同じですが，思考を変えることで気持ちや行動に大きな違いがありましたよね。」

　治療者は次に，親が嫌な気持ちになっていた状況を思い出してもらい，嫌な気分につながっていた思考が何かを考えてもらう。続いて苦痛が減るような別の思考を考えてもらう。子どもの場合と同様，この時点で親が自発的にこの話題を持ち出さない限りは，子どものトラウマに関する認知を扱う必要はない。治療初期の目標は，認知の三角形を説明し，親が日常生活において生じる正確ではない，もしくは役に立たない思考を見つけ，吟味し，リフレーミングすることを通じて気分を改善する方法を学習することにある。

　認知対処（コーピング）は，トラウマ体験の後から生じた悲観的思考にも，以前からあった悲観的思考がトラウマや喪失の結果強まったものにも，それらに対抗する上で使うことができる。そのような悲観的な思考には，以下のようなものがある。

「恋愛しているときだけが唯一幸せを感じられる。」
「真実の愛は誰にもたった1つ。私はその相手を失ってしまった。」
「強いということは，絶対に（動揺・不幸・怒り）という気持ちを感じるべきではない。」
「いい親は，常に子どもに何を言うのが正しいことか知っている。」
「うまくいかないことが起きると，すごく怖い。」
「ある問題は，避けて通らなくてはいけない。どうしてかと言うと，そういった問題はとかく対応するのが大変だから。」

　これらの思考に対抗するための認知対処の文章として，以下のものがある。

「たくさんのことが，私を幸せにしてくれる。これから毎日1つは自分のために面白いことをしていこうと思う。」
「他の誰かを愛することについて考えるのはまだ早い。でもいつか，そうできるようになる。」

「誰でもときに動揺することはある。だからといって強くないわけではない。」
「正しいことをいつも言える親はいない。私はできるかぎりの最善を尽くしている。」
「恐ろしい経験を潜り抜けてきたけど，子どもも私もまだここにちゃんといる。」
「本当に大変だ。でも，ここまで逃げないでちゃんとやれている，自分。」

前述の通り治療者が，大変な障壁や逆境に直面した親の勇気について，正確に観察したところを親に伝えることで，これらの認知対処の叙述を支持，強化することができる。

生き残った親の安全感の強化

親とのトラウマ的な死別という状況においては，子どもたちはしばしば恐怖感，脆さ，不信の気持ちを募らせ，表に出す。残った方の親もまた，恐怖，安全の欠如，不信を感じることがしばしばある。親から全般としては安全なんだという感覚を子どもに伝えること，情緒的なサポートがある環境を子どもに提供することは重要である。親がこのようにすることができるよう，治療者は親自身の安全に対する感覚が最善になるように援助する必要がある。安全という点は大丈夫という感じが減じたような経験をしていないか，二度と世界が安全に思えることがないという感覚を経験していないかを治療者は親に尋ねる。親が肯定した場合は，治療者は以下のようなことを話すことができる。

「テロの攻撃以降，絶対前に進むことはできない感じだとおっしゃっているのを聞きましたが，北アイルランドやイスラエルに暮らしている人は，常に戦闘とテロ攻撃にあっていて，そういう最中でどんなふうにやっているのだろうと私は思います。多くの人々が，その土地に留まる方を選んでいるのは明白です。留まるだけの何かポジティブなことがあるに違いありません。仮に私たちが尋ねることができたら，どう言うと思いますか？ あなたは，彼らがどんなことを言うと思いますか？（親に答えてもらう。もし親が返答しなければ，治療者は次のように話すこともできる）」
「こうした状況にいる人たちが『ここが私の家，私の国なのです。少数の極

悪な人が私をここから追い出すとか，ここで生活をしていくのを脅(おびや)かすようなことはさせない。』と，話しているのを聞いたことがあります。また『われわれの（生き方・信仰の自由など）のためなら守るために戦い，命を懸けるだけのことがある。テロリストに対し，絶対に私たちの自由や暮らしを奪うことはできないと，怖い気持ちを感じながらでも立ち向かい，このメッセージを表明していかないといけないんだ』と，言っていた人の話も聞いたことがあります。」

　客観的にみてとても安全でないような状況下で暮らしている人々から，私たちは何を学ぶだろう。私たちの暮らしのなかに内なる平安を見いだすことについて，何を教えてくれるだろう。

こんなときどうしたらいいの？

子どもの属する文化においてトラウマに関する正確さを欠いた，または役に立たない神話[訳注3] **や信念がある場合，どのように対応すればいいですか？（例えば，強姦の被害にあったこと，処女でなくなったことでその女児が非難の対象とされるなど）**

　これは難しい問題です。私たちの知る限り，本当にこのように信じている文化はありませんが，それでもあらゆる文化において，自分の文化や宗教がこういった信念を有していると主張する少数派が少しはいるものです。文化や宗教が言うところの本当の価値を明らかにし，強調することです。一番良いのは「発信源」に行くことだと言うことはわかってきています。すなわち，信仰上の主導者，あるいはその文化における指導者(リーダー)のところに行き，支援を求めるのです。というのも，私たちが違う文化や信仰が意味しているところは何かを述べるような立場になれることはまずないからです。この点，教会の長老あるいは尊敬を集めている地域社会のリーダーは，その文化において強姦等の被害者を非難することはないことを家族や子どもたちに断言できます。このアプローチの方が，私たちが実際には子どもの属する文化について不案内にも関わら

訳注3) 根拠のない通説のこと。

ず，子どもの文化について子どもたち以上に知っていると説得しようとするより効果的です。発信源に行くことは，それが恥だと感じていた家族成員にとってもよく，今や，より良い形で子どもをサポートすることができるようになるのです。

もし子どもが代わりの（より正確もしくは役に立つ）思考を思いつかない場合は，どうすればいいですか？

治療者は，子どもに代わりの思考をいくつか提案し，それぞれについて子どもと話し合い，子どもを支援することができます。あるいは治療者は，他の子どものことで，その子どもに助けを求めることもできます。例えば「他の男の子（女の子）にもカウンセリングで会っていて，君に助けてもらいたいんだけど。その子は，誰も自分の友達になりたい人なんていないと考えているんだ。こうした状況で他にどう考えることができると思う？ 私が何て言ってあげたらいいか，どう思う？ この局面を打開する救いの手が君から来ると思ってるんだ。」

裁判のことで頭がいっぱいで，どうやったら自分の子どもの助けになるかという考えの方に頭を集中することができない親をどのように援助することができますか？

ここは認知処理（プロセシング）が本当に役に立つ状況であり，親にとってもメリットがあるので是非とも使ってほしいところです。性的虐待の加害者の公判であれ，暴力を振るうパートナーとの間での親権争いであれ，子どもの親の殺人事件の裁判であれ，何であろうと，通常，司法システムというのは親のコントロールの範疇を超えている側面があります。親の怒りの度合いや復讐願望にも関わらず，裁判の進行状況を変えることでできることは何1つありません。「裁判所での手続きが終わるまで私はOKではない」という考えを持ち続けると，親自身の幸せや子育てに支障を生じてしまうでしょう。ここで治療者はこの考えが役に立っていない，もしくは最適でないこと，より先につながる思考は「これが解消されるのを待つ間にも，自分がOKでいるための道を見つけることはできる。私は自分自身と子どもを大切にすることに集中することができる」かもし

れない，ということを指摘して，親の支援をすることができます。さらに治療者として，法的手順のことを話すのにたくさんの時間を費やすより，親が子どもをサポートするのを援助するステップのことで個別に時間をとりたい，なぜならば前者は，子どもの幸せに積極的な影響を与えることはあまりないからだと伝えることは，行動面でこのメッセージを強化することになります。

　治療の非常に早い段階から，家で親のトラウマに関連した思考の跡を辿ることを親に求めることはあっても良いです。付録1のなかにある「認知の三角形の練習」に示した様式を用い，記録をつけることも役に立ちます。しかし，親が思考を記述してこなかった場合でも，この類(たぐい)の宿題をセッションのなかで完成させることは有用です。その週，そのトラウマのことを考え，特に気持ちが落ち込んだときがいつだったかを親に考えてもらいます。そのときに親の頭のなかにずっとあった思考をキャッチできるよう親を支援することは，正確さを欠いた，あるいは役に立たない思考を見つけ出し，話し合うために決定的に重要です。

トラウマに焦点を当てた構成要素 6

トラウマナラティブ
Trauma Narrative

　トラウマナラティブ（段階的エクスポージャー：gradual exposure を参照のこと）の創作は，性的虐待を受けた子ども（Deblinger & Heflin, 1996; Cohen & Mannarino, 1993），地域で起きた暴力の目撃（Pynoos & Nader, 1988），災害（Goenjian et al., 1997），単回性のトラウマ体験（March et al., 1998）を経験した子どもの治療で用いられている。トラウマナラティブを創作する目的の1つは，トラウマと関連する思考や想起刺激（リマインダー）やトラウマについて話し合うことと，それにまつわる圧倒されるほどネガティブな感情，例えば恐怖，戦慄感，極度の無力感，恥の意識，怒りなどを引き離すことである。何セッションかを用い，その間，子どもはトラウマとなった出来事が起きた直前，その最中，その後に何が起きたかについて細部にわたってより詳細に，より詳しく話すことができるように求められる。何が起きていたかとあわせ，その時々の考えや，気持ちも述べるように求められる。治療者は，正しく行うために1つ前より次のステップがほんの少しだけ難しくなるように注意深く調節しながら，その出来事において動揺させられた局面について子どもが話し，書くことを助ける。治療者にとってその子どもにとってどの局面が最も難しいのかは，子どもが語り（ナラティブ）のなかでその部分を扱うときに初めてわかるため，この微調整は必ずしも常に容易ではない。治療者は子どもに「頭のなかでそのときに戻ってみて」と伝え，子どもが起きたことの詳細を全部「あたかも今起こっているかのように」思い出せるように援助する。出来事，思考，感情を子どもたちの現在の目で説明するというセッションを1回以上，あるいはもっとセッションを重ねてやり通さないと，多くの子どもたちは耐えることができないだろう。

　Deblinger ら（1990）は，元来，トラウマナラティブを創作することは曝露（エクスポージャー）の手順，すなわちトラウマの間に起きたことを繰り返し読み，書き，細部まで緻密にすることでトラウマの想起刺激から子どもを脱感作するものと考

えていた。そうすることで想起刺激に曝されたときの身体的,心理的な過覚醒が減少するものと考えられた。改善すれば,子どもが想起刺激を避ける必要性が低減され,よってPTSD症状も減じ,子どもがより正常な機能を発揮することを可能にする。加えてトラウマ体験について述べているとき,子どもは自分の思考と気持ちを治療者にシェアするように促される。そうすることで治療者が機能不全の思考や感情・行動面での困難の元となっていた信念が何かを特定でき,最終的には修正することができる。

　Pennebaker (1993), PennebakerとFrancisら (1996) のトラウマを受けた成人との臨床知見からもまた,トラウマを語るだけでは身体的・心理的健康の改善には十分ではなく,トラウマ体験に対する思考と感情を一貫した意味ある体験として統合することが不可欠だと示唆された。最近のトラウマを経験した大人の研究では,トラウマを語ることが有害とならず利益をもたらすためには,適切な対処能力（コーピングキャパシティ）,ストレスマネジメント,認知処理スキルを備えていること,その人がトラウマを受けたときに居た場所と現在のその人のいる場所双方に焦点を当てることが必要であることが示唆された (Gidron, Peri, Connolly, & Shalev, 1996; Klein & Janoff-Bulman, 1996; Foa, Molnar, & Cashman, 1995)。このように,私たちは最近では,トラウマナラティブは,子どもの想起刺激への反応を脱感作し,回避と過覚醒を静めることに加えて,この過程を通じて,子どもがトラウマ体験を自らの人生全体に統合できるようにすることだと考えている。このようにして,あるトラウマが子どもの人生経験と自己概念全体を定義づけてしまうものではなく,子どもの人生経験と自己概念における単なるひとつの「部分」になるのである。この区別がつくことはメタ認知能力――すなわち自分自身の思考と経験について考え,評価する能力――に関わる。私たちは,低年齢の子どもにさえメタ認知処理を行うある種の能力があることを見出した。臨床場面では,トラウマの物語を創りあげることと,トラウマ体験の認知処理は,ある程度同時に起き,そして,子どもが首尾よくトラウマ経験とその意味をより大きく適切な自己概念と統合するために,この構成要素は相互作用のもとに行われなければならない。

　子どもがトラウマナラティブを作るセッションを開始する前に,治療者は子ども（そして後に論議するように親にも）にこの介入の理論的基礎を紹介しなければならない。当然理解できることであるが,子どもと親はトラウマをめぐる特定の出来事について直接議論することを躊躇するかもしれない。PTSD由

来の回避がこの躊躇の要因であるかもしれないし，単に動揺させられる出来事について話すときに通常経験される不快のせいかもしれない。

私たちはトラウマナラティブを行う理由について，次のように説明してきた（Deblinger & Heflin, 1996）。治療者は，個々の子どものニーズに合うように理由を変更してもよい。

「苦痛な出来事について話すのはとてもたいへんなことで，子どもと親はしばしばそれを避けようとします。実際『寝た子を起こすな』といわれているように，悲しい記憶を呼び起こすことがよいことなのかどうか迷っています。私たちは子どもと親に，その記憶を過去のことにできているのであれば，子どもにはなんの問題も起きておらず，そもそもここに治療を受けに来ていないだろうと話します。それはまるで自転車で転んで歩道ですりむいて汚い土や細菌が傷口から侵入しているようなものだと話すのです。その傷をどうするかに2つの選択肢があります。それを放っておくこともできます——土を洗い落としたり傷口に薬を塗ったりせず自然に治ることを願うのです。うまくいくこともあるかもしれません。けれどもそうでなければ，放っておいたら傷は感染するでしょう。感染は通常放っておいたらどんどん悪化していきます。もう1つの選択肢は，丁寧に傷口を洗い，汚い土と細菌をそこから排除することです。最初は少し痛みますが，痛みは遠ざかり，感染しないで速やかに回復します。結局，感染させてしまうよりも傷を一掃することの方がより痛みは少ないのです。トラウマナラティブを作ることや，または何が起きたかについての物語を語ることは，傷を一掃するようなことなのです。最初は少し苦痛ですが，先へ進むほど痛みは減り，そして傷は治ることができるのです。ただ傷を一掃するとき，あまりギュウギュウと強く，ゴシゴシと速くこするよりは，注意深く行う方が痛みは少なくなります。あなたが話をするときに，それを丁度よいペースで行えば，ほんの少ししか痛みません。あまりに早すぎると思ったときには，いつでも私たちに知らせてもらえばペースを落とします。」

子どもがいったんトラウマナラティブを作ることの論理的根拠（例：トラウマ体験の動揺させられる場面を一度に少しずつ話すことによって，だんだん苦痛や恐怖や押しつぶされそうになることが少なくなっていくこと）を理解すると，治療者は子どもがトラウマについて話し始める手助けができる。この過程

は，通常子どもにトラウマ体験について語る本を創らせることで達成される。また一方で，治療者はこの過程を子どもに自分自身のことについて，最近楽しんだ好きな活動についての章を書かせることで開始することができる。以前に記したように，この手順(ステップ)では，肯定的な体験についてのナラティブを作る／書く練習をすることで，トラウマに関連したナラティブを作る／書くときのスキルを高めることを可能にする。

　子どもがトラウマについて書こうと初めて試みるときは，このような練習にも関わらず，ほとんど書けないか，一文しか書けない子どもたちもいる。例えばある子どもは「パパはママの顔を切った」とだけ書いた。このような状況では，治療者は子どもに，この事件が起きたときあなたは何をしていたか，次に何が，その後何が起きたかについて，言葉にして話すように促すことができる。子どもがいったん出来事について語り始めれば，治療者は，今話したことをただ書き留めるように提案する。また，子どもがトラウマとなった出来事を経験していたときの考えや気持ちを話したり書いたりするよう励ますことは不可欠だが，まず子どもに始めまで戻って事実をどう知覚し，認識したかについて言葉で表現させ，書き上げたあとに，そして最初に戻って，それに関する思考と感情について尋ねるとより生産的だろう。子どものナラティブの流れを遮ると，子どもが出来事に焦点を当て続けさせることをより難しくするとともに，出来事のさらなる詳細を述べることへの回避を強化するかもしれない。多くの子どもが，治療者を「秘書」にして自分の述べることを書き取らせることを楽しむ。

　大部分の子どもたちは，最初自分自身のトラウマとなった経験を話したがらないので，通常，私たちはトラウマナラティブの構成要素に読書を用いて導入する。『Please Tell（どうぞお話して）』(Jessie, 1991；性的虐待用)，『A Place for Starr（スターの居場所）』(Schor, 2002；DVや家庭内暴力)，『All Kinds of Separation（いろいろなお別れ）』(Cunningham, 1992；児童虐待，親の物質乱用，または入院による両親の離婚)『fill-in-the-blank books in the Creative Healing Book Series（書きこめるクリエイティブヒーリングブック）』(Alexader, 1993a-1993d)，『A Terrible Thing Happened（怖いことが起きた）』(Holmes, 2000；犯罪か暴力への曝露者用)，『Molly's Mother Died（モリーのママが死んだ）』(Holmes, 1999a)，『Sam's Dad Died（サムのパパが死んだ）』(Holmes, 1999b)，『The Brightest Sta（輝かしい星）』(Hemery,

1998),『Goodbye Mousie（さようならモージー）』（Harris, 2001；トラウマティックデスへのエクスポージャー用),『Bart Speaks Out（バートが語る）』（Goldman, 1998；自殺用),または『Brave Bart（勇敢なバート）』（Sheppard, 1996；不特定のトラウマ用）——このような本を読むことで,子どもは,自分のそれと類似したトラウマとなる出来事に遭った他の子どもの体験について読み,自分の経験を書くための構造化された形式を創ることになる。一度子どもにこのような本を読みきかせたら（あるいは子どもと治療者が,交互に朗読したら),治療者は子どもが自分に起きたことについて,自分だけの本を書くことができると提案しなければならない。適切な励ましと支援を受けているなら,ほとんどの子どもはこの提案を受けるだろう。まだ字が読めなかったり,読字障害^(ディスレクシア)(訳注1)や回避のため読み書きできなかったりする子どもにおいては,治療者が子どもの秘書のように振る舞い,子どものために読み書きのほとんどをすることができる。

　トラウマ的ではない情報から始めることが,子どもにとって通常役に立つ。例えば自分自身について語ること,何をするのが好きか,誰と生活しているか,どこの学校に通っているか,などである。そうしてトラウマ体験の出だしにつながる文脈を述べるよう促される（例:対人暴力やトラウマ的な死に先立つ加害者との関係や,災害,事故,暴力などが起きた前日)。最終的に,子どもがトラウマ体験自体の詳細について移っていけるように励まされる。

　何が起きたかの全体像を描写し,全体を書き上げるのに数セッションかかるかもしれない。その子にとって,詳細を思い出すこと,述べること,書くことがどれほど難しいかにもよるし,子どもがどれだけ詳細を思い出せるか,どれだけ情報を提供しようとしているか,どれだけ長い間その記憶が隠されていたかにもよる。子どもがそれぞれの部分を書き上げた後に（1つのセッションでも,膨大なセッションを通してでも),子どもにこれまで書いたものを読むように頼むことは役に立つ。子どもはそれまでに,トラウマの詳細を言葉にすることに習熟しており,描写したものの新たな部分を書くことに,より準備（例:再焦点化）ができている。もし子どもが書いたものを読みたがらないなら,治療者は声を出して子どもに読み聞かせて,トラウマ体験を再び語ることに曝してもよい。何度も繰り返すうちに,子どもは自分の感情的反応と生理

訳注1）学習症の一種で文章を読むことができない障害のこと。

的反応が着実に少なくなるのを体験する。子どもが高いレベルの反応を経験し続けるようならば，セッションでは，リラクセーション技法が利用可能である（前述構成要素3）。

　状況によっては，子どもがトラウマとなった出来事のすべてを正確かつ詳細に覚えていないこともありうる。例えば，燃えさかる家から救助されたり，交通事故や狙撃後に意識を失っていたりすると，ほかの人が重症を負ったり死亡したりする前に，何が起きたかわからないかもしれない。このような情報の欠如は，子どもが大好きな人に降りかかった恐ろしい光景を想像させることにつながる。この場合，本のなかで，そのような想像による想起刺激を言語化して書かせることが重要である。この強烈なトラウマによる否定的感情を中和するための方法を以下に論じる。

　子どもがトラウマを受けた時に起きたことの記述をいったん終えたら，治療者は子どもに，それを始めから読んでナラティブ中に述べられた出来事の間の思考や感情を含めるように質問しなければならない。子どもがこの過程で追加のナラティブを詳しく思い出すということは珍しくなく，それらは本の適切な部分に加えるよう子どもを励まさなければならない。

　当初の目標は，子どもが思い出せるすべての思考や感情を単純に述べさせることであり，それらの探求や（歪んだ認知への）挑戦は本の形になるまではしてはいけない。

　本を書く過程のある時点で，治療者は，子どもにトラウマ体験の最悪の瞬間，最悪の記憶，最悪な部分について述べ，本にそれらを含めるように子どもに頼まなければならない。例えば，治療者は，だれかに話そうとは全く考えなかったトラウマの状況を含めるように頼む。子どもは，可能な限りその状況を記憶の絵として描くことも含めて詳細に記述するように促されるべきである。この作業中，多くの子どもは恐怖，嫌悪，悲しみ，怒りを再体験する。治療者は，子どもに，これらの感情を書き記し，そして同時に起こる身体的な感覚（激しい胃痛，荒い呼吸など）をも述べるように励ますべきである。しかしながら，子どもが，そのような感情によって圧倒されるように思えるならば，これは単に感情であり，現在起こっていることではなく，過去に起こった何かに関連しているということを思いださせることが役立つ。これらの出来事について説明するために人形を利用することは，低年齢の子どもにとっては，初期段階で記述内容と圧倒されるような感情との距離を取るために役立つだろ

う（Worden, 1996）。子どもが人形で何を演じたかは，治療者または子ども自身が本に書き記すべきであり，その後読む際には，より直接的にこれらの出来事や，考え，感情について話すように励ます。リラクセーション技法はこのような場合に役立つであろうし，子どもたちは自分の思考をコントロールできることを思い出せる。これらの時点で，ちょっとした気晴らし（例えば，5分間ほど，トラウマ体験とは関係のないその日学校でしたことなどについて話すこと）も子どもに役立つかもしれない。私たちの経験では，セッション内で（あるいは以前のセッションで）十分に時間をとり，トラウマとなった出来事のそれほど恐ろしくない側面について徐々に述べ，乗り越えることをしているならば，通常，子どもは圧倒されることや，否定的な感情なしで「最も悪い瞬間」について述べることができる。

　子どもが，何が起こったかについての記憶，思考，感情をすべて書いて完成させたら，認知の歪みや誤りを探り，修正するために認知処理（プロセシング）の技法が用いられる。これについては後のセクションで述べる。子どもがトラウマナラティブを書くことに焦点を当てた各セッションの終わりには，治療者は，子どもの努力を褒めて，形のある褒美（例えばステッカー）や，簡単な楽しい遊び（例えばトラウマとなった事柄とは無関係なゲーム）などの年齢に見合った褒美を与えるべきである。

　治療者によっては，各セッションでの子どもの苦悩の度合いを数値化するために主観的苦痛尺度（SUDS：Subjective Units of Distress）を用いる。この計測には恐怖を測る温度計やさまざまな苦痛の程度を示した子どもの表情を使用する。もし子どものSUDSがトラウマナラティブを作るセッションの間に次第に減少していれば，この難しい課題をうまくこなしているサインとして子どもに示すことができる。

　また，治療者は子どもに，トラウマナラティブの最後に，トラウマとなった出来事が起きたときや，治療が始まったときと今はどう違うかということ，つまり，トラウマ体験をくぐり抜け，トラウマナラティブを創作することを通して何を学び，どのように成長したかということと，同じようなトラウマを体験した他の子どもへのアドバイスを含めるよう励ますべきである。この介入は，子どもが，トラウマ体験が自分の人生全体にどの様な位置づけとなるかについて考える助けとなり，この経験のプラスとマイナスの影響を自分自身についての考えや，世界や，他者との関係のなかに統合させる助けとなる。子どもは，

認知処理の構成要素（以下記載）の治療中，トラウマナラティブの一部を加えたり変更したりするかもしれない。つまり新しい認知とメタ認知をトラウマナラティブに組み込むよう促すべきである。

　われわれは，1つ以上のタイプのトラウマを経験した子どもや，一生を通してトラウマによって特徴づけられるような子どもたちはどのようにトラウマナラティブを作るのかとよく問われてきた。そのような場合には，どのトラウマ体験を本にいれて，どの順番にするのかに関して，子どもが治療者を導くということを私たちは提案する。例えば，性的虐待と家庭内暴力のどちらも体験した子どもがいた。この子どもの視点から，家庭内暴力の最悪なエピソードは，彼女が性的虐待を開示した後に，母親が子どもの性的虐待の加害者へ立ち向かったときに起こった。この男は，母親を階段の下に投げ落とし，母親は出血し，意識を失い倒れた。この子どものトラウマナラティブは，性的虐待以前から始まり，繰り返される複数の虐待エピソードの中で起きた出来事が述べられ，次に，上記のエピソードも含めて家庭内暴力について述べられた。この物語を再読した後に子どもは，家庭内暴力のいくつかのエピソードをナラティブの始めに加えることを決めたが，それは，これらのエピソードは性的虐待より以前にあったためである。この様に，トラウマナラティブの創作は，この子どもが性的虐待と家庭内暴力の両方を文脈化することを手助けしたようであった。

　私たちはときに，何度も里親の変更を経験したり，多くのトラウマとなった出来事を体験した子どもたちには，トラウマナラティブより，むしろ「人生のナラティブ」を創作することを提案する。ある子どもは，歴史の授業で作るような，自分の「歴史年表」を作ることを楽しみ，またある子は，なぜ自分がそれぞれの里親のところから出たのか，そしてそこで起こった出来事（トラウマとなったことうれしかったことのどちらも）を今に至るまで説明した，自分の出生から始まる写真アルバムにまとめることを好む。この歴史年表は，子どもがたとえ多くのトラウマとなる出来事が起こったときでさえ，彼らの人生には楽しい幸せなこともまたあったのだということに気がつくことを手助けする。またこれにより，私たちは，彼らが多くの困難に立ち向かい大変な時期を乗り越えてきたということは，どれほど強いことかということを示すことができる。コンピュータを使って物語を作るのが好きな子どもには，物語を作るコンピュータ・プログラム（StoryBook Weaver program）が役立つだろう。以下は，子どものトラウマナラティブのいくつかの例である。

トラウマナラティブ1：トラウマ性悲嘆を抱えた12歳のラテン系の少女
お母さんはどうやって死んだか
イザベラ

第1章：私について
　私の名前はイザベラ，12歳です。学校に通っています。私の趣味は，芝居と絵を描くことです。家族は，お父さんと，姉妹と，犬です。私はチョコレートが一番好きです。

第2章：私のお母さん
　私のお母さんは頭がよかったです。本をよく読んで，図書館に連れて行ってくれました。本当に本が好きでした。私が小さかったころ，何度もよく本を読んで聞かせてくれました。

第3章：お母さんの死
　お母さんはとても暖かい日に死にました。仕事から家に帰ってくるときに撃たれました。見知らぬ人から撃たれました。お母さんが死んだとき，私は親友のロージーの家にいました。お父さんがロージーの家に来て話してくれました。私は泣き止むことができませんでした。ロージーがハグしてくれました。お父さんもしっかりハグしてくれました。お父さんも泣いていました。私は，お母さんにお別れをいうことができなかったことを怒っていました。警察は，だれがお母さんを殺したかを知りません。

第4章：残りのストーリー
　私のお母さんが死んだ夜，おばさんとおじさんが来ました。2人も悲しんでいましたが，私の気分を少し楽にしてくれました。私に，お母さんがどんなに私のことを愛していたか，そしてお母さんも私がどんなにお母さんを愛していたかを知っていると話してくれました。お葬式の会場には，私の家族と友人が皆来てくれました。少しパーティーのようでしたが，「もうお母さんには会えない」と思うと，私はまた悲しくなりました。どうして人は他人を殺すようなひどいことをするのだろう？　どうして必要とするときに人は死んでしまうのだろう？　お母さんはもう私と図書館に行くことができない。お葬式の会場を

離れる時が，最悪でした。私は二度とお母さんと会えない。本当に怒りを感じました。家に戻ってお父さんと話しました。ああよかった。私にはまだお父さんがいる。

　私が学んだこと：
　1. 気持ちを心配してくれる人と話すこと。
　2. 私は本当に大変なことを乗り切った。
　3. 私はカウンセリングを受けにきてよかった。
　4. お母さんについて話してもいいんだ。

トラウマナラティブ２：９歳の白人少年
ドメスティック・バイオレンスの目撃

　こんにちは，僕はマイケルです。お母さんと，２人の姉妹，エリカとエミリーと暮らしています。僕たちはヘイウッドで暮らしていました。今は，プリマスヒルズで暮らしています。家で起きたことのために引っ越しました。前はお父さんと一緒に住んでいました。彼は悪いことをしました。お父さんがいなくて寂しいです。ある日，彼とお母さんは，大げんかをしました。お父さんとお母さんは大声で叫んでいました。お父さんはお母さんを殴っていました。僕は部屋に隠れていました。本当に怖くてふるえていました。僕は聞かないようにしたけれど，あまりにも大きな音でした。カバーの下に隠れたけれど，それでもうるさかったです。その後姉妹が来て，警察がカバーの下にいる僕を見つけてくれました。お母さんは病院に連れて行かれ，お父さんは刑務所に入りました。僕はお父さんが刑務所に入って欲しくないので，とても悲しかったです。お母さんが退院するまで，僕たちは隣の家にいました。そして，プリマスヒルズに引っ越して来たのです。
　お父さんとお母さんは，これより前からよくけんかをしていました。僕は今，両親はけんかをしないで過ごす方法がわからないので一緒に暮らすことができないことをわかっています。お父さんはお母さんを何度も傷つけました。彼は，家のことすべてを取り仕切っているからといって，誰かを傷つけてはいけないことを学ばなければなりません。お母さんは，彼が戻ってきて一緒に住むことはさせないと言っています。僕はお母さんとお父さんを愛しています。

終わり。

物語の長さや詳細については非常にさまざまであることを覚えておくことは重要である。とても幼い子どもは，比較的言葉は少ないが，絵で強力に表現するかもしれない。一方，ティーンエイジャーは，しばしば，長く詳細な物語を創り上げ，トラウマ体験の前後に起こった出来事を自分自身で組み込む。

トラウマ性悲嘆を持つ子どものためのトラウマナラティブ

戦争や，災害，テロによって子どもは大切な人を失うが，多くの子どもはどんな状況だったのかは知らない。ときに，故人の遺体は発見されず，子どもは大切な人の最後のときを想像することしかできない。このような悲惨な状況では，子どもは死ぬ前の苦しいゾッとするような光景を想像するようになるかもしれない。そのうえ，大切な人の死がテロ，殺人，またはそのようなものの行為の結果ならば，子どもは行為の背後にある意図に関係するようなさまざまな考えや感情をも経験するかもしれない。すでに述べたが，怒りの感情や，無力感，復讐の気持ちや考えが起こることはまれではなく，むしろ予期されることである。しかしながら，このような考えや感情が侵入的で繰り返される場合，つまり，トラウマの想起刺激(リマインダー)となるような場合には，これらを取り上げて，直接的に話し合うことで解決していくべきである。このような場合には，子どもが想像する想起刺激について，トラウマナラティブで言語化し書きとめていくことが重要である。これらの想起刺激に伴う激しい否定的情動を中和する方法には以下の介入が含まれる。

治療者が，子どもに死の背後にある意図に関する考えや感情についてどのようなものでも話すよう励ますことは重要である。トラウマナラティブの構成要素の間，このような考えや感情についてはっきりと表現するよう促すことは役立つだろう。これらには報復空想(リベンジファンタジー)と救済空想(レスキューファンタジー)が含まれるかもしれない。治療者は以下のように引き出すこともできる。例えば，「もしあなたが特別な力をもっていて，物事を違う結果に変えられるとしたら，起こったことを変えるためにどんなことを言っていた，もしくは，やっていたかしら？」子どもにナラティブのなかにもこのような考えを含むように促すべきである。そして治療者は，そのような考えは正常であり，出来事がそのように起こってほしくなかっ

たとどれほど願っているかというしるしであることを示すことができる。そして治療者は，過去は過ぎ去ったことで，だれも過去を変えることはできないと子どもが認識できるよう手助けするべきである。しかし，私たちは皆，自らの行動で現在起こっていることや未来を変えられる力を持っている。とりわけ，認知処理の構成要素（トラウマに焦点を当てた構成要素5）で子どもと話し合ったように，私たちは自分自身の考えや感情や行動を変えることができるのである。治療者は，その子どもが，**たった今**，現在か未来に事態が「よりよくなるように」何ができるかを子どもに尋ねるべきである。そして，治療者は，子どもが，現在と未来に象徴となる正しい行動を達成するための具体的な方法を考えるように励ますべきである。これらは，子どものトラウマナラティブのなかや治療外で行う特別で意義のある活動に参加することのなかに含まれ得る（例えば，飲酒運転で大切な人が殺された場合に，飲酒運転者に反対する学生同士で集まる）。

　年長の子どもは，何か自分に力があるという感覚や終結した感覚が得られるような慈善的なあるいは象徴的な活動を行うことにより解決へと到達することができる。彼らは他人のためにボランティアをすることを選んだり（例えば，ホームレスのために食事を作る作業），または他者のために「良い行いをする」宗教や団体活動に関わったりするようになるかもしれない。治療者は，若者たちが考えられるようにこのように促すことができる。「起こったことは変えられないけれど，他人が行った悪いことに対する反応として，時にこちらは良いことができます。ときには，それによって，私たちは気分が良くなることもあります。あなたや他の人が今すこし気分良くなるようなことを考えられますか？」

　最後に，治療者は，トラウマナラティブの最後に，代わりとなるような修正されたストーリーを書くように子どもに促すべきである。治療者は，子どもに以下のようなタイトルの1頁を入れるよう伝えることができるかもしれない。「このストーリーが，将来こんなふうになったらいいな」「私が将来，楽しみなこと」あるいは，「私のハッピーエンド」などである。例えば，子どもによっては，大人になったら救助隊員になるとか，または，そのようなひどい出来事が再び起こらないように世界平和や宗教平和のために取り組みたいと願う。

　治療者によっては，攻撃的な救済空想や報復空想（例：世界貿易センタービルの最上階へ飛んで行き，被害者を安全な場所へ救助する，または，テロリス

トが飛行機を攻撃する前に殺すなど）を行動化することは隠された感情の解消に通じると信じているが，多くの場合，攻撃的な再演は加害者となる「実践」として機能することが明らかとなった（Ryan, 1989）。したがって，攻撃的な行動は治療外で行動的に取り扱われるべきであり，攻撃的な衝動の言語表現は治療セッション時には許容されても，治療者は積極的にこれらを解消するべきである。例えば，治療者は子どもに，このような行動は，その子が起こってほしくなかった**願ったこと**を反映していることを指し示すことができ，将来より安全な世界となるよう，より役に立つ考え，空想，活動へと移行させる手助けができる。

トラウマナラティブを親と共有する

　治療者は，子どもに対して使うのと同じようなアナロジー（傷口をきれいにする）を使用して，子どもがトラウマナラティブを創りあげることの理論的根拠を直接的に説明することから始めるべきである。親はこの手順について心配ごとを話したがっているかもしれないので，治療者はその件について話し合うことを励ますべきである。始めは，子どもは治療のこの部分を楽しむことができなかったり，トラウマナラティブを創り始めると治療に来ることに抵抗したり，治療におけるこの段階（「トラウマに焦点を当てた構成要素 1」の 90 頁を参照）ではより多くの（一時的な）症状を表すことがあるかもしれないことを予め話しておくことが役立つだろう。治療者はそのようなことが起きたら，治療を子どもの安心できる段階に合わせて調整するために，子どもに伝えるように言ってもらうことを親に頼むべきである。われわれの経験では，正確に調整され，治療者と親からのサポートがあれば，ほとんどの子どもはトラウマナラティブを作ることに耐えることができる。親はこれに関して安心を保証されるべきであり，また，子どもが何かしらのストレスマネジメントスキルを習得し，治療者に対して，また治療過程において安心感が得られるまではトラウマナラティブを創り始めないということを伝えられるべきである。私たちのセンターでは，治療の終結時には，大部分の家族が子どもに起きたことについて本を創り上げたり話したりすることが治療でもっとも役立った部分であったと言っていることを親に話すのも役立つだろう。

　最後に，治療者は，子どもの PTSD 症状を解消することに加えて，トラウ

マナラティブを作るもう1つの目標は，子どもが不安で動揺しているときにでも，親と自分の考えや気持ちを話し合うことができるようになることであると説明するべきである。治療者は，親は，トラウマに関連するかしないかに関わらず，子どもにとってどんな問題や悩みでも話せる存在であるべきだから，このことは重要だということを説明すべきである。親が，子どもとの合同セッションを通じて，最も嫌な問題（つまりトラウマ）でさえも話し合うことができ，支持的で助けとなるような態度で子どもに応じていると，子どもは将来起こるどんな問題に関しても親に話すよう勇気づけられることになる。このような説明を受けたら，ほとんどの親は，子どもがトラウマナラティブを作りあげることを支持し，目標を達成したいと考える。
　子どもがトラウマナラティブを作る作業を開始したら，通常，子どもが書いたり創ったりしているナラティブを親と共有（シェア）することが役立つ。すべての子ども，とりわけ思春期の子どもにとっては，治療者がナラティブのある部分を親と共有するかもしれないということを理解していることが重要である。また，治療者が親と話した内容のいくつかを共有するだろうということを知っておくことは，思春期の子どもにとって助けとなる。その治療者は，子どもに，危険ではないことで，親と共有したくないことは秘密にすることができるとも伝えることができる。また，トラウマ体験を思い出させて親を動揺させたくないために，ナラティブを共有したくないと思っている子どもがいるかもしれない。親がトラウマについて話し合うことに耐えられることを子どもが学ぶことは重要である。子どもがそのことをまだ心配しているなら，治療者は，親のセッションで，同じような話をしていることを伝え，親が子どもの経験や考えや気持ちを共有したがっているということを子どもに再保証すべきである。また親がひどく動揺し始めた場合は，治療者は，ナラティブを読むことを止められると再保証すると同時に，子どもには，親は，子どもの作成した本をそのうち読むことができるようになると安心させることができる。
　他に，子どもが自分が書いた内容について親が怒るのではないかと恐れている（例：子どもが親に怒っている，親がトラウマ体験につながる何かを引き起こしたと子どもが信じている場合など）事例もある。このような場合，親は子どもが経験してきたことを理解したいと考えていること，そして治療者は親が子どもの考えや気持ちに対して怒ることはないと思っていると保証するべきである。そして治療者は，親が子どもと治療を支持し続けてくれるよう，親に子

どもが抱えている心配について話し合いこれらを解決できるよう準備をするべきである。

親が子どものトラウマナラティブを聞いたり見たりする準備をするために，治療者は親に，彼ら自身のトラウマ体験を話してもらえないか尋ねるべきである。治療者は，子どもに起こったことをどのように聞いたのか，そのときどこにいたのか，誰から聞いたのか，まずどのような反応をしたのか，などの質問から始めることができる。出来事の続きや子どもの考えや気持ちを話すことはとても難しく，親が中断されることなくすべて話せるように，セッションでは十分な時間を確保するべきである。親が泣きながら待合室に戻ることは子どもの助けにならないため（多くの子どもが親の苦痛は自分が治療でしたことや話したことにある程度関連していると信じるだろう），セッションが終わる前に親が落ち着きを取り戻すための十分な時間があることが重要である。

そして親に，子どもは治療中にこの体験を本という形で述べているということを思い出させるべきであり，書かれていくにつれて治療者は親とこれを分かち合う。もし子どもがすでにトラウマナラティブを始めているならば，治療者は親とそれを共有することができる。親が子どもの能力を褒め，子どもが辛いけれども治療に来てトラウマに関する記憶，思考，感情を分かち合うように励ましていることを治療者が褒めるのは重要である。

その後のセッションで子どもがトラウマナラティブの創作を続けるにつれて，平行して行われる親のセッションでは，子どもの本を読んでそれに対する反応について話し合うことを中心に行うべきである。その後のトラウマナラティブセッションごとに，治療者は子どもと同様に親に声をだしてその本を何度も読み聞かせるとよい。この反復は，子どものトラウマ体験に親を継続的に曝露し，それによって子どもが出来事を話すのを聞くのに耐える能力を高め，さらに子どもに起こったことを適切な方法で理解し，統合するという目的のためである。このような文脈では，親の感情的な反応を評価することと，非常に強い感情反応の基礎となっている思考を引き出すことが重要である。ここで再び親の非機能的な思考（例えば，「すべて自分の責任だ。子どもを守るべきであったのに」など）を特定して話し合うことを手助けし，効果的な対処方略（コーピングストラテジー）を利用できるように親を支持することは，親が子どもを感情的に支持する能力を高めることとなる。トラウマナラティブの構成要素の最終到着点は，親子合同セッションであるが，これについては，トラウマに焦点を当てた構成要素9で

述べられている。

　親によっては子どもの本を「訂正」しようとする（例：出来事の順序がまったく違っている，他の細い点の誤りなど）。治療者は，このような細かな点は，直接子どもの機能と関連がなかったり，あるいは明らかな否定的影響を与えていない限り，子どもとの合同面接の際や，それについて子どもと話したりするときに，親にそれを「訂正」してはいけないと説明すべきである。時折，子どもはトラウマとなった出来事や，その後の調査や司法手続きなどに関する細かな点を間違って聞いていたり，思い出していたり，解釈していたりする。これに関しては，合同セッションで情報に関する質問に答える（例：親が「何でも質問していいよ」という）時間が，これらの疑問を明らかにするために必要となるだろう。この種の介入は，自分のもつ情報が正確であるかどうかわからない子どもにとって特に役立ち，合同セッションで明確にすることで，トラウマナラティブの結果に影響を与える。ポイントは，トラウマの客観的な事実について叙述することではなく，子どもが，最も混乱している侵入的なトラウマの記憶とイメージを話し，克服する手助けをすることである。親にとっては，子どものトラウマ体験について子どもにも親にも役に立たない過剰な精神的苦痛なしに，話し合えることも有益である。

こんなときどうしたらいいの？

子どもが不安を抱えたり，回避したりしているとき，トラウマナラティブを創りあげるのをどのように援助することができますか？

　回避のレベルを初めから最小にするために，ナラティブを書くということについて熱意をもって説明することが重要です。例えば，治療者は，まずタイトルを決めて，中立的あるいは肯定的な情報（例：自分自身のこと，好きな活動，トラウマ以前の加害者との関係など）でナラティブを始めることが重要だと強調するかもしれません。回避を減らすのに役立つ他のアプローチとして，書くべき「章」（例：「あなたが虐待について初めて話したときのことを書きたい？　それとも初めて虐待が起こったときのことかな？」）を示して子どもの選択を提案することができます。一般的に，子どもが不安に打ち勝つためのサポート方法を見つけ出すのに，治療者の創造性を，続いてさらなる考えと提案

を記載する。

1. トラウマについてたった1つだけの詳細を聞く（「1つだけ話してください」）。
2. トラウマナラティブに費やす時間を決めて同意をとる（「5分」だけ）。
3. トラウマナラティブのセッションの終わりに，楽しい活動を計画する（例：冗談を言い合う，才能を見せ合う等）。
4. ポジティブ・セルフトークを奨励する（例えば，「私にはこれができる」とか「私はとても勇敢に話した」など）。
5. 冗談を言う（「あなたは**何も**覚えていないの？　嘘でしょ。あなたは私がどれくらい馬鹿だと思ってるの？」）。
6. 物語を書くことがどんなにつらいかを知っていることを強調する（「このことはとても大変なことだけど，あなたには勇気があることを見せてくれたね。私はあなたができることを知っています」）。
7. 賞賛する（「あなたは私が知っている限り，最も勇敢な子どもの1人よ」）。
8. トラウマについて話すお手本となるように，自分のトラウマ体験を話す（もし適切であれば）。
9. 型破りなアートの技術を使う（私たちは子どもにトラウマの物語をすべてスカーフに書かせたことがある。別の子どもは，著者の1人（コーエン）の腕に書くことにしたが，コピーをとるのが難しいと彼女が言うと，彼は紙で進めることに同意した）。
10. 歌，色，などで物語を創る。子どもに歌，色，花，動物，においなどを選ばせ，特定の体験について話してもらい，それが，臭い，色などではどのような感じだったかを話してもらい，治療者はそれを記録する。子どもがいったんエピソードについて話し始めたら，それに加えるのはより簡単になる。
11. コンピュータを使用して物語を作成し，トラウマナラティブに取り組んだ後に，子どもの選択した（節度のある）コンピュータゲームを10分間する。
12. 幼い子どもには，人形かパペットを使って何が起こったのか示してもらう。そして，それを書き留めて，次のセッションでそれを読み上げ，起

きたことがより正確に反映されるよう修正したり，変えたりしてもらったりする。
13. もしトラウマについて話したら，どんなことが起きると思っているのかについて話してもらう。
14. 一文が書けた，起こったことについて要点を話すことができたなどの，ささやかなステップを褒める。
15. 「自転車に乗る」というたとえを用いて，「最初は難しいけれど，練習すると簡単になる」ということを説明する（子どもが自転車に乗れることをまず確認する）。
16. 「トラウマナラティブ」の代わりに「人生のナラティブ」にする。
17. Storybook Weaver Deluxe コンピュータ・ソフトウェアプログラム（www.kidsclick.com から利用可能）を使って，子どもに各章のイラストを書かせる。
18. 子どもにウィンドウマジックペンを使って，トラウマに関する「公的な情報サービス」を作成させる。

これらの方略はすべて，特定の内容を引き出すためではなく，子どものナラティブ作成をサポートするために行うということを忘れないことが重要です。子どもたちはどのような形であれ，ナラティブを作成したことを称賛されるべきです。治療者が子どものトラウマ体験に関して先入観を持たないことは不可欠です。複数のトラウマ歴を持つ子どもは，経験したトラウマの情報全ては含めないかもしれません。治療者は，「最悪な瞬間」などを含めるよう子どもを促すべきですが，最終的に，何を自分のナラティブに含めるべきかを決定する自由は子どもにあるということが必要なのです。

いったんナラティブを始めたけれど，途中でナラティブを中断することがありますか？

ナラティブの途中で終わらせることを拒否する子どもはほとんどいません。しかしながら，ときとして書くのにうんざりした場合などは，例えば絵を描くことに切り替えたり，他の曝露を基本とした活動に切り替えることが役に立ちます。通常，子どもはナラティブを書き終えたくてワクワクしています。難し

い部分を書くときには，上記に述べたような技法を使って，勇気づけることが必要になります。また，子どもがトラウマナラティブを作っている間は，治療の中断や中止をすべきでないと親に強調しなければなりません。したがって，家族がしばらくセッションに出席できないなら（例：長期休暇，経済的問題など），戻るまでにトラウマナラティブを始めるべきではありません。

親自身が自分のトラウマナラティブを作ることについてもう少し話してもらえますか？

すでに述べたように，私たちは時々，子どもと平行して，親自身のナラティブを創ってもらうことがありました。つまり，子どものトラウマ体験にどのように気づいたかとか，トラウマとなるような家族の死をどのように知ったのかといったことです。この場合，親のナラティブを子どもに共有するかどうか，また，どのようにそれを行うかについては，慎重に決めることが重要です。次のような場合（例：親が子どもの虐待について自分自身を責めている）では，親のナラティブを共有するのは子どもにとっておそらく役立たないでしょう。親によっては，子どもがナラティブを共有した後に，伝えたいことのすべてを表現するために手紙を用意することがあります。そのような手紙に，親は子どもを誇りに思っている気持ちや，混乱があるとしたらどんなことでもそれを解くことを書きます。

グループホームの子どもたちや，治療に親が関与していない子どもたちとはどのようにトラウマナラティブを行いますか？

多くの子どもにとって，トラウマナラティブは TF-CBT の最も難しい部分であるので，治療セッション中，症状が増えたり，トラウマの記憶が引き起こされたりする場合に，子どもを支える利用可能な資源を確立することは重要です。さらに，そのような子どもが各セッションの終わりに「緊張が解けていること」を確実にするために治療者は時間を費やします（例：退出前のリラクセーションや他のストレス対処スキルの実施）。私たちは親が治療に関与しなかった場合でも，多くの子どもとともに TF-CBT モデルの使用を成功させてきました。そして，親が治療に参加した子どもより問題が多くなるということ

はありませんでした。治療におけるこの部分で，子どもがより多くのサポートや援助を必要としていることを認識してもらうためにも，グループホームのスタッフや他の大人と話し合うことは役立つことでしょう。

ひどい抑うつ状態や複数のトラウマ歴を持つなど，特に傷つきやすい患者にトラウマナラティブをすることによって，PTSD症状を悪化させる引き金となる懸念はないのでしょうか？

　実際のところ，私たちは，その逆が真実であることを見出しています。治療前に抑うつ尺度でより高いスコアだった子どもや，複雑性トラウマを持った子どもの治療後1年の追跡調査でPTSD症状を調べたところ，TF-CBTは，子ども中心療法（子どもが自分のトラウマ体験について直接的に話し合わない療法）よりも優れていました（Deblinger et al., 2005）。興味深いことに，私たちの最新のさまざまな研究では，TF-CBT治療を受けた多くの子どもが，最も役立っている部分は自分のトラウマナラティブを作ることであったと語っています。これら全てからトラウマナラティブは，TF-CBTモデルの重要な部分であるということが判明しました。私たちは現在，TF-CBTの解体研究[訳注2]（dismantle study）を行っており，今後このような質問に対して，より確固たる答えを提供できるようになることを望んでいます。

訳注2）TF-CBTの場合，構成要素の一部を欠いたり，順番を変えたり，期間や回数を繰り返しどの構成要素をどの順で行うのが最適かを検証する。

トラウマに焦点を当てた構成要素 7

認知対処と認知処理 II ──トラウマ体験を処理する
Cognitive Coping and Processing II — Processing the Traumatic Experience

　子どもがトラウマナラティブを創り，そのトラウマについて詳細に話した後に，治療者はその子どものトラウマに関連した認知の誤り（正確でない思考や役に立たない思考）を特定，探究，修正し始めなければならない。**正確でない認知**（inaccurate cognitions）とは，明らかに誤った思考（例：「父が襲われたのは自分のせいだ。友達の家まで自分を送ってくれている時に起きたんだから」），どうやってもそれは無理だろうと思われる非現実的な思考（例えば「新しいベビーシッターが性的虐待者であることは知っているべきだった」）である。**役に立たない認知**（unhelpful cognitions）とは正確さを欠いているか（上記），正確だが役に立たない（例：「火傷した人はものすごく苦しむ」）か，概ね正しいもの（例：「刺し殺される直前，お母さんはきっと恐怖に戦いたに違いない」）がある。

　正確でない認知は，救済空想や英雄幻想（しばしば魔法や超人的な能力を使うことによって，自分や他の人を危害から救えていたらという願望）を作り出すこともある。一部には，メディアを通じて見られる現実の救助者あるいは英雄（例えば消防士，警察）への過剰な同一視から起きていることもある。また，正確ではない認知は，コントロール不能なものごとに対してコントロールできている感覚を持とうとする子どもの試みを反映していることもある。こうした試みは，世界が予想不能で危険であるとするトラウマ後の恐怖に対応する際，よく見られる反応である。しかし制御(コントロール)できなかったあるいは予想できなかった出来事に対して自分を責めて自分を保とうとすることが，最適な適応につながることはまずない。ただ起きてしまっただけで，そこに悪意や過失が見出されない出来事すなわち，**事故**(アクシデント)（accident）という概念を子どもに説明することが有用な場合もある。例えば，治療者はその子どもに「なぜ**事故**という言葉ができたんだと思う？　**誰かのせい**という別の言葉だと思う？」と，聞いて

みることもできる。

　正確だが役に立たない認知は，「現実に直面する」あるいは「真実を受け入れている」と子どもや親によって思われていることもある。つまり，その状況に本当に対応するために必要なものとして。トラウマ体験の最も恐ろしい（役に立たない）実際の場面や現実に起きていたかもしれない事態に焦点を合わせるかどうかは，実のところ選択（choice）の問題であり，必ずしも必要なことではない。最も恐ろしい局面や起きていたかもしれないことに焦点を合わせることで，トラウマや喪失に対して最善の適応をしようとしている子どもの能力を損なう可能性もあるのだ。

不正確な認知，役に立たない認知を探り，修正する

　非機能的思考を特定し，修正する1つの方法は，セッションのなかで子どものトラウマナラティブを，その子が表現しているすべての思考に焦点を当てながら再読することである。トラウマナラティブのなかの思考を言葉にしながら，治療者は子どもとともにその思考が正確かどうか，役に立つかどうか，1つ1つ検討していく。例えば，首つり自殺をした兄の遺体を発見した子どもは，「私のせい。お兄ちゃんがこんなことをするつもりでいるのはわかっているべきだった」と，トラウマナラティブに記していた。この正しくない自責を，認知処理（プロセシング）を用いてどのように扱うか，以下の会話が示している。

　治療者：この段落のなかに正しくない考えや役に立たない考えを見つけられる？
　子ども：私のせいというところだと思う。本当には私のせいじゃないのは知っているけど，気持ちは……。
　治療者：私のせいだというのは考えで，あなたが感じていた気持ちは？
　子ども：罪悪感だと思う，多分。自分にもどこか悪いところはあったと思う。だって首をつろうとしていたことを知らなかったから。
　治療者：どうやって知ることができたと思う？
　子ども：わかんない。でも知っていてあげなくちゃいけなかったと思う。
　治療者：ねえ，私がわかるように説明してもらえる？　何か徴候や前兆があったとか，お兄さんが自殺を計画していることがあなたにはっきり伝

わるようなことを何か言っていたり、していたりしたことがあったのに、あなたが無視していた。そういうことを言っているの？
子ども：全然、全然そういうことじゃなくて。お兄ちゃんはよく落ち込んでいたけど、あんなことをするなんて一度も言ってなかった。
治療者：では、あなたが知る限りそれが起きる、彼がそうする、というはっきりした徴候はなかった。
子ども：なかった。でも、やっぱり気づいているべきだったと思う。だってお兄ちゃんだよ、とても仲良かったんだよ。
治療者：あなたは妹だったからというだけで、いつでも、一分一秒、お兄さんの心のなかが読めてなくちゃいけないってこと？　何を考えているのか全然ヒントがなくても？
子ども：え、心を読めると言うのとは違うよ。でも、仲良しっていうのは、その人のことをよくわかってるってことでしょ？
治療者：もう少し考えてみようよ。お兄さんにはあなたの他に仲が良かった人はいた？　親友とかいた？
子ども：お兄ちゃんにはとても仲良しのガールフレンドがいたの。時々はママとも近かった。いつもそうだったわけじゃないけど。
治療者：ママやガールフレンドはこういうことを彼がするつもりだったことを知っていた？
子ども：いいえ、誰も知らなかったし、もしそうなら私たちは何かしてたと思う。お兄ちゃんは誰にも本当に考えていたことを話してなかったんです。全部心のなかにしまってたんです（泣き始める）。
治療者：自殺を考えているような人がわかる訓練を受けている人たち、例えばお兄さんのカウンセラーやお医者さんのような人たちは？　誰かお兄さんがしようとしていたことに先に気づいていましたか？
子ども：どっちにも話したことはなかった。お兄ちゃんはそのことばかりその人たちが聞いてくるからって本当に怒ってたってママが言っていたから、きっとどっちにも言ってなかったと思う。
治療者：ということは、今いってくれたことからすると、あなたが読心術者かサイキックか何かでないかぎり、お兄ちゃんがそんなことをするつもりだったことはわかるすべはない。だよね？
子ども：そうです。ただ、私に話してくれてたらって思うんです。お兄ちゃ

んが誰か1人でも信頼しててくれたら。
治療者：よくわかるよ。お兄さんがどれほどつらい思いをしていたのか，誰かに話せればよかったのにって思う。でもね，うつなときに人ってそれができなかったり，しようとしないの。お兄さんは誰にも話さないと決めた，だから誰もわからなかった。あなたにもね。
子ども：わかってる。ただとっても悲しくて。

　上記の例で示されているのは，トラウマ的な出来事からくる自責にまつわる正確でない思考を探索し，修正するための認知処理で用いられる漸進的論理的質問技法（progressive logical questioning technique）（訳注：ソクラテス質問法）である。これと対照的なのが，概ね正しい，でも役にはたたない認知の修正の例である。この子は突然十代の男子数名に学校の外で取り囲まれ，バックパックと所持金をすべて渡さなければ殺すと言われた。治療に来た時は，また取り囲まれるかもしれないという強烈な不安のために登校できなくなっていた。「学校では怖いことが起きる。学校は危険だ」という考えが，彼の中で繰り返されていた。

治療者：学校はいつも怖くて危険だとずっと考えているの？
子ども：考えているだけではなくって，学校は怖いし，危険なんです。学校には絶対行かない。
治療者：どうして怖くなったのかはわかります。その最中のときはとても怖い体験をしましたね。
子ども：そうさ。何でみんな行ってるのかわけがわからない。
治療者：私がわかるように教えてください。学校はいつも危険で，怖い場所。どうしてかというと毎日，何か悪いことが起きているから。そう？
子ども：毎日じゃない。そういう日もある。でも，いつ何時起きるかわからない。
治療者：よくわからなくなってきたんだけれど，この学校にどれくらい通っているの？
子ども：3年目，でもこれで最後！　学校には絶対行かない。
治療者：私が理解できるように助けてね。そこに行っていた毎日，何か危険なことが起きていた。これでいい？

子ども：毎日じゃないよ，1回だけ。
治療者：まるまる2年間毎日行っていた。それまでは悪いことは一度も起きてなかった？
子ども：そう。けど，これからは絶対もう安全じゃない。
治療者：まだちょっとよくわからないんだけど。話しからすると，悪いことはよく起きていて，それが学校の一部で，もう安全な場所にならない。でも今，教えてくれたのだとあなたが知っている限り一回だけ悪いことが起きた。私が理解できるために助けてね。この学校はどう危険なの？
子ども：前はそうじゃなかった，でも今はそういうふうに感じる。
治療者：ということは，学校自体が恐ろしいってことではなくて，ずっと行っていたその他の日と，あの日違っていた何かのことが怖い？ あの日，何が学校をそんなに怖くさせたの？
子ども：自分のものを盗ってった不良が怖かった。盗った後に脅された。
治療者：ということは，その奴らだったんだ。その4，5人の奴ら。学校そのものではなく？
子ども：そう。だけど学校に似たような奴ら他にいると思う。
治療者：そうだとして，あなたに起きたことからそういう奴らはどんなことを学んだと思う？ その子たちは裁判になって，退学させられた。そういうことになりたいと思ってるかな。
子ども：いや，そんなことはない。
治療者：じゃ，学校は安全。怖かったのはその連中。で，今はその子たちはいなくて，他の子たちで君にちょっかい出してくる連中もいない。君に手を出せば厄介なことになるから。
子ども：そう。
治療者：他の子たちはあなたがとても勇敢，ヒーローかなんかみたいだと思ってると思うよ，きっと。いじめに立ち向かったって。
子ども：そう思う？
治療者：もちろんだよ！ 学校に戻ったらみんなきっと戻ったことを良かったねって言うと思うし，君に手を出そうと思う奴は1人もいないと思うよ。
子ども：うん。……もしかしたらそうかも。

自分のとった行動，あるいはとれなかった自分の行動に対する後悔とトラウ

マに対する責任を感じることは違うことを子ども一緒に探求することが役に立つことがある。トラウマ化される脆弱性を高めるような決心を，子どもたちが自ら，あるいは消極的にしていることがある。例えばパーティで過度に飲酒した思春期の子が，帰りによく知らない少年たちに車で送ってもらうことになり，性暴力にあった場合，襲われたのは自分自身のせいだと責めることがある。治療者は，飲酒と知らない人の車に乗ったことへの後悔を，暴行に対する責任と分けて考えられるように援助すべきである。先の事例で示したのと同様に「いつも（always）」を用いることができる。

治療者：お酒を飲んで知らない人に家まで送ってもらう女の子はみんなレイプされるってこと？
患者：いつもそうなるとは思ってないけど，自分がバカだったから仕方ない。
治療者：待って。ということは，酔っぱらって，それからよく知らない男たちに家まで送ってもらって，それでレイプされない女の子も他にいるということ？
患者：私の友達はそうだよ。実際，私も以前はそうだったし。
治療者：飲み過ぎるというのは良くないことかもしれないし，知らない男の子たちに送ってもらうのも賢明ではないかもしれないけど，そうだったからといって必ず暴行されるということではない？
患者：ない。でもバカだよね。
治療者：そうね，私も最善の選択ではないかもしれないという点では，賛成。あなたはそれを後悔している。だけど，だから襲われたわけではない。あなたがレイプされたということは，今回はそうだったけど，今まではなかったし，他の友達もそうされたことはない？
患者：そのとき一緒にいた男たちは不良でした。
治療者：あなたを襲ったのはその男たちで，それをしたのは彼らで，責任があるのも彼らですよね？　あなたが全く同じことをしていても，彼らがあなたを襲おうと思わなかったらそれは起きなかった。
患者：そう。でも，自分が酔っぱらったことがいけなかったなと今でも思います。
治療者：お酒を飲んだことを後悔することが悪いわけじゃない。間違いを悔

やむからこそ，この先は違う選択ができるようになるから。でも，後悔することと，その男の人たちがあなたにしたことについてあなたに責任があると考えるのと，全く異なります。

トラウマとなった出来事の後に子どもがもつ認知の歪みとしてよく見られるものには，その他に以下のようなものがある。

「私は，それ（トラウマとなった出来事）が起きることを止めることができたはずだ。」
「私の家族はもう二度といい家族にならない。」
「パパが死んでしまった以上，『一家の大黒柱』は自分に肩にかかっている。」
「私は二度と普通に戻れない・幸せになれない。」
「世界はもう安全になることはない。」
「私はもう誰も信頼することができない。」
「もし私の家で何があったかを知ったら，私を好きになる人はいない。」

このような歪みが特定された場合（新たな認知の歪みになっているとき，あるいはまた治療のいかなる時点においても初めて言葉で表現された場合），歪みを探求，修正，そしてより正確で役に立つ考えを実践し，強化するために認知処理（プロセシング）の技術が用いられるべきである。

トラウマ的な死と認知処理

トラウマ性悲嘆をもつ多くの子どもたちが，歪んだ身体，切断，ばらばらになった身体がもたらした死の意味，結論のところでの認知の歪曲から辛い思いをしている（9月11日のテロ攻撃の多くの被害者がそうだった。飛行機事故や多くの戦時中の残虐行為，災害に遭った愛する人の遺体（いと）を愛おしむことができないこともここに含められる）。私たちの経験では，例えば損傷した身体，破壊された身体，あるいは失われている身体の部分は，死んでからも痛みが続いていると考えている子どもがいた。愛する人が原型をとどめない体だとお化けになって出てくるとか，天国に行くことができないと信じている子どももいた。Layneら（1999）は，紛争地帯の思春期の子どもに対する集団療法と

して効果をあげた「身体再構築（body reconstruction）」テクニックについて述べている（Layne, Pynoos, et al., 2001）。このテクニックでは，心のなかのイメージまたは絵（この両方のこともある）を用い，その子どもが愛する人のために「身体を元通りに修復する」ことをする。特に際立っているのは，その子どもに亡くなったときや遺体と対面したときに見た身体，身体の部分の絵を描くことから始めるのを求めるところである。それから次にその絵に身体の部分を加えて描く，あるいは雑誌の写真から切り取って貼る，あるいはこれらの欠けている身体の部分が戻ってき，その身体が元通りになるのを心のなかにイメージする。遺体が全く見つからない場合（あるいは遺体はあるが，損傷している場合），子どもは故人の写真（望むべくは故人が元気なときに撮られた実物大の写真）を棺の外側の目立つ，容易に見える場所に置くことができる（R. Pynoos，私信，2001 年 9 月）。長年，ホスピスの場で使われたこのテクニックは，子どもにとって最後の視覚的な記憶をより幸せなときのものにすることができる。

　書いたり，行動で表現したりすることを通じて，あるいは遺体が病院に運ばれ，縫い合わされるなどの情景をイメージすることなどでダメージを受けた身体を修復する，「整える（fix up）」ことをする必要がある子どももいる。こうしたテクニックにより，故人がかつてのように損なわれてない身体を（もはや生きていないのだが）再び持っている心像を持ち続けることができる。遺体が全く見つからないケースでは，愛する人の死が物理的な現実であることの具体的な証左として公式の死亡証明書の写しを子どもに提供することが助けになることもある。子どもに直接「どんなことがあれば，君にとってお母さんの死がより現実的なものになる？」と尋ねることもよい。そうしてもし可能であるなら，子どもの提案に沿ってやっていく。もちろん，遺体の状態がその人の死後に起きることに影響しないということをその子どもに教えることも重要である。この情報が，親や治療者よりむしろ聖職者によって説明される方が子どもたちには容易に信じられる場合もある。子どもたちにとってこのことが問題であるように思われるときには，親が聖職者に助けを求めることが推奨される。

　トラウマ体験に対する自責の念に加え，亡くなる前に愛する人が経験した苦痛，苦しみにまつわる侵入的でぞっとするほど怖い考え，変わり果てた姿からくる死についての誤解や恐ろしい考えもまたセッションで取り扱う必要がある。

子どものトラウマを親と一緒に処理する

　子どものセッションと並行して親と一緒にトラウマについて話すとき，または子どものトラウマナラティブを親と共有するとき，治療者はその親がトラウマとなった出来事に関して，またはトラウマに関連した子どもの行動について（この両方についてのときもある）認知の誤り(エラー)（正確さを欠いた思考や役に立たない思考）を見つけることがある。トラウマ体験に対する子どもの反応や親自身の反応について，親にも認知の歪みが生まれることはある。よくある親の誤りは以下の通りである。

　「私はそれが起きうることを知った上で，子どもを守るべきだった。」
　「子どもは二度と幸せになれない。」
　「うちの家族は崩壊した。」
　「子どもの人生は終わった。」
　「私にはもう何一つ手に負えない。」
　「私にはもう誰も信頼することができない。」
　「世の中は恐ろしく危険だ。」
　「子どもは決してこのことから回復できない。」

　親は子どものトラウマに関し，その週親自身が悩まされていた感情や考えを話すように求められる。治療者はその上で親自身の考えについて正しいか，役に立つかどうかの両方の点から親自身が検討するように求めるべきである。例えば「私の子どもはもう決して幸せになれない」という考えに関していえば，現実にはほとんどの子どもたちはPTSDやPTSD以外の重大な情緒的問題があって辛いときですら，ときには普通の気分や幸せを感じることがある。治療者も個人的にその子どもが笑っている，明るい，あるいは他者と普通に交流している場面を一度や二度目撃しているだろう。治療者はこの点を親に指摘し，その上で子どもがそれほど悲しそうでないと思われるときが，それが例えほんのわずかな瞬間でもあったかどうかを親に尋ねることができる。子どもにそのようなときがあったことを親が認識することができさえすれば，こうした明るい気分への変化はトラウマから回復する過程の早期，多くの子どもたちが辛いときですらも起きていたことを治療者から指摘することができる。次に治療者

は，「決して～ない（never）」というのは長い期間のことを示すが，子どもはすでに多くの進歩を成し遂げ，これからもさらに良くなっていくことを指摘することができる。元の不正確な考えをより現実的なアセスメントに修正することで（例：「私の子どもは今は悲しみを感じていることが多いが，これは普通のこと。そうした今でさえ彼女は幸福を感じるときはある。時間が過ぎるにつれ，もっと回復していくだろう」)，親にはより一層の希望を感じてもらえる。子どもが自分自身について同様の歪みを持った考えを口にしたときに，親が子どもにどうしていけばいいかを教えるのにも役立つだろう。

　この後，治療者は並行して行われている子どもとのセッションのなかで子どもが見せていた歪んだ認知の例，どのような認知の処理のテクニックを用いてこれらの歪みをより正確で役に立つ思考に置き換えたかについて親と話す。親には，その上でどのようにトラウマ体験について考えていたか，例を思い出して言ってもらい，それらの考えが感情と行動にどう影響するか理解するために認知の三角形を使って話してもらう。治療者は，認知処理技法の手本となり，親には自分の正確でない，または役に立たない思考と取り組む練習をしてもらう。最後に，治療者は親に子どもがこの先に見せるかもしれない認知の歪みの例を出し，親が効果的に関わり，子どもがより正確で役に立つ認知を生み出す手伝いをする方法の練習をしてもらう。

　大概のCBTの介入では，宿題を使う。宿題とは，親がセッションの間に練習するスキルを課すことである。その次のセッションでは，治療者とそのスキルのことで話し合いをし，細かい修正を受けることになる。先に述べた通り，宿題をセッションとセッションの間に親が抱いた正確でない，または役に立たない考えを探索し，より正確，より役に立つものに変えることもできる。

こんなときどうしたらいいの？

親がトラウマのことで子どもを責めるときはどうすればいいですか？

　親が子どもを責める現実的な根拠を持っているかどうかを処理することが重要です。子どもは，実際，犠牲者になるのに何らかの形で一役かっていたのでしょうか？　この点に関し，責任対後悔の点から探究することは役に立つでしょうか？　もし子どもには全く責任がなかったとしたら，親が子どもを責め

る原因をはっきりとさせることが重要になります。それは親自身の自己非難の投影でしょうか？　もしそうだとしたら，この投影はできるだけ中立的な方法で探究されなくてはいけません。最終的には，仮に子どもに向かう親の非難が十分な実害を伴っているのであれば，治療者は直接的に悪影響のことを話題にして，救済策を話し合う必要があります。（最も極端な場合）必要ならば，家庭からの分離ということもそのなかには含まれてくるでしょう。

トラウマとなった出来事について子どもが親を責めるときはどうしたらいいですか？　親が実際いくぶんかの責任がある場合には？

　これは親が子どもを非難する現実的な理由があるかないかに関わらず，親と子どもとで正直に対応する必要がある状況です。子どもが親を非難することが起きるシナリオでよくあるのはドメスティック・バイオレンスです。母親が繰り返し虐待するパートナーのところに戻り，母親自身や子どもたちへの虐待が続き，暴力にさらされる危険を冒しています。母親個人のトラウマ症状が意志決定にどのように影響していたかを子どもが理解できるよう助けるのは，特に子どもが小さい場合，複雑で難しくなります。母親がそれを償うことや，この先母親が子どもの安全を守ることを保証するのを援助することは，子どもと親の間の関係を回復する上で重要なステップです。虐待的な関係に留まっていることに対する母親の責任の感情を完全に消そうとする努力は，最善の方向とはいえません。なぜならば今現在逃げられない母親の無力感を助長することになるかもしれないからです。同時に，母親の被害について責めることは，母子双方にとって明らかに非生産的です。最善策としてはドメスティック・バイオレンスの力動について母親が理解するのを援助しながら（通常，母親自身のためにセラピストを紹介する），将来の母子の安全を担保する安全計画(セーフティ・プラン)を立てるのを支援することでしょう（詳細は，構成要素10を参照）。

トラウマに焦点を当てた構成要素 8

トラウマの想起刺激を実生活内で克服する
In Vivo Mastery of Trauma Reminders

　トラウマナラティブを作ることは，子どもが自分のトラウマ記憶を乗り越えることを支援する 1 つの方法である。しかし，ただナラティブを作る技法だけでは，般化した回避行動を解決するには十分ではないかもしれない。前述したように，子どもによっては**本来無害である**はずのトラウマを思い出させるきっかけを回避し続けるために恐怖が般化してしまい，最適に機能しようとする能力が発揮できなくなっている。この**無害である**ということを利用すると，とても重要な違いをもたらすことができる。今なお安全への脅威が続いている状況を回避することは，多くの場合適応的なことである。例えば，もしある子どもが父親の家に行くと未だに身体的虐待を受けるとしたら，その子が父親の家に行くことを避けたがるのは適切であり健全なことである。治療者は，そのような子どもの，このトラウマ・キューへの感度を脱感作しようとすべきではない。なぜならば，それは子どもの安全を守る機能として「警報」もしくは「危険」を告げる役目を果たしているからである。同様の例に，進行中のドメスティック・バイオレンス（以下 DV）やコミュニティで起きたトラウマの状況がある。そこにおいては，子どもが切迫した危険から自ら逃れられるように，可能であれば適切な公共機関の介入を促せるように，暴力に先立つ出来事に適切に気づくことが重要である。そのような子どものこれらのキューに対する感受性を脱感作したり，適切な不安や警戒の水準で応じなくなったりする形で「克服」させようとする試みは，彼らを守るというよりむしろ危険にさらすだろう。

　反対に，もし恐れを呼び起こすトラウマ・キューが，過去にあった経験の無害な想起刺激ならば，現在の安全の維持という目的にかなわないし，もし過度に般化されたら，健全な適応を妨げるだろう。以前住んでいた家の寝室で性的虐待を受けた子どもが，新しい家の寝室でも眠りたがらないというのは，本来無害なキューが過度に般化された恐怖の 1 つの例である。なぜならばこの寝室

もその性的虐待を思い出させ，本質的には無害なキュー（彼女に何も悪いことが起きていない寝室）が子どもの正常な発達軌道（自分の部屋で1人で眠れるようになること）を回復させる能力を妨げるからである。また他の状況として，母親が父親からDVを受けてきた子どもが，父親が刑務所にいるにも関わらず登校を怖がる例がある。その子はもし母親が1人で家に残されたら，母親に何か悪いことが起こるのではないかと恐れているのかもしれない。実生活内エクスポージャーは，子どもが最適な機能を回復することができるように，このタイプの回避を徐々に克服するために立案された介入である。

　回避のもつ大きな問題は，それが強力に自己強化（セルフ・リインフォーシング）をすることである。言い換えれば，回避をすればするほど，回避が自分の恐怖をうまく抑えるのに唯一可能な方法だと信じるようになるのである。逆に言えば，回避を克服する最も強力で効果的な方法は，回避「しない」ことか，もしくは恐れているまさにそのことに自分を曝露することなのである。恐れていた状況に自分を曝しても，恐れていた結果にならなければ，かつて回避していた状況に対する不安は減少し始める。この（不安の）減少は恐怖を克服するきっかけとなり，自分がそれに直面すればするほど，恐ろしくなくなるということを学ばせてくれる。

　しかしながら，実生活内エクスポージャーでは，多くの子どもや親や治療者が決して行わないような思いきった飛躍が要求される。恐怖に直面しないことの結果として，子どもが不必要に，ときに悲劇的に，ずっと以前に乗り越えられていたかもしれない回避行動や恐怖との間で何年も苦闘することがある。治療者がなしうる最悪なことは，実生活内エクスポージャーを始めておきながら，その介入に確信がもてず途中で止めることである。もし介入に確信を持てず，途中で止めるくらいなら，最初からやらない方がよい。なぜならば，このことから子どもは，その恐怖が，自分やましてや治療者が考えていたものより，さらに強力だったのだと学習してしまうからである。子どもがその課題を克服し，自分が怖れていたものごとに耐えられると学習するまで，治療者や養育者は前向きに取り組み続けなければならない。これは，子どもの不登校や大人の恐怖症（フォビア）の治療に使われている介入と同じである。首尾一貫して使われれば，高い効果があることが知られている。それがどのように作用するかをここに示す。

　この作業の目的は，トラウマナラティブを作るときと同様，子どもを怖い状況や想起刺激で圧倒させたり溢れかえらせたりすることではなく，子どもを段

階的に一度に少しずつ怖い状況に慣れさせ，1つ1つの段階を耐えられるようにしていくことである．介入の終了時までには，子どもは一度に少しずつ適応することによって，過度の不安や恐れなしにその状況にいられるようになっていなければならない．最初のステップは，怖い状況が何かを見定めることである．前述の子どものケースについて考えてみよう．その子は母親がかつて DV を受けていて，今でも何か悪いことが起きるかもしれないという恐怖を抱いており，そのために母親を1人にすることを回避している．実生活内エクスポージャーの計画を立てていくとき，最も怖い状況について可能な限り多くの情報を得ることが重要である．この子の場合，週末や夕方に少しの間だけ親戚や友だちを訪問するために家を離れることならばできるということがわかった．彼女の本当の恐怖は，母親の無事を確認するために電話をすることができない学校にいることだったのである．

　効果的な計画を立案するためには，母親がその計画に積極的に参加し，安心し，それに同意していることが不可欠である．例えば，もしこの母親が子どもを家に居させようとしていたら（幼いきょうだいの世話の手伝い，家事の手伝い，情緒的サポートなどのため），介入はうまくいかないだろう．母親は子どもに対して自分で自分の安全を維持できること，自分に何か悪いことは起こりそうにもないこと，家でその子が母親を守ろうとすることを必要としていない，望んでいないこと，子どもの仕事は教育を受けることで，それは子どもが母親に対してできる最善の助け方であることを再保証する必要がある．もし，その母親がかつて子どもに矛盾したメッセージを与えていたとしたら，今は事態が異なるということを子どもに保証することが重要である．子どもに母親の安全を保証できる段階が来たら，子どもが楽に学校に戻るための計画に母親，子ども，治療者，学校間で合意がなされなければならない．この時点まででその子どもがどの程度学校に出席していたかにもよるが，到達目標は彼女が学校にいる時間と母親／家から離れている時間を次第に増やすことである．その子どもが過去1カ月，毎日1時間以上は学校にいられず「病気」で帰宅することがその時点で許されていたと仮定しよう．これが，この子どものための実生活内エクスポージャー計画のサンプルである．

第1週
月曜と火曜に2時間学校にいる

水曜と木曜は3時間
金曜日は家に電話をしないで4時間
もし子どもが気分が悪くなったら，保健室に行って5分間呼吸法とリラクセーションを練習する。決められた時間より長く学校にいられたら，1日に1度母親に電話をしてもよい。

どの日も到達目標を達成したら，彼女は星を1つもらえる。
到達目標を上回ったら，星を2つもらえる。
週末に母親と一緒に映画を見てもよい：
星5つ＝レンタル映画を1本　星10個＝レンタル映画を2本

第2週
月曜は4時間学校にいる
火曜と水曜は5時間
木曜と金曜は6時間
保健室，家への電話，ごほうびに関しては上の計画通り

第3週
1日中学校にいる
他は上の計画どおり

第4週
1日中学校にいる
他は上の計画通り

　子どもが毎日学校から帰宅するたび，母親は子どもを褒め，安心を与え，かつ星がつくようならば，すぐにあげなければならない。教師・養護教諭・カウンセラーにその子の状況について認識してもらい，子どもにサポートと安心を与え，もし学校でできるのであれば，リラクセーション技法の再強化ををしてもらうと役に立つ。
　実生活内エクスポージャーは，ほとんどの回避的な行動を変化させる信頼できる方法であり，子どもや家族の適応機能それ自体に対して価値がある。しか

しながら私たちは，この介入の最も重要な結果（アウトカム）は，子どもが自らの自己有能感（コンピーテンス）とまた自己制御（マステリー）の感覚を回復することであると信じている。圧倒的な恐怖に対してなす術もないと感じ，また実際に何もできない状態でいることは，自信を喪失させる経験（ディスエンパワリング）である。恐るべき記憶と恐怖に打ち勝つことができるということを学ぶことで，子どもたちは自己有能感を獲得し，それは彼らの人生においてより遠くに到達できるポジティブな結果をその人生にもたらすのである。

こんなときどうしたらいいの？

子どもたちを学校に戻す計画について学校に情報提供することと，守秘義務との間で，どのように折り合いをつけていますか？

学校は，子どもが学校に戻ることを援助するための計画を理解するために，その子どもの治療の詳細を知る必要はありません。治療者は，治療計画のうち何を学校職員と共有するべきか，また何が共有されるべきではないかということを母親や子どもと話し合わなければなりません。典型的なものとして，子どものトラウマ体験の個人的な詳細について学校職員に話す必要はありません。

もし子どもが家に居続けてほしいと親が望むならそれは依存です。治療者はそのような態度をどういうふうに扱うのがよいのでしょう？

子どもは成長する準備ができているのに，親の方が子どもの成長，また子どもが正常な発達曲線を取り戻すことを怖がっていることが往々にして見られます。親と一緒に，支援の道筋のなかでこの問題点を支援的に議論することは役には立つでしょうが，多くの親が子どもを発達のより幼い段階に保つことを自分自身が必要としていることに気づいていませんし，先に進めないのは子どもの方であると主張するでしょう。これは，行動療法的介入に反応しそうもない難しい状況です。なぜならば親は介入の効果をなくす行動に出る可能性が高いからです。親が自分の心の奥底にある怖れを見極め，認識するのを助けることは，子どもにとっても親自身にとっても，しばしば役に立つでしょう。その時には「トラウマに焦点を当てた構成要素7」に述べられた処理作業（プロセシング）を用いて，親の機能不全思考や信念に異議を唱え，説得することができます。加えて，も

し親がまだ個人療法を受けていなければ，これはそのような紹介(リファー)に適切な時期かもしれません。

トラウマに焦点を当てた構成要素 9

子どもと親の合同セッション
Conjoint Child-Parent Session

　TF-CBT モデルには，治療者のもとで，親子が心理教育を振り返り，子どものトラウマナラティブを読み，より開かれたコミュニケーションに取り組んでいくという子どもと親の合同セッションが含まれている。この合同セッションは，子どもが親と直接トラウマ体験やその他のことを話すときに，より穏やかに話せるようになることを意図している。通常合同セッションは，子どもと親がそれぞれ治療者との個別セッションで子どものトラウマ体験の認知処理を終えた後で行われる。治療者は家族と，治療全体のなかで合同セッションをより早く行う方がよいか，また，その回数が多い方がよいか，少なくてよいかなどについて一緒に決めなければならない。多くの家族にとって，合同セッションは具体的なスキルの練習（例えば，褒め合い）やトラウマについてのより一般的な話（例えば，子どもが体験したトラウマについての一般的な知識をどちらが良く知っているかを競うクイズゲーム）から始めるほうがより行いやすい。このような方策をとることによって，理論上では，トラウマについて話すことがすぐに楽になり，トラウマナラティブを一緒に読んで振り返る準備ができるのである。

　1 時間のセッションの場合，通常合同セッションでは治療者は始めの 15 分を子どもと，次の 15 分は親と会い，それからの 30 分で親子同席で面接する。この時間配分は個々の家族のニーズに応じて融通を利かせることはいうまでもない。

　合同セッションで子どものトラウマナラティブを子どもと親とで分かち合うことを目指すならば，それまでに，子どもはナラティブを完成させており，それを声に出して読んだり治療者と話し合うことができるようになっており，さらにそれをすすんで親と分かち合いたいと思っている必要がある。

　親は前もって治療者との個別セッションで，子どもが完成したナラティブ全

部を治療者が読むのを聞いていなければならないし，ナラティブを感情的に耐えることができて（泣いたり，強度の回避による対処メカニズムに依ったりせずに）落ち着いて読むことができなくてはならない。そして，親のセッションで子どもへの返答の練習をしているときには，子どもに対して支持的な言葉を返すことができるようになっていなければいけない。

　実りある合同セッションのためには親の感情が十分平静であることが必要だが，そのためには，場合によっては治療者は何度も親とともに子どものナラティブを読み返す必要がある。さらに，親の子どもへの反応をしっかりと支持的で適切なものにするためには，治療者は親とロールプレイをするのが良い。

　親が，子どもとトラウマナラティブを振り返ることに気持ちの上で準備できたようならば，治療者は子どもと個別に準備を始めなければならない。治療者は個別セッションで子どもにナラティブを声に出して読ませ，もう子どもはそれを親と共有する準備ができていると告げる（治療者はその前のトラウマナラティブのセッションで，ナラティブを親と共有することになることを告げておかねばならない）。治療者はそれから子どもが親と話したいことや，訊きたいことをリストに書き出すことを提案する。これらの質問は，トラウマに直接関連するものかもしれないし，子どもが親とよりオープンに話せるようになりたいと思っているトラウマ体験の他の内容のことかもしれない。例えば，親がトラウマを引き起こした人物のことをどう感じているか，親のトラウマに関する気持ちや考え，トラウマとなった出来事に関するその他の質問や家族関係に関する質問などがあるかもしれない。治療者は個別セッションで子どもがこれらのことを語るのを促し，子どもが疑問を形にしていくのを手伝っていく。

　親との個別セッション（合同セッションの前の15分間）で，治療者はもう一度子どもの書いたトラウマナラティブを親に読み聞かせ，子どもが親に直接読み聞かせるのを聞くことの準備ができているか確かめる。治療者はそれから子どもの質問を親とともに読み返し，親が最適な応答をするのを援助する。親もまた子どもに対して質問があるだろうが，治療者は親がこれらを適切な形で言葉にするのを援助する。

　家族合同セッションでは，子どもは自分で書いたトラウマナラティブを親と治療者に向かって読む。そして，親と治療者は，子どもがこのナラティブを書いたこと，親に読み伝えることができたことを褒める。それから子どもは前もって準備しておいたリストから気になる問題を取り上げ，それぞれの問題を

親子双方が満足いくまで話し合う時間をとる。もし親が子どもに質問したいことがあったら，子どもからの質問が全て完了してから尋ねなければならない。このやりとりにおける治療者の役割は，治療者の介入は最低限にして親子がお互いに直接やりとりができるようにすることである。もし子どもと親のどちらかが困難を感じたり，どちらかが相手が正せないような不正確あるいは役に立たない思考を露にしたりしたら，その認知が吟味されないままにならないように（臨床的に適切だと判断すれば），治療者は介入する。治療者はまた，治療のなかのトラウマナラティブと家族合同セッションの構成要素を成功裏に終えたことに対して，親と子どもを賞賛する。

　この合同セッションの終わりには，治療者と親と子どもは次の週の合同セッションの内容を決める。子どもと親はしばしばこのセッションを楽しみ，もう一度することに乗り気になって，一緒に話す話題をもっとあげようとすることがある。もし交流することにぎこちなさや，難しさがあれば，それほど次のセッションを持ちたがらないだろうが，しかしこのような状況でも，治療者は親子がこれらの問題をより安心感をもって語れるようにするために，さらに合同セッションをもつことを積極的にすすめるべきである。合同セッションはまた，子どものトラウマ関連症状や子どもが経験したトラウマの特徴的なタイプなどについての心理教育を提供し強化する場としても用いることができるかもしれない。

　合同セッションで他に家族がよく話し合うことには，(1) トラウマ体験の意味づけ，(2) 安全プランを立てる，(3) 性的虐待のケースでは健康的なセクシャリティ，(4) 健康的な関係性，(5) DV に曝されてきたティーンに対しては，怒りの解決（anger resolution）と適切で恋愛に適したパートナー（romantic partner）をさがすこと，(6) 葛藤の回避，(7) 暴力的なコミュニティで生活している子どもたちに対して，ドラッグを拒否することとリスク軽減の方略，(8) 子どものトラウマ的経験に対する感情的な反応（そして必要なら親自身のトラウマ的反応），そしてそれらがセラピーを経てどのように変化してきたか，ということの共有，などが含まれる。親は，よく理解できることだがトラウマとなる出来事を体験した子どもの将来を案じる。子どもの感情・認知・行動そして身体がこれらの経験によって変化したと感じられるときには特にそうである。合同セッションは親がこれらの心配を建設的に乗り越えるのに役立つ。親は子どもとこれらの問題についてセラピーの場や帰宅してから率

直に話し合えるようになったときにしばしば安心するものである。これらの懸念を明らかにすることによって，子どもが以前ならば家では扱われてこなかった領域のことに関する質問を口にすることができるようになるのである。例えば，ある青年期女児は父親が母親を絞め殺そうとしたことを目撃していた。合同セッションで虐待的でない恋愛に適したパートナーを将来自分でどのように選ぶかを話し合うことになった。この話し合いにより彼女は母親の愛人についてのネガティブな感情を初めてオープンに表現できるようになった。その愛人は彼女の父親のように予期できない怒りに陥る傾向があり，「なんでもないことで」怒鳴り始めるのだった。母親がこの人は身体的な暴力を振るったことは決してないことを指摘したとき，その少女は答えた。「確かにまだしていないわ。でも私はあの人がお母さんを傷つける初めてのときが来るのがいやなのよ」。この発言によって母親は現在のボーイフレンドの振る舞いが娘に与えている影響を理解できるようになり，娘が家でより安全だと感じ，母とよりオープンに話せるようになるための変化を引き起こしたのである。

　合同セッションがいつも容易で楽しいとは限らず，成長と変化は子どもと親にとって困難なこともあることを，治療者は覚悟しておかなければならない。新たな領域のことが初めて話題になるたびに，古傷や傷みの感情，誤解やコミュニケーションの行き違いが再び露わになるかもしれない。これらの問題に徹底的に取り組むことが家族にとって痛みを伴わないことではないが，とても行う価値あることだ。治療者は，これらの問題と子どものトラウマ体験や現在の症状の関連や現在の家族機能への影響を鑑みて，その問題にどれだけのセッション数を費やすかを決めるための臨床的な判断をしなければならない。親と子どもが準備期間を含めてこのセッションで成し遂げたことを互いに賞賛し合えるように導き，前向きな雰囲気で合同セッションを終えることが推奨される。

こんなときどうしたらいいの？

子どもが物語を親と分かち合おうと思っておらず，治療者もそれに同意しているときにはどうしたらいいですか？

　もし治療者が親は子どもの物語を聞くことに耐えられない，子どもを適切にサポートできない，と思うならば，ナラティブを親と分かち合わない方がおそ

らく良いでしょう。その代わりに合同セッションを子どもと親の間の他のポジティブなやりとりをすすめることに使うことができます。治療者はこの観点から種々の共同作業を子どもと親に提案し，これらの作業を通じてコミュニケーションスキルを高めることをすすめていくべきでしょう。

複数のきょうだいが治療を受けているときは，合同セッションはどのようにやっていくべきでしょうか？

通常は，きょうだいはそれぞれ自身の合同セッションを親と持つべきでしょう。このやり方では，それぞれのきょうだいはトラウマ体験に対する彼ら独自の見方を親と分かち合い，彼ら独自のやり方で文脈に当てはめていきます。しかし，きょうだいがお互いに物語を分かち合いたいと思うことがあるかもしれません。親が同意しており，治療的にも適切と思われたなら，治療者はこの作業をすすめていくべきでしょう。もしそうしたいのならば，年下のきょうだいと分かち合うために，そのきょうだいも発達レベルに合わせて物語をわかりやすくするやり方を教えてあげる必要があるでしょう。子どもたちがどこを直せばよりわかりやすくなるかを直感的に知っているのは驚くほどですが，もし彼らに自信がなければ，いつでも治療者は手伝うことができます。

もし親が合同セッションで子どもに対して批判的になるなど「ネガティブ」な状態になってしまったらどうしたらいいでしょうか？

治療者は，可能ならいつでも子どもと親の間の橋渡しをして，両者の間のポジティブな相互作用を形作ることを試みるべきです。もし合同セッションがあまりにもネガティブになったら，治療者は合同セッションを終えて，親とのみ会い，何が悪かったのかを探索するべきです。しかしもし可能であれば，合同セッションの間に親の振る舞いをよりポジティブなものに作り変えていくことを試みるべきです。

トラウマに焦点を当てた構成要素 10

将来の安全と発達の強化
Enhancing Future Safety and Development

　トラウマを体験した子どもは，自分の安全について不安や懸念に悩むことがある。無害なトラウマの想起刺激（例：トラウマ記憶，暗闇など）に対する恐怖は，トラウマナラティブや処理（プロセシング）の作業，実生活内でのエクスポージャーを行うことで，ほとんどすべてを解消することができる。しかし，その他の現実的な安全に関する懸念は，安全スキルの教育やトレーニングを通じてやっと扱える。残念ながら私たちは，トラウマを体験した子どもにもう二度とトラウマとなるようなことは起きないとは言えないし，そうすべきでもないが，自己効力感と準備性を増す対処スキルを教えることで，子どもの不安に答えることができる。道を渡るときには左右を確認する，自転車やバイクに乗るときにはヘルメットを被る，車に乗るときはシートベルトをするといった標準的な安全策を教えることに加えて，全ての子どもに教える価値のある安全に関するレッスンがたくさんある。これらのレッスンを分かち合ったり，見直したりすることは，トラウマを体験したことで脆弱な感覚が増している子どもたちにはとりわけ重要である。

　例えば家で火事に遭った子どもがいたとする。その子はそのような火事には二度と遭わないかもしれないし，かといってそう言い切ることもできない。けれども，私たちは，火災発生時の標準注意項目[訳注1]を見直したり，練習したりすることで，火災がまた起こる見込みに対して現実的な見方を促進すると同時に，子どもの安全感をさらに高めることができる。このような治療の一面には，煙探知器が取り付けられており正常に作動するかどうか，避難経路（全ての部屋からの脱出経路を少なくとも2つ）を探しておき逃げる手続き，避難し

訳注1）原文には米国消防庁の子ども向けページが紹介されている。http://www.usfa.fema.gov/kids/flash.shtm

て外にでる際には床に近づけるように姿勢を低く保つこと，119番への通報，燃えている火のなかに戻らないことなどの重要性について話し合うことが含まれる。子どもが実生活で追加練習をすることができるように，こういった情報を復習することや火災への対応を練習することは，宿題だけでなく，親子セッションにも組み入れることができる。

　火災時の安全のように個人の安全（パーソナルセイフティ）について学ぶことが，どの子どもにとっても大切である。そして虐待や暴力にさらされてきた再被害のリスクが高い子どもにとっては，とりわけ重要である（Arata, 2000; Boney-McCoy & Finkelhor, 1995）。シートベルトや道路の横断や火災に対する上述の基本的安全スキルを親と子が一緒に復習することは，個人の安全スキルの導入を容易にし，その重要性を際立たせる。

　個人の安全スキルを教えるタイミングは，慎重に考慮されなければならない。一般的に，こういったスキルは，子どもが自分のトラウマナラティブをほとんど終えた後で教えられることが望ましい。どうしてその順番でないといけないかというと，ほとんどの子どもが，トラウマに対して通常私たちが最適であると考えるような反応をすることができていないからである。例えば，子どもが，虐待や暴力を止めるのに十分効果的な自己主張をすることはまれである。実際には最適だったとは言えない以前のトラウマ体験へのその子の反応を，その子が恥ずかしからずに話せるように，安全スキルを教えることは最低限トラウマナラティブや他のエクスポージャー・ワークが終わるまでは先延ばしにするのがベストだろう。個人の安全スキルをあまりに早く教えられてしまうと，子どもは自分が暴力や虐待を止めるためのそういったスキルを持っていなかったことに対して罪悪感を抱くかもしれず，また自分を「よくみせる」ためにナラティブのなかにこういった行動を取り入れてしまうかもしれない。段階的エクスポージャーや処理の作業は，子どもが体験を**起きた通りに**報告したときに最も効果がある。その体験を処理し，意味づけした後で，子どもは将来にわたって安全を確保できる別の反応を探索したがるかもしれない。

　子どもがよりリスクの高い状況に置かれている場合には，より早めに個人の安全スキルを訓練してもよい。例えばドメスティック・バイオレンス（DV）に曝されてきた子どもの事例などがそうである。治療は通常は安全についての問題が取り扱われない限り始められないが，子どもによっては攻撃的で，暴力を行う可能性のある人と接触し続けなければならないことがある。例えばある

人がDVのために配偶者の元を去ったとして，その配偶者は子どもとの面接交渉権をもっているかもしれない。そのような場合，自分が身体的に傷つけられたことは全くないにも関わらず，子どもはしばしば他者からの暴力と同様に，親からの暴力の可能性を恐れ続ける。これは，あるレベルの個人の安全に関する訓練を行うことが経過中比較的早期に許される環境である。

一般に，子どもを安全スキルの訓練に導入する前に，以前のトラウマに対して彼らが示した反応を認め，褒めることが大切である。前述したように，子どもの反応はトラウマを防ぐことまではできなかったけれど，その反応のいくつかの側面はかなり効果があったし，褒めて認めるに値する。事実，ほとんどの子どもを，暴力について誰かに話すという安全に向かう最も大切なステップを踏んだことで賞賛することができる。もしそのトラウマが虐待で，それを目撃した誰かによって発見され，報告されたとしても，それを褒めるのに値するという真実はかわらない。こういったケースでは子どもは当初話してはいなかったにせよ，ある時期にそれについて誰か（例：警察官，児童相談所のワーカー，治療者）に話す勇気を見出す。それが明らかになることで，将来において似たような虐待を受ける子どもを守り，他の子どもたちをも守ることになるのだ。安全スキルの訓練が，子どもに，以前のトラウマへの反応で正しいことをしなかったという思いを残してしまう可能性を減らすためにも，子どもはそのときに知っていた最も良い方法で対応したということを強調することが大切である。治療者として，このようなコンセプトを紹介することができる。

治療者：虐待をしたり暴力をふるったりする人にどう対応したらいいかを，ほとんどの子どもは学ぶ機会がありません。子どもに家で火事が起きたときやほかの緊急事態に何をしたらよいのかを話しても，誰かが虐待をするときにどうすればいいかなんて具体的に教えないからね。だからパパがママを殴ったときに君がしたことは，そのときにあなたが知っていた最善の対応方法だったんだ！

子ども：僕はそうは思わない，だって助けを呼ばなかったから。

治療者：パパがママのことを叩いたときにどうすればいいのか，誰かが教えてくれたことがある？

子ども：いいや。

治療者：でしょ，君がどうやって助けを求めていいのか知らなくてもびっく

りしないよ。でも，君がおねえさんを自分の傍にいてくれるようにしたのは，とても助けになったんじゃないかな。
子ども：そうだね。そう思う。
治療者：それから，君がしたことで，ほかにもとても勇敢なことがあったよね？
子ども：さあ。
治療者：児童相談所のワーカーが，何が起きたのか君に尋ねたとき，君はどうしたの？
子ども：何が起きたのか，言ったさ。
治療者：それって辛いことだった？
子ども：**すごく辛かった**。何もいいたくなかったんだ。だって，もう二度とパパに会えなくなるかもしれないって思ったから。
治療者：そうか，君がぜんぶの質問にとてもはっきりと答えたことは，とても勇敢だったと思うよ。
子ども：そうだね。
治療者：今日は，君や誰か他の人が危険な目にあっているときに，君にとって助けになるかもしれない特別なスキルの練習をしようと思うんだ。でもそれは以前の君が間違ったことをしていたってことではないんだよ。だって君はそのときにできる最高のことをやったんだし，特にかなり怖かったし，そんな状況でどうすればいいかなんて今まで誰も君に言ってなかったんだから。
子ども：そう，怖かったよ。でも今は怖くないよ！
治療者：すごいね。じゃあ，将来，君が誰かの安全を心配したときに君のことを助けてくれるかもしれないやり方について話そうか。
子ども：いいよ。

　複数回のトラウマ，とりわけ対人間暴力を経験してきた子どもは，暴力や虐待が再び生じるという現実的な恐怖を抱いているかもしれない。実際，前述したように，被害にあったり暴力に曝されたりした子どもは，青年期や成人期に再び被害を受けるリスクが高いという無視できない証拠がある。このために，スキル構築のエクササイズを取り入れることは，被害を受けるリスクを抑えて，生きて行くなかでストレッサーに向き合うときの自己効力感を増すだろう。

親の関与が，子どもの個人の安全スキルの保持や利用を促すことが，複数の研究に明確に述べられている（例，Finkelhor, Asdigian, & Dziuba-Leatherman, 1995; Deblinger et al., 2001）。個人の安全スキルの訓練は，子どもとの個別セッションではじまるかもしれないが，最終的には，親も学んだり実践したりするようになることが大切である。
　子どもに自分の安全を保たせる最初のステップは，恐怖や混乱した経験について他者に話し伝える力を促進することである。子どもは，虐待的あるいはトラウマ的な経験に対して効果的に反応できる語彙やコミュニケーション技術や自信を持つことを必要とする。子どもにとっても「知識は力」である。性的虐待や家族内や地域における暴力についての基本的な事実をおさらいしておくことは，子どもに知識を与えるだけではなく，潜在的に危険な存在をみつけだし，虐待に関連した不安やその他の不安になるような体験（例：いじめ，地域での暴力の目撃など）について誰かに話すことを促がす。すでに示したように，どれくらいの子どもが虐待を体験し暴力にさらされているか，こういった経験をした子どもがどのような気持ちになるか，そして，だれが攻撃的な行動をとるかもしれないか，といった基本的な情報を子どもに提供することは，その問題に対する子どもの理解を深める。ここにおいても再び，子どもが，自分の感情と心配の両方を表現するために必要な言葉を持つことを保証することが大切なのである。感じたことを共有することや「プライベート・パーツについてのお医者さん言葉（医学用語）」を教えることは，しばしば子どもが被害体験について話すために必要な言葉を使うことが不快なため開示が困難となる性的虐待を含む全ての被害について話すための基本的スキルを確立する。こういった類の心理教育は，さまざまな本，ビデオ，教育的なゲームによって提供される。
　子どもにとって被害体験について話すために必要な言葉を使うことが不快ならば，しばしば，開示することが特に困難となる
　一般的に，その環境において起きうる危険について子どもに教えるのと同時に，危険について自らの「直観的」な反応や知覚に注意を払うことを促すことは，大切である。生活のなかで暴力を体験し，PTSDになっている子どもは，ときに危険の兆候（デンジャー・キュー）に対して鈍感になっている。というのは，そういった兆し（キュー）はPTSDの反応を引き起こす可能性があり，その結果として危険になる怖れがあるという情報を効果的に処理できなくなってしまう。この理由から潜在的な危険にどう反応すればよいかを子どもにリハーサルさせることが大切である。こ

ういった類のロールプレイは，子どもの安全スキルを発達させるだけでなく，馴化によって危険の存在に対する生理的反応や解離反応を減少させうるかもしれない。また，もう1つ大切なこととして注意しておきたいのは，繰り返し暴力に曝されてきた子どもは，危険が存在しない状況を危険と受け取り，無害な手がかりに対して攻撃的に過剰反応してしまうかもしれないという点である。繰り返すが，子どもが直面しているシナリオを演じさせイメージさせるロールプレイは，子どもに，受動的，攻撃的な主張ではなくアサーティブに自分の意見を述べる練習をする機会となる。要するに，教育，スキル構築，体験エクササイズは，将来子どもに現実的な脅威がふりかかったとき，それを認識し，より効果的に反応できるようにするのだ。

　個人的な安全スキルの訓練は，将来に被害を受けないことを保証するものではないけれど，複雑な個人的状況に対して自分がコントロールしているという感覚や対応できているという自信を促進するということを親子が理解することが大切である。事実，子どもがこのタイプのトレーニングを受けたとき，虐待を受けたことを開示する可能性が高く，自己防衛の方略を利用できる可能性が高いという，いくつかの実証された知見がある（Finkelhor et al., 1995）。

　個人の安全スキルを取り入れるときに重要なコンセプトには次のようなものがある。(1) 感情や要求を明確に率直に伝える，(2) 「直観」的な感覚に注意を払う，(3) 安全を提供してくれる人や場所を同定する，(4) 自分の体は自分のものであることを学ぶ（「OK なタッチ」と「OK ではないタッチ」についてのルール），(5) いい秘密（surprise）と悪い秘密（secrets）の違いを学ぶ，(6) 必要とする助けを誰かが提供してくれるまで求め続けること。

　感情や要求を伝えることは，ストレス状況下では困難であり，特にそれが通常は心地よく安全な環境でなされるようなものでなければなおさらである。仲間同士のやりとりには難しさが潜在するが，それを最初のロールプレイの題材に使って，自己主張や，明確かつ率直なコミュニケーションを練習することができる。

　　治療者：今日は，学校で，誰かがあなたにイタズラや嫌がらせを言ってくるときに助けになるようなスキルを教えようと思うの。そういう体験をしたことはある？
　　子ども：もちろんだよ。1人の子がいつも嫌がらせをするんだ。

治療者：彼はどんなことをするの？
子ども：僕のこと「ださい」っていうんだ。
治療者：じゃあ，彼があなたのことを「ださい」って呼んだときにあなたがすることを私たちで演じてみましょうよ。ちょっとの間，私はその男の子になっていいかしら？
子ども：いいよ。
治療者（男の子役で）：おい，そこのださいやつ，何してんだよ，またひどいへまをやらかしたのかよ？
子ども：いけすかないやつだな，お前こそ何してんだよ。
治療者：さて，あなたがそう言ったとき，ビリーはいつもどうするの？
子ども：あいつは，ただ「だ・さ・い」って叫ぶだけ，みんなが注目するまで，どんどん大きな声をだすんだ。
治療者：なるほど，えーと，そうねぇ，もしあなたが違った対応をすることができたなら，それがうまく働くかもしれない。私たちがアイ・メッセージについてどんなことを話し，それから誰かに対してあなたが感じたことやして欲しいことをはっきりと明確に話すにはどうするんだったか覚えてる？　こういうとき，あなたには，堂々として，"君が僕のことをださい奴って呼ぶと，僕は，＿＿＿＿＿と感じるんだ。もう，そんな言い方で僕のことを呼ぶなよ。"って言って欲しいの。
子ども：わかった，やってみるよ。
治療者（男の子役で）：さすが。……おい，「すっげえださい奴」，そこで何してんだよ。
子ども：君が僕のことを「すっげえださい奴」って呼ぶと，僕は腹が立ってくるんだ。もう，そんな言い方で僕のことを呼ぶのはやめてくれないか。
治療者：すごい！　うまくできたわね。あなたが，あなた自身をはっきりとまっすぐに表現したやり方は，本当によかったと思うわ。じゃあ，もう1回，同じくらい強い調子の声で，でも，今度は肩を後ろに引いて，私の目を見て言ってみましょう。

　ロールプレイにおいて述べたように，子どもに言語（ヴァーバル）コミュニケーションを教えるのに加えて，非言語（ノン・ヴァーバル）行動についても教えることが大切である。例えば，1

つ1つのロールプレイの後に，子どもは言語的および非言語的行動の両方に対して，ただ単に肯定的なフィードバックを受けるだけでなく，穏やかで具体的で建設的なフィードバックを与えられる。

　セッションのなかで子どもに感情を表現する練習をさせるのに加えて，親が，家で自分の気持ちを表そうとする子どもの努力を方向づけて，褒めることで，効果的な感情表出を促進することもとても役に立つ。親はしばしば子どもがどんな気持ちなのかをより頻繁に訊ねることで感情表現を促すことができるようになる。親はときに子どもの怒りの表現に対して効果的に応答することが困難なことに気づく。例えば，子どもが「僕はママに対して怒っているんだ」と言うとき，親は身構えた受け答えをする代わりに「あなたが怒ってることを教えてくれてありがとう。そのことについて話してみない？」と言うことを教えることができる。このような応答はしばしば子どもを驚かせ，より豊かな会話につながりやすいだけでなく，子どもが怒りを表現するときにする壁を蹴るなどの行動よりも，もっと効果的な行動を強化する。

　子どもたちに，彼らの「直観的な」行動に注意を向けさせることは，安全な場所へ逃げ込んだり，助けを求める必要性を教え，自分のなかにある手がかりを認識しやすくする。ときに子どもは，危険や自分の生理的覚醒に対して無意識に反応し，行動を起こすよりもむしろ「固まる」（フリーズする）。この固まる反応が子どもを保護する働きを持つことはありうるし，事実そういった例はあるが，子どもにとって安全につながる人や場所を特定することは重要であり，そうすることでその後できるだけ早くに助けを得ることができる。こういった手順は，DVに曝されている子どもに関わっているときには，特に大切である。親は，子どもに安全プランを身につけさせることを奨励され，そのプランには自己防衛方略，安全や支援を提供する場所や人の現実的な特定，119番への通報といった内容が含まれる（Runyon, Basilio, Van Hasselt, & Hersen, 1998）。起こりうるどのような状況でも連絡可能な人を知ることは困難であるから，安全な場所や信頼できる人のリストを作ることを助ける。再び述べるが，子どもだけとのセッションやその後の親との合同セッションのなかで，簡単なロールプレイがこういった対処法を練習する機会となる。さらに，親がこういった対処法を子どもと一緒に家で練習できるようになることが大切である（119番に通報する練習をするときには，プラグを抜いておくことを忘れずにおくこと）。加えて，安全プランに含める他者（例：隣人など）には，できる

ならば内容を知ってもらい，ロールプレイの練習にも関わってもらうとよい。

　　治療者：今日は，先週お母さんと一緒にやった安全プランを練習してみようと思うの。
　　子ども：いいよ。
　　治療者：さて，じゃあ，パパが，帰宅して車からあなたを降ろしたときパパとママが今までやっていたなかでも本当にひどいけんかを始めたとしましょう。ママが怖がっていることや，怪我をするかもしれないということをどうやったらわかるか言えますか？
　　子ども：だいたいお母さんは泣いて叫び始めるんだ。
　　治療者：いいわ。そうしたら，ママが示すようにママが「やめて」と叫んでも，お父さんがやめなかったら，あなたはどうする？
　　子ども：僕はママの寝室に行って119番に電話する。
　　治療者：そう，その通り。やってみましょう。この電話のプラグは抜いておくから，ダイヤルしてもいいですよ。
　　子ども：よし。（119とダイヤルする。）
　　治療者：119です，どうしましたか？
　　子ども：パパとママがひどいけんかをしていて，それでママがひどい怪我をしちゃうんじゃないかって心配なんです。
　　治療者（119の配車係の役で）：今どこにいるんですか，住所を言えますか？
　　子ども：ポプラ通り19番地。
　　治療者（119の配車係の役で）：君は大丈夫かい，君はどこにいるの？
　　子ども：僕も怖いです。僕は，裏口から隣の家に行こうとしています。
　　治療者（119の配車係の役で）：よし警官が向かっているよ。君はすぐにお隣さんのところに行くんだ。

　子どもは大人に敬意を示すことを学ぶことができる一方，ときとして大人でさえ間違ったことを言ったりやったりすることがあることを親が自覚することは重要である。ここはOKなタッチ対OKではないタッチを考えるときにとりわけ重要である。ここでも再び，子どもの性的虐待についての個人の安全教育は，どんな種類のタッチがOKで，またはOKではないか，プライベート・パーツの本当の名前は，といった情報をおさらいすることから始められ

る。子どもは，大人や年長の子どもがルールを破ったり，OK ではないやり方で触ってきたり，子どもが不快な気持ちになるような状況だったりしたときには，NO ／イヤだという，GO ／逃げる（例：その場を離れる），そして TELL ／人に話す（例：不適切な行動を信頼できる大人に報告する）という一連の行動を試みることが重要だと教えられる。性的虐待にせよ他の被害せよ，子どもはそのような虐待的な相互関係を秘密にしたがったり，秘密にするように強要されていたりする。ここでは，子どもにサプライズの秘密と怖い秘密の違いを教えることが重要である。サプライズの秘密はずっと秘密にする必要のない秘密で，ゆくゆく分かち合う楽しいもの（例：秘密の贈りものやパーティーの共有），一方，怖い秘密は親に秘密にするように言われたり，決して誰にも言ってはいけないといわれたりする。そうしなさいといわれても，それを秘密にしておきたくないような秘密である。

さらには，性的虐待のような怖い秘密を明かそうとするとき，子どもは自分の言うことを理解し，助けてくれる誰かを見つけるまで，秘密を話し続けることが重要である。

上で述べたように，たくさんのすばらしい書籍やビデオ（DVD）が，個人の安全についての情報を提供している[訳注2]。しかし最近の調査では，子どもたちがいちばんよく学べるのは相互的な話し合いやロールプレイを通じて与えられた概念の理解や内在化をテストすることだと示された（Finkelhor et al., 1995; Deblinger et al., 2001）。Stauffer や Deblinger（2003, 2004）によって書かれた本やワークブックは，そのような話し合いに取り組む子どもの親や教師，カウンセラーにとって，すばらしい枠組みを提供しており，個人の安全スキル実践のためのロールプレイに関するアイデアも提供している[訳注3]。

訳注2）www.creativetherapystore.com
訳注3）www.hope4families.com

第3部

悲嘆に焦点を当てた構成要素

悲嘆に焦点を当てた構成要素の紹介
Introduction to the Grief-Focused Components

　今まで述べてきた PRACTICE の構成要素によって，トラウマ性悲嘆を抱えた子どものほとんどが，大好きな人の死におけるトラウマ的な側面へのこだわりから引き離される。子どもたちは 40 ～ 41 頁に挙げたような悲嘆の典型的な課題に取り組み始められるようになっている。悲嘆が長く続きうる過程（プロセス）であり，そのために，私たちは時間限定的な治療モデルの終結までに子どもの悲嘆が解決するかどうかはわからないということを認識することが大切である。しかし私たちは，子どもがいったん大好きな人の死におけるトラウマ的な側面から離れ始めるための支援を得たら，その子の精神科的症状や複雑性悲嘆の症状は弱まり，改善し，適応して機能できることを経験できるようになる。加えて，この治療に参加した親も自分の PTSD や抑うつ症状が和らぐことを体験する (Cohen, Mannarino, et al., 2004; Cohen et al., 2005)。

　トラウマに焦点を当てた構成要素のように，私たちはこのモデルの悲嘆に焦点を当てた介入を，悲嘆にセンシティブな介入（がんによる親の喪失を経験した子どもの治療研究より [Christ, 2000; Siegel, Kraus, & Ravies, 1996; Siegel, Ravies, & Kraus, 1996]），悲嘆やトラウマ性悲嘆の領域の権威によって書かれたもの [Eths &Pynoos, 1985; Wolfelt, 1991; Fitzgerld, 1992, 1995; Webb, 1993; Rando, 1993, 1996; worden, 1996; Goldman, 1996, 2000; Nader, 1997; Black, 1998]，さらに私たち自身が遺児を治療した経験）と認知行動療法的な原則（cognitive-behavioral principles）を統合した構成要素ベースの合成アプローチであると考えている。特有の構成要素としては，悲嘆の心理教育，喪失を嘆き悲しみ故人に対する両価的な感情を解決する，故人のよい思い出を記憶にとどめる，故人との関係を再定義して現在の関係性にむきあう，というものがある。以下にそれぞれを記述していく。

悲嘆に焦点を当てた構成要素1

悲嘆の心理教育
Grief Psychoeducation

　多くの子どもたちにとって，出来事のトラウマ的側面について話し終えた後ですら，死について話すことは困難である。こうした無力さというのは，誰かが亡くなったとき，大人ですらしばしば「何と申し上げたらいいのやら……」という状態になり，結果として全く何も話さなかったり，その話題を完全に避けてしまったりすることを，ある程度，模しているともいえる。

子どもに対する悲嘆の心理教育

　このような子どもたちにとっては，悲嘆に焦点を当てた部分の治療を**発達段階に即して書かれた死に関する本を読む**ことから始めるのが役に立つだろう。こうした本は子どもに対しては死についてオープンに話すというモデルを提供し，多くの本が死や悲嘆の側面について教えてくれる。この種の本の例では，『Good Bye Mousie（さよなら，モージー）』（Harris, 2001）や『I Miss You：A First Look at Death（あなたが恋しい：死に初めて接して）』（Thomas, 2001；幼児向き），『When Dinosaurs Die：A Guide to Understanding Death（恐竜が死んだとき：死を理解するためのガイド）』（Brown & Brown, 1996），『What on Earth Do You Do When Someone Dies?（誰かが死んだとき一体どうするの？）』（Romain, 1999；思春期前（10～12歳）～思春期向け）などがある。私たちはセッション中，子どもに自分と似た状況について書かれた本を朗読させると反応が良くなることを見出してきたが，その理由は本を声に出して読むことによって，今すぐ自分自身について話すように求めなくても，徐々に自分たちの状況について話すように導入できるからである。よってこうした本を読むことは死や悲嘆に対する段階的エクスポージャーの最初の形態になる。

悲嘆の一般的な話題に導入する別の選択肢として，悲嘆教育のゲームで遊ぶ方法がある[訳注1]。このようなゲームでは，個人的喪失に特定した質問というより死や喪についての「中立的な」質問（例：「お葬式ってなに？」など）をする。

次に，治療者はその子どもに，人が死んだときに何が起こると思うか絵に描くよう求めることができる（Stubenbort et al., 2001）。死についてのいくつかの誤解（例：「身体の甦り」など）について，前述のトラウマに焦点を当てた介入ですでに取り組んできたにせよ，子どもは死に対する混乱した考えをまだたくさん持っているかもしれない。治療者はこれらのことを家族の文化や宗教的信念に合った方法で修正するべきである（これについては後のセクションで触れる）。それから治療者は子どもに，大切な誰かが死んだときに子どもや大人が持ちうるさまざまな感情をリストにしてもらう。カラー・ユア・ライフ技法は，誰かが死んだときに大人（必ずしも子ども自身ではなくてよい）が抱きうるさまざまな感情を描くのにも使用できる。このように3つのステップ（死についての本を読む・ゲームをする，子どもに死後に起きることについての考えを尋ねる，人が大切な人の死に引き続いて抱く感情をリストにする・絵に描く）を経て，子どもは死に対して次第に曝露され，耐性ができ，一般的なこととして語れるようになる。次のステップは子どもが自分の悲嘆について直接話せるように，喪失を嘆き悲しむことを始められるように促すことであるが，これについては後述の構成要素で述べる。

親に対する悲嘆の心理教育

悲嘆に焦点を当てた問題に親と取り組む際には，治療者は親の持っている死や喪，悲嘆に関する宗教的，文化的，また家族特有の信念を理解することが重要である。これらの問題のいくつかは，親とのトラウマナラティブの構成要素のなかで触れられてきたかもしれない。子どもの治療において悲嘆に焦点を当てた段階が開始したら，治療者は再び親とこれらの問題について話し合うべきである。場合によっては，親は自分たちの家系，宗教，文化において「正常」あるいは「適切」な悲嘆とされていることと，彼らが実際に考え，感じ，行っ

訳注1) 本文には「さよならゲーム（Childswoerk/Childsplay）」や「悲嘆ゲーム（Jessica kingsley Publishers）」などが紹介されている。

ていることとの間での葛藤に悩んでいるかもしれない。例えば，親が神への信仰を持てなくなったとしたら，自分の属している宗教団体から否定的に見られたり，拒否されたりすると感じるかもしれない。また，配偶者を亡くした数カ月後に異性との交際を開始した親は，家族や友人が「故人への冒瀆」だとして怒っていると感じるかもしれない。

親にこのような問題を話し合える，批判されない受容的な環境を提供することは，親子双方にとって大いに役立つだろう。

また治療者にとっても，子どもが死をどう理解しているかということに対する親の認識を確かめることは重要である。大切な人の死に対して子どもが**ほとんど感情を示さない**ために親がしばしば動揺したり困惑したりする。この感情の欠如は，衝撃や子どもの死を理解する能力における発達上の限界，PTSD の回避症状，子どもが親に実際にどのくらい落ち込んでいるかを知られないようにする試みなどからくるのかもしれない。ある状況では子どもが大切な人が死んだことや，どう振舞えばよいのか，確信がもてなくなるだろう。例えば，2001 年 9 月 11 日のニューヨークとワシントンでのテロ襲撃から何日もの間，何千という人々がテレビで大切な人の写真や手記を示しながら，彼らが瓦礫の下でまだ生きているという希望を明らかに持っていた。メディアや生放送でこの報道を見た子どもは混乱し，数カ月経った後でも自分の大切な人はまだ生きていると信じたかもしれない。大人たちの生存の希望が悲嘆に変わっていくのを直接見ていても，そのような子どもたちは，「最後の」真実が知らされたということを確信できないだろう。一般的に子どもが幼いほど，この種の環境において，より混乱が生じやすくなる。このために親は，子どもが死についてどう考えているか理解するのにかなりの手助けを必要とするし，子どもに発達年齢に応じた死の説明をするのに援助を必要とするかもしれない。もし親が治療者から説明をすることを選んだら，親と治療者は事前に話し合い，説明が親の信念体系と一致するようにどれくらい正確に話すかについて合意に達しておくべきである。このようにすれば，治療者と親から提供された情報は似たものになり，子どもにさらなる混乱を引き起こすことはないだろう。

前述のように，TF-CBT の治療モデルは子どものトラウマと悲嘆に関する問題に取り組むことに焦点を置いているが，この治療では，親が自分のトラウマと悲嘆の問題に取り組むことがある程度ありうる。治療のなかで子どもの悲嘆のプロセスについて聞くことは，親自身の悲嘆を表現する引き金となること

が予想される。親が自分の感情的苦痛を解決するのを援助することは，治療に対する子どもの反応によい影響を与える可能性があると私たちは信じている。そこで，治療者は，親に大切な人の死に対する感情の表現を勧めて，また親が自分の悲嘆の問題に取り組み，ある程度解決するように援助しなければならない。親がこういった感情（もしあるならば故人に対する両値的な感情も含めて）についてより楽に語るようになれば，彼らは愛する故人や死に対して語ってよいし，否定的な感情でさえも表現してよいのだということを子どもに示すモデルになるだろう。このプロセスは治療の最後の共同セッションで最終段階に達するが，最後のセクションの「治療の評価と終結」で論じる。通常は，親個人の悲嘆の問題は子どものそれと共通しているが，親が大人であるのと同時に，故人と異なる関係を持っていたことから，違いもまた存在する。子どもに焦点を当てた親への悲嘆介入は悲嘆に焦点を当てた構成要素2で取り上げる。親自身の悲嘆に関わらず，治療者は親が子どもに自分の感情を適切な形で表現することの重要性を強調するべきである（例：親は治療者と話し合ったことのすべてを必ずしも子どもに話す必要はない）。

親に「正常な」悲嘆のプロセスについて心理教育を行うこと，つまりそれはパートナーや子どもを喪った深い苦痛に対して「正常な」プロセスというものは存在しないと伝えることであるが，それは親にとって非常に助けになる。いくつかの公的なウェブサイトがこのことについて有用である。特に役に立つものを以下に挙げた。

- compassionatefriends.com
- www.dougy.org
- www.genesis-resources.com
- www.centerforloss.com

こんなときどうしたらいいの？

「正常な」悲嘆というものは存在しないとはどういうことでしょうか？　もし何が正常であるかについての情報がないならば，私たちはどのように心理教育を提供することができるのでしょうか？

大切な人を喪ったことを悼むことに関して,「正常さ」の範囲が極めて広いことを受け入れるのは, 治療者によってはとても難しいことですが, 非常に重要なことです。もちろん私たちは精神保健の専門家として, 臨床的問題について複数の評価基準を持っています。例えば活発な自殺傾向は, たとえそれが「正常の」範囲でありうるとみなされることがあっても, 私たちにとっては懸念の材料となります。

死別 (bereavement) と悲嘆 (grief) と哀悼 (mourning) の違いは何でしょうか？

死別は, 死によって大切な人を喪失したという状態です。悲嘆は大切な人の喪失に関連した情緒的苦痛です。哀悼は, 死に関連した文化的な一連の儀式です。

あなたは,（治療者の）個人的な悲嘆の体験を家族と共有することについてどう考えますか？

繰り返しになりますが, これは個人的判断です。トラウマ体験と違って, ほとんどの人が人生のある時点で家族の死や親しい大切な人を喪う体験をするという点から, 悲嘆はかなり普遍的であり, 死に対する社会的スティグマは多くのトラウマに比べると非常に少ないです。トラウマ歴と同様に, 治療者は自分自身の喪失体験を子どもや親と共有する理由について明確にするべきですし, もしそうすることを選ぶなら, そのような自己開示のもたらす潜在的な有益性と有害性を比較してよく考えなければなりません。どんな場合でも, その焦点はその親と子どもの喪失であるべきです。そのために私たちは, このような個人的共有をする場合は, その範囲と詳細を限定することを勧めます。例えば, 私（コーエン）は乳幼児突然死症候群 (SIDS) で乳幼児のきょうだいを亡くした子どもを治療していました。子どもの母親は,「みんなは, 私のせいで子どもが死んだというように私を見ている。私と娘がどんなに落胆し, 悲しんでいるかだれも理解していない。」という考えを表現しました。定型的な認知処理介入が効果を示さなかった後で, 私は自分も子どものときに幼い妹が突然死んだのだと, その母親に打ち明けました。母親は「まあ, それであなたはこういう仕事をしているのね」と反応しました。期待したような結果（例：彼女が

どのように感じたかを私が本当に理解できると母親が認めるようになる等）は起こりませんでした。むしろこの自己開示は，母親と私の間の距離を作ってしまうことになりました。残念なことですが，治療者の自己開示はしばしばこのような結果，例えば治療者が「自分自身の問題を解決してきておらず」，このために過去の個人的なトラウマ体験と同じ領域で仕事をしていると養育者がみなしてしまうかもしれない結果に導くことがあるのです。

悲嘆は，宗教的かつ実存的な信念に強く関連しています。もし子どもたちが宗教に関連するような質問（例：「先生は神様を信じていますか？」など）をしてきたら，治療者はどう答えるべきでしょうか？

これもまた，治療者の個人的判断によります。私たちは，子どもがこのような質問をする理由のほとんどが，ある種の答えを求めてのことだと考えるようになりました。まず最初に，私たちは子ども自身に答えさせるように促します（例：「それはとても重大な質問よね。あなたは神様についてどういうふうに考えているの？」）。しかしもし問い詰められた場合には，おそらく，正直に，でも子どもや親の考え方にできるだけ一致する形で答えるでしょう。例えば，ある6歳の子どもは，トラウマや悲嘆を通して彼らが救われるという信仰を持っている敬虔な家族の子どもでしたが，私（コーエン）に「神様なんて嫌いだ」と言いました。彼は，私が神様に対して怒っていても教会に行くかどうか訊ねたとき，私はこう答えました。「私は最近教会に行っていないの。でも，今でも神様には祈るし，たとえ神様に腹を立てていたとしても，神様は私たちの言うことを聞いてくださると信じるわ。あなたの場合はどうかしら？」

この幼い少年は，私の答えが腑に落ちなかったようなので，私は彼にこう話しました。「私がお祈りで一番好きなところは歌を歌うところよ。だから，あなたもお祈りの代わりに，神様に言いたいことを歌で伝えることができるかもしれないわね」。その後，彼は歌い始めました。「そうだ，イエス様はぼくを愛している，聖書にはそう書いてある……」。基本的に治療は，哲学的または神学的な議論に陥らないようにするべきです。

悲嘆に焦点を当てた構成要素 2

喪失を悼むことと故人への両価的(アンビバレント)な感情の解決
——「私が恋しいと思うこと・思わないこと」

Grieving the Loss and resolving Ambivalent Feelings about the Deceased
"What I Miss and What I Don't Miss"

喪失を悼み悲しむ:「私が恋しいと思うこと」

　喪失を悼み悲しむことには,故人との関係(楽しみや慰め,愛情のこもる全ての側面を含む)が今や存在しないのを悲しむことと,未来に起きたかもしれないことがもう二度と起こり得ないのを嘆くことの双方が含まれている。これらの2つの側面を,ここでは別々に取り上げて論じるが,治療においては。それらはしばしば交じり合っている。

　大好きだった人との関係が失われたことを子どもが悼み悲しむとき,子どもは亡くなった人とともに,あるいはお互いのためにしていたことが,これからはもう二度と起こらないということを,思い出し,確認し,列挙するよう求められる。これらのことは,基本的な養育(例えば,他のさまざまな養育者によっても行うことができた仕事)から関係性の最も特別な部分までのあらゆるものが含まれる。料理や掃除といった日常的なことでさえ,その子どもには特別なことであった可能性がある。なぜなら,故人は特別なやり方で子どもとそれをしていたかもしれないからだ(例えば,母親はクッキーを焼くのに,子どもたちそれぞれに特別なお手伝い——1人は計り,1人は注ぎ,1人は混ぜるなど——をさせていたかもしれない。このようなことにより,クッキー作りは単なるおやつの準備以上のものになる)。治療者は,**関係性のなかの特別な側面で,今は喪われてしまったことを子どもが述べることを励ますべきである**。ある子どもは,彼らが恋しがっていることのリストを異なるカテゴリーに分けて作りたがるかもしれない。例えば以下のようなものである。:

- ママとしたことで恋しく思っているもの
- ママと一緒に行った場所で恋しく思っているところ
- 私が恋しく思っているママとの特別な儀式

　子どもは以前に故人と活動や交流をしたときに体験した感情について書き，その後，大好きだった人とそれらの活動を再び分かち合うことは，記憶のなかを除いては，もはやないということを今はどのように感じ，わかっているかについて書くかもしれない。ある子どもは一枚の紙にそのことのリストを書くことを選ぶかもしれないし，別の子どもは絵を描いたり，コラージュを作ったり，彼らが恋しく思っていることを表現するために他の創造的な技法を用いるかもしれない。このアクティビティは悲しみを引き起こすだろうが，それは正常な悲嘆の過程の一部なのである。治療者は，ほとんどの人は大切な人を喪った後にはこのような強い悲しみを感じるものであり，それはその人のことを大好きであったことからくる自然な成り行きであることを子どもに説明するべきである。ある子どもにとっては，他の家族もまた悲しんでおり，故人と共有していたことを恋しく思っているということを知るのは助けになるだろう。しかし，子どもが遺された家族を守ろうと過剰に思っている場合には，家族の悲嘆を知ることは有益ではないかもしれない。

　子どもは故人との過去の関係を喪失だけでなく，**未来に起きたかもしれないことをも失っており**，それらはもう決して故人と分かち合うことはできない。人生の重要な通過儀礼，例えば堅信式，高校の卒業，結婚，第一子の誕生などは，たいてい家族やその他の大切な人たちの間で分かち合いをする機会である。このような出来事に際して親または他の大切な人がいないことは，多くの子どもたちにとって重大な喪失となる。

　それほど大きなお祝いをするほどではないが，それでもなお重要な意味のある行事，すなわち学芸会に出たり運動会に参加したりすること，学業や学校以外のことで受賞するなどはみな，その成長過程を通して，子どもが両親や他の大好きな人たちと一緒にいてほしいと思う行事である。それらがもうありえないことを認識し，言葉にして，悲しむことは多くの子どもにとって重要であり，何が失われたかということについて，その喪失を言葉にするとき湧いてくる感情とともに話し合うことを加えなければならない。

　そのような行事のときの故人の不在に備えることは，将来にも喪失を思い出

させるものがたくさんあることを子どもが認識できるようになるための1つの方法である。**「喪失を思い出させるもの」を予期すること**（Layne et al., 1999）と，それらに取り組むための肯定的な対処法を身につけることは，子どもが治療において取り組み始めることのできる2つの領域である。この準備とトラウマに焦点を当てた作業による治療（例：物語を書く，その他の曝露の訓練に参加する等）をともに行うことによって，そのような想起刺激が生じたときに圧倒される脆弱性を減らすことが期待される。このワークに対する1つのアプローチは，これらの出来事が愛する人の不在にも関わらず，特別な機会になる方法について子どもに尋ねることである。何らかの方法で，公にまたは密かに，特別なイベントを大好きだった故人に「捧げる」子どもたちがいる。例えば，ある若者は，彼のバー・ミツバー（ユダヤ教で男の子が13歳になると行われる成人式）は，「僕の妹に敬意を表するものです，彼女は今も心のなかにいます」と言った。「お父さんのために」大きな大会で走ったり，重要な試合に出場したりした思春期の子どもたちもいる。ほかの子どもたちは故人の代わりとなる特別な誰か，例えば故人の親友などを行事に招待した。ある高校卒業の数カ月前に父親を亡くした10代の少女は「もしそこに父がいたら，どれほど私を誇りに思うだろうと思い出せるから，私は幸せだと思います」と述べた。子どもたちはまた，以下のような方法でこういったリストを作りたがるかもしれない。

私が将来に恋しく思うだろうこと　　　　私はこう対処するだろう
_____　　　　_____
_____　　　　_____
_____　　　　_____

　これらの喪失を嘆き悲しむことは，1回のセッションでは完遂できないだろうし，実際多くの子どもにとっては数週間の治療過程でも終わらない。ゴールは治療のなかで完全に悲嘆のプロセスを終了することではなく，大きな喪失を体験したときに大きな悲しみを感じても大丈夫であるというモデルを子どもに示すことであり，子どもが他の人を傷つけるのではないかと心配する必要がない状況でこのような悲しみを表現できる機会を提供することであり，自らの苦痛がときが経

つにつれて減少していくことを信じられるように励ますことである。

故人にまつわる両価的(アンビバレント)な感情を解決する：
「私が恋しいと思わないこと」

　亡くなった故人の欠点を認めることはしばしば困難である。その死が，突然で予期できないトラウマ的なもので，子どもや他の人に故人を殉教者や英雄としてみなさせるようなことがあるとき，その困難さは強まる。しかし子どもと故人の間には「未解決の仕事」もあるかもしれない。それは今も子どもが後悔している解決できなかった葛藤や，言ってしまった言葉，言えなかった言葉などである。
　この両価性(アンビバレンス)が最も明らかになるのは故人がなんらかの形で自らの死に責任がある状況においてであろう（例：自殺や薬物の過量服用，「薬物売買のトラブル」や薬物服用下での運転事故など）。このような状況では，子どもはトラウマや悲嘆の問題に加えて，このような出来事に関連して起こる**スティグマ**に対処しなくてはならなくなる。実際，広く認知された災害（例：航空機事故，爆撃，テロなど）で大切な人を失った子どもと，対人暴力や事故，自殺で大切な人を失った子どもとの間に見られる主要な違いは，このスティグマの問題である。前者の場合は，故人は英雄というほどではなくても無実の被害者とみなされ，一般的には，多くの社会的注目や情緒的支援，そしてしばしば公共団体や政府，その双方からの経済的援助が注ぎ込まれる。こうした子どもたちは，亡くなった個人のことをしばしば輝かしく誇りに思い，この肯定的側面はしばしばトラウマや死の問題を解決する助けになる。しかし2つ目のグループ，すなわち故人がより英雄的ではない状況で亡くなっている子どもには，このような肯定的なことはほとんど起きない。このような状況では親戚からの強力な支援はありうるが，より広いコミュニティからの皮肉や当てこすりもあるかもしれない。親が見知らぬ人からの殺人によって死んだ子どもでさえ，しばしば故人がその死に関してなんらかの責任があったのではないかという疑問に直面する（例：彼らは大人や仲間が「あんな夜遅くにご近所で彼女は何をしていたのだろうってあなたは疑わざるをえないわよね」などというのを聞くかもしれない）。もしこれらの問題がトラウマに焦点を当てた治療のなかで取り扱われてこなかったときには，それらは故人との関係における「未完結の仕事」につい

て話し合う際に現れるかもしれない。

　大切な人に死をもたらしたトラウマの種類とは関係なく，ほとんどの子どもがきょうだいや親へのその時々の葛藤をもっており，これらは死別時には解決していない可能性がある。特に思春期の子どもが，亡くなった人との間で，思いやりのない，横暴で，反抗的な態度による相互関係を数週から数カ月にわたり持っていた場合，死の前にこういった葛藤が解決されていない可能性がある。このような未解決の問題は，一般的には遺された子どもに罪悪感を引き起こすとともに，未解決の憤りや怒りをもたらすかもしれず，「故人を悪く言ってはいけない」という家族や社会の要請のために語られないままになる。子どもにこのような問題や感情について語る機会を提供した後，治療者は子どもはみな親やきょうだいに対して折々に葛藤を持つけれども，基本的にはこれらは時間をかけて話し合ったり，苦労して解決したりするものであると指摘することで，彼らを正常化(ノーマライズ)しなければならない。その後治療者は子どもに，大切な人の早逝によって葛藤が人との間で現れるのは妨げられたけれども，それらの問題や感情と折り合いをつけるために故人と「会話する」ことはまだ可能だと提案できる。家族の宗教的信念（後述）が，この観点と一致していれば，子どもは故人の魂や霊と心のなかでの会話(メンタル カンヴァセーション)をするということを選ぶかもしれない。他の子どもたちは，後述する逆(リヴァース)ロールプレイ技法のほうがより安心かもしれない。別の技法として，子どもにその人が死ぬまでに言いたかったことを故人への手紙に書かせることである（Stubenborn et al., 2001）。どんな技法が使われたとしても，その目標は，死の前に子どもが言いたかったことを言わせることと，その未解決の仕事を解決するために，故人が子どもに言いたかったこと想像し，言葉で表現させることである。また，子どもに，もし故人が自分に手紙を書けたらどう書きたいだろうかということを想像させて，手紙を書かせることも有益だろう。幼い子どもの場合，親がまだどこかで生きている（たいていはどこか遠くで生きている人に対する手紙を送るというふうに）と考えて混乱することがないよう注意を払わなくてはならない。こんなふうに混乱しているようにみえる子どもには，手紙を風船に結びつけて空に（天国に向けて）飛ばしたり，手紙を地面に埋めたりすることが助けになるかもしれない（Worden, 1996）。

　本書で前述した認知処理(プロセシング)の技法は，故人に対する不正確で役に立たない思考を処理するために用いることができる。このような感情を単に表現するだけで

は，特に，もし子どもが家庭内暴力や子ども虐待などで故人から加害された経験のある場合，子どもの相反する感情を解決することはできないだろう。これらのトラウマ体験は，トラウマに焦点づけられたセッション中は，故人の死によるトラウマに焦点を当てているために取り扱われてこなかったかもしれない。故人にむけられた，あるいは故人とともに体験したことに対する子どもの相反する感情を処理するためには，治療のこの時点で数回のセッションを行い，前述した介入を利用しなければならない。

　故人との問題を解決するために「治癒的な」会話を想像することに関しては，子どもに，故人について「その人らしくない」部分を信じさせるようにすることを不快に思ったり，またこの介入が故人についての不健康な理想化を促進するのではないかという懸念を持ったりする，親や治療者もいるかもしれない。目標は，故人がその人生でそうであったという現実（あるいは子どもの認知）を変えることではなく，それらの問題にも関わらず故人は自分を愛しており，最後には自分の幸せを願っていたと子どもが信じられるようになることである。例えば，薬物の過量服用で死んだ父親をもつ子どもに，父親はこう言いたかったのだと信じるよう促すことができる：「私が薬物を用いたことは間違っていた，申し訳ない。私が弱くて病気だったから薬物を使用したのであって，おまえのせいではない。お前はすばらしい子だ。私はよりよい親になれなかったことをとても後悔している。お前は強く，お前は私のようにはならないだろう。私はお前を愛しているし，幸せになってほしい」。故人を理想化し，子どもが故人について否定的な感情を持つことを受け入れることが困難な親がいるかもしれない（このことは後のセクションで触れる）。治療者にとって子どものセッションでそのことを取り上げる前に，この介入について親や保護者と話し合っておくことは重要である。それは，このことに関する親の希望を尊重するためだけでなく，この過程を治療者が進めることを促すための故人に対する重要な洞察を，親が持っているかもしれないからである。最終的には，親子合同セッションで故人が亡くなる前にこの問題が解決するのを願っていたという子どもの信念を強化することが，親にとって重要である。

　子どもが失ったものを嘆き悲しむもう1つの困難な側面に，ある子どもが生き残った親より死んだ親の方とより親密だったという事実に関連することがある。子どもが，何らかの形で生き残った親に故人の死んだ責任があると思っていたら，子どもの両価的な感情は，生きている親の方に向けられるかもしれな

い。子どもが生きている親に責任があると感じていることに現実的な根拠がないとしたら，この問題は親とともに，或いは家族療法の文脈において取り組む必要があり，より深く焦点づける機会を提供するだろう。

喪失を悼み，故人に対する両価的な感情に取り組む：親への適用

喪失を悼む

　治療者は，子どもが治療のなかで自分の喪失について表現していることを親とともに話し合わなければならない。この話し合いは，まさに子どもと同様に，親にとっても深い悲しみの感情を刺激することが予想される。親が故人と継続的な関係を持っていたとすれば，親は，子どもの喪失と自分の個人的な喪失の両方を嘆き悲しむことになる。治療者は，こういった感情が正常であることを保障し，これらが，子どもを愛するよい親が感じる感情だと位置づけなければならない。以下のように親にこの点を枠づけることが有用であろう。

　「あなたがお子さんの悲しみを聞いて悲しみに満たされてしまうのは当然のことです。愛情深いどんな親にとっても，自分の子どもが痛みを経験していることを知るのは辛いことです。でも治療者として，私はあなたのお子さんがこのような痛みを体験できるということに安心しています。非常に多くの子どもたちは自分の感情のまわりに壁を作り，この状況でどのような感情でも感じることを恐れています。このような子どもたちは，苦痛は少なくても，ほかの感情，例えば幸福感，誇り，熱意，その他のよい感情を感じることも難しくなってしまいます。悲しみや痛みを感じることは，残念ながら，癒しの道のりには必要なステップですし，私はあなたのお子さんが感じることに充分な勇気を持っていることを嬉しく思っています。」

　現在の喪失に潜在する将来の喪失に関して，親は子どもが喪失の想起刺激を適切に扱うための方法を提案することができるだろう。親はそのいくつかを予測し，そのような将来のイベントを子どもにとっての「特別なもの」にする重要性を認める。例えば，亡くなった親が参加していたという理由で学芸会や運動会に行くのを控えていたある親は，子どもが体験しうる喪失の感情を最小限にするためにも，今後はこういった行事に定期的に参加するように計画するかもしれない。他の友人や親戚をこういった行事に招待することは，故人の不在

に関わらず，子どもにとってそれを特別なものにしておくためのもう1つの方法であろう。

故人に対する両価的な感情に取り組む
　子どもの治療セクションで述べたように，治療者は子どもが故人に対して表現している両価的な感情について親と話し合い，親がそのことに対する子どもの見方を理解できるように助けなければならない。愛する故人に対する同様の両価的な感情を感じている親がいるかもしれないが，子どもと親の感情の不一致は，治療者によって扱われる必要がある。これは親が両価性をもっていて，子どもにはないとき，またはその逆，どちらの方向性にも起こりうる。
　治療者は，親と子どもの故人との関係性はそれぞれ異なるということを親が理解できるように助けなければならない。すなわち親子が故人について（それぞれ）違った感情を持っているということは驚くべきことではない。治療者は子どもあるいは親が故人を理想化して（あるいはおとしめて）いるかどうかを親と一緒に探索するべきである。そのどちらが生じていても，認知処理による介入は故人に対するより現実的な見方を取り戻すのに役に立つ。亡くなったことを理想化することが必ずしも有害かどうかは明らかではないが，子どもあるいは親が故人を過剰に肯定的に見ているのを是正するには注意が必要である。最もよいアプローチは，子どもの故人に対する見方が子どもにとってはもっともだということを親が受け入れられるように支援し，親が子どもによる理想化を共有できるかどうかとは関係なく，子どもが故人との「未解決の仕事」を解決するための方法に焦点を絞ることである。ただし1つ例外がある。子どものきょうだいが亡くなったとき，もし親がその子どもを理想化していると遺された子どもは困難を抱えるだろう。そのような理想化があるとき，生き残った子どもは，親の意識が亡くなったきょうだいに向くことを腹立たしく思う可能性があり，またその子は親の理想化する亡くなったきょうだい像のようには生きられないと感じ始めるかもしれない。このような場合には，親にこの懸念を伝えて，特に生き残った子どものいる場所で，親がより現実的なやり方で亡くなったきょうだいのことを語り始められるように支援することが役立つだろう。
　親は故人との間の罪悪感や他の「未解決の仕事」を解決する上でのサポートも受けるべきである。いいことも悪いこともないような関係性は存在しない。

悲嘆にくれる多くの親の故人との関係が完璧とはとても言えないようなものであったり，トラウマや死の時点，あるいはその何年も前から，故人とともにあるいは故人のためにしたこと，しなかったことに対して罪悪感に満ちていたりするのは驚くにあたらない。例えば，不倫をしていた夫，夫婦間の親密さに関心を失っていた妻，きょうだいと口論をして仲直りできないまま5年前から口をきかなくなっていた女の子，こういった家族はみな，仲違いしていた家族の予期しない死の後に罪悪感と自責感に圧倒されてしまうかもしれない。このことは，故人が英雄になるような形（例えば，2001年のテロ事件の際に，救急隊だったとか）の場合にはより強まるだろう。治療者は，単に故人の亡くなり方のみではなく，**故人の全体像を正確に回顧するように親に勧めるべきである**。後悔は当然あるかもしれないが，親の故人に対する過去の感情や行動にはたいていいくらかは妥当な理由があるものである。親がトラウマ的な喪失後の極度の情動のなかで，こういった感情への気づきを見失わないようにすることが重要である。そのときの精神的枠組みからは見逃されていたり，少なく見積もられていたりするかもしれないが，親は悔やまれる行動のほかにも，故人との関係に肯定的な貢献をたくさんしているかもしれない。最終的に，親に「後悔先にたたず」，ということを思い返してもらうことは有益だろう。つまり事態が起きている「渦中」に，物事を完全に明確に見る能力を持つ恵まれた人はほとんどいないのである。だから親には自己評価をもう少し甘くするように促すべきである。この件では**ロールプレイ「親友（ベストフレンド）」**を用いることが役に立つかもしれない。

　ロールプレイ「親友」は，それをすることで親が自己評価をより現実的に，そしてより正当にできるようになることを促す技法である。治療者は親に自分が自分の親友であるふりをするように教示する。治療者は親役を演じ，親自身が経験してきた中傷的で，罪悪感に支配された感情を表現する。例えば，治療者は「親友」にこう言うかもしれない。「私は今までで最低の父親だった。私はジェインが望んでいた仕事をさせようとしなかった。そのことで今つらい最悪の気持ちです。彼女は私のわがままのせいで，満たされない気持ちのまま死んでしまった。」それから治療者は「親友」に向かって，話したことでその友人（親役）の気分がより良く，物事をもっとはっきりと見ることができるような言葉をかけるように頼む。このロールプレイによって，しばしば親はかつての自分自身と比して「親友」に対してより支持的になる。親がいったんロー

ルプレイのなかでの特性を直したら，治療者は親に自分の親友になるように，すなわち，彼らが親友に対して用いたのと同じ方法（例：「あなたはわがままからそうしたのでなかったのです。彼女は私に本当は仕事に行きたくなかったといっていました。ただ，お小遣いが欲しかっただけだと。あなたは，彼女が非常にストレスを感じる状況から守ろうとしたんですよ。」）を，自分自身の歪んだ認知に挑むために用いるよう促さなければならない（Deblinger & Heflin, 1996）。

こんなときどうしたらいいの？

子どもと親が同じ場所にいない状況で，故人に対する両価的感情を解決することや喪失したものを悼み悲しむ際に，どのようにそれを扱ったらよいでしょうか？

これはかなり良く起こるシナリオで，私たちの治療モデルにおいて治療早期の段階では親子を別々の個人セッションで見ることを推奨している1つの理由でもあります。いくつかの事例では，子どもは親がそれをよしとする前に故人についてオープンに語る準備ができています。こういった状況で，治療のなかで子どもを助けるためならば，多くの親が自分の悲嘆に向き合うことができることがわかってきました。例えば，ある親たちは，自分のためにそうしたことを語るのは耐えられなかったのですが，子どもが葛藤する感情を解決するのを助けるためには，自らが亡くなったパートナーの困難な面を語ることに耐えられることに気づきました。他の事例では，治療者は子どもと親がそれぞれ異なるペースで進めるほうがよいということを決定するかもしれません。その際治療者は，親に子どもの進捗について報告しつつ，それと同時に，親が子どもと同じ気持ちにはなっていないことを認めて肯定し，この違いこそ正常で期待されることなのだと伝え続けることになるかもしれません。

自殺についてはどうでしょうか？　自殺を美化しないことと，家族をスティグマから守る必要性との間にどのようにバランスをとりますか？

このことは重要な問題です。自殺はいかなる場合でも美化されないし，報わ

れないというメッセージを聞く必要のある10代の子どもにとっては特に重要です。自ら命を絶つということに対する自分の両価的な感情を子どもが認識しながら，家族はどのように自分たちにとって意味ある形で故人を追悼するかを決定しなければなりません。もし家族が治療に参加しはじめたときに追悼式がまだ行われていないようでしたら，治療者はこの点に関して役に立つことができるでしょう。

乳幼児が亡くなった場合にはどうしたらよいでしょうか？

　乳幼児を家族のなかの他の子どもたちの損失として理想化することは，親や年長の子どものリスクになります。なぜなら乳幼児は成長する機会はないため，私たちは彼らを意識のなかで「小さな天使」として永遠に固定(フリーズ)してしまいますが，これは家族の年長の子どもにとって正当なことではありません。他の子どもたちも同様にそう考えてしまうかもしれず，そうしないようにするのは治療者と親の判断次第です。

悲嘆に焦点を当てた構成要素 3

故人のよい思い出を記憶にとどめる
Preserving Positive Memories of the Deceased

よい思い出を子どもの記憶にとどめる

　子どもが，亡くなった人と未来から失われたものを嘆く過程に入り，故人との未解決の問題に取り掛かると，こどもは大好きな人と共有していた関係の肯定的な側面に焦点を当てることができるだろう。このような肯定的な思い出を具体的な形で記録にとどめることは，悲しみや苦痛の感情をいくらかは呼び起こすものではあるが，多くの場合，子どもは，大切な人と共有した楽しさや幸せを再び体験することができるだろう。子どもが，自分たちはまだ幸せでいられるし，また幸せでいてもいいと実感することはとても重要である。絵や記念の品（例：映画やスポーツ，イベントに行ったときのチケットや昔のお誕生日の贈りものや大好きな本やおもちゃ等），写真，絵や故人についての詩や文章といったもので構成されるメモリアルブックや，メモリーボックス，思い出のコラージュやその他の思い出のもの（Worden, 1996）を作りたいと思う子どももいるかもしれない。また，数は多くないが，故人のビデオテープやスライドを編集した子どももいた。ある子どもは，他の家族や友人に彼らのメモリープロジェクトに参加するように頼んだが，別な子どもは記念の品を自分だけで集めることを選んだ。ある子どもはきょうだいを失ったその火事で，家族全員の写真も失ってしまったことを嘆いていた。彼女は自分の妹の友人や家族それぞれに，本を作るために妹や家族のお気に入りの写真を貸してくれるように頼むことにした。多くの妹の友人が本書のために文章を書いたが，そのなかには妹が生き残ったきょうだいについて友人にずっと語ってきた愛情のこもる楽しい話があった。これは彼女にとってものすごく大きな意味をもたらした。なぜならこの活動を通して彼女は自分の存在が妹にとってどれほど重要であったかを認識したからである。近年コンピュータによるイメージングが発達したの

で，借りた写真や色褪せた写真を再生するのがずっと簡単になった。子どもたちはこの活動をとても楽しみ，しばしばこのような本を作る過程を通して，他の家族や友人と再びつながるようになる。ここに挙げるのは，子どもたちが故人に関する思い出を文章に書いたり，描いたり，写真を使って表現したアイデアのいくつかである。

- お気に入りの服
- いちばん面白かったくせ
- 趣味
- 「一緒にすごした一番楽しかったとき」
- 「プレゼントしてもらった大好きなもの」
- 「私にしてくれた今までで最高のこと」
- 好きだった表現やジョーク

　子どもたちには合同セッションで，親や養育者とこのようなメモリアルを共有することと，治療が終了したあともこの作業を続けて行うように勧める。
　これに関連する子どもが喜ぶかもしれない治療的な活動として，故人の名前を書いて，故人の名前のそれぞれの文字を幸せな思い出で埋めたり，絵で表したりすることである。例えばこんなふうに。

（David に対して）
Doughnut lover　ドーナツ好きで
Acted in he senior class play　年長クラスの演劇の俳優
Very good brother　すてきな兄さん
Ice cream expert　アイスクリームのエキスパートで
Did great imitation of Usher　アッシャーのものまねがすごくうまい

（Jones に対して）
Joking around with me　私にはいつもジョークばっかり
Only one who played playstation　私とプレイステーションで遊んでくれた唯一の人
Nerd — always on computer　いつもコンピュータばかりのおたく

Egg McMuffins were his fvorite　エッグマフィンは，彼の大好物
Space cadet ― wore mismatched socks to church！　色違いのくつしたを教会にはいてったぼんやりさん！

　故人と過ごした活動やイベントを思い出すのが難しい子どももいる。また，生存している親がそのような活動の場にいなかったこともあるかもしれない。そういうときにはその他の人にその状況での思い出を提供してもらうように頼むことが役に立つかもしれない（例：亡くなった親が子どものスポーツイベントに参加していて，生きている親は参加していなかった場合，亡くなった親のチームへの関わりについてコーチや他のメンバーに覚えていることをたずねることができるだろう）。もっと幼い子どもでは概して，発達上の理由からよい思い出を呼び起こすことはより困難である。このような子どもにとっては，故人と一緒に写っている写真を見たり，それらの写真についてのお話を書いてみたり，故人と一緒の絵を書いたり，生き残った親や年長のきょうだい，祖父母などに尋ねたりすることが，自分が亡くなった人と過ごした幸せなときを思い出す助けになるだろう。
　多くの子どもにとって，たとえ公式の儀式がすでに終了していたとしても，故人のための「追悼の儀式（メモリアルサービス）」を行うことが役に立つだろう。このような儀式を通して子どもは故人を自分で特別に追悼することを演出できる。このような追悼式は，治療セッションでも，家や墓地でも，子どもの選ぶ場所ならどこでも行うことができ，子どもが愛する人を記念するために来てもらいたい人や，シンボルや言葉を含むべきである。治療者はもし子どもがほんとうに望むなら，このような追悼式を親が執り行えるように支援するべきであろう。
　大規模災害などで多くの家族を失った場合，孤児となった子どもは，家，思い出の品，一緒に思い出してくれるはずの家族が生き残っていない可能性があり，亡くなった人を記念するのに多くの困難を抱える状況におかれているかもしれない。このような状況においては，生き残ったその地域の人たちや遠い親戚が助けになるであろう。彼らは，中核となる家族の交流の記憶は持っていないかもしれないが，子どもがより広い意味での家族の歴史を再創造し，その結果，失なわれた故人や家族全体を改めて追悼することを手助けすることができるかもしれない。しかし特に幼い子どもにとって，そのような歴史的な記憶は，自分が失ってしまった愛情や慰め，亡くなった大切な人からのサポートの

喪失と比して，興味がわかないものだろう。子どもたちには，地域の記念行事を通して，亡くなった人々を思い出し，記憶するようにしていくことが役に立つであろう。

よい思い出を親の記憶にとどめる

　親にも，子どもが故人のよい思い出を思い出し，記憶にとどめるのを手助けするようにすすめるべきであるが，親自身と故人の関係に問題があった場合には困難になるかもしれない。こういった事情のときには，なぜ故人のよい思い出が子どもの回復を進める上で重要なのかを親が理解できるように治療者が援助しなければならない。先の子どもの治療の章で述べてきたように，故人の子どもの扱いによくない側面があったとしても，善意すなわち「よかれと思って（benevolent intent）」そうしたのだと子どもが考えることを親が認めることが重要だと治療者は説明するべきである。いくらよかれと思ってそうしたからといって，子どもと親の関係において発生する意図的あるいは非意図的な否定的な行動が消し去られるわけではない。実際には子どもに故人が善意からそうしたとみなすことを認めることで，子どもは故人との関係のよい面と悪い面をより正確に認識することができるようになるかもしれないのである（子どもが故人の「悪いこと（bad things）」を考えるときに罪悪感をより感じにくくなるからである）。

　故人とよい関係にあった親は，故人と子どもが交流してきた多くのやさしい思い出，例えば子どもが赤ちゃんだったときや子どもが忘れてしまっていることなどを，子どもの本に付け加えることができるだろう。子どもと一緒に古いスケッチブックを見たり，アルバムを見たり，故人が生きていたときの楽しい出来事を話し合ったりするなどして，子どもを手助けできる親は，幸せな記憶があることはよいことなのだということ，これらの記憶に対して幸せと同時に悲しみを感じても大丈夫なのだという重要なメッセージを形作る。このことはまた，親が故人のことを話すのに気持ちが耐えられることや，それがいつも悲しみをもたらすわけではないことを子どもに示すことにもなる。

こんなときどうしたらいいの？

故人との関係性が親子でかなり異なる場合，どのようによい記憶の保持に取り組んだらよいでしょうか？　例えば両親が離婚しているような場合はどうでしょうか？

述べてきたように，よい思い出を記憶にとどめることは，両価的な感情を否定することを意味しているのではありません。しかし，親は自分の感情が子どものそれとは異なるかもしれないということ，特に，故人が子どもの親である場合にはそうなりがちなことを知り，受け入れることが必要です。治療者は，故人に対する親の個人的な体験や感情を共有することについて子どもがもっとも興味を持つことは何かを見つけ出すために，臨床的な判断をしなければなりません。

もし子どもの故人のよい思い出が現実的ではない場合どうしたらよいでしょうか？　例えば，子どものきょうだいや親が虐待をしていたにも関わらず，子どもの記憶にはそれが反映されていないというような場合にはどうしたらよいでしょうか？

これは難しい臨床的状況です。（両価的な感情を持つことが予想されるような）子どもは，さまざまな理由でそのような感情を最小限に抑制したり，否定したりするかもしれません。このようなことを行う理由としては，トラウマ性ボンディングや，虐待者への投影的同一視，子どもが虐待する親に何か悪いことがおきればよいと願ったことなどに関する罪悪感などが挙げられます。治療者は，トラウマに焦点をおいた治療要素のなかで，このようなことを探求してきたかもしれませんが，それでも故人に対して非両価的な肯定的記憶を持つことはありえます。それは子どもの虐待や故人の死に対しての意味づけがその子の発達に有害でない（例：自己非難）限り，大丈夫かもしれません。具体的に言うと，子どもが，故人がしてきたことは間違っており，自分は起きた暴力についての責任を負っていないということを認識することが重要です。たとえそれが完全に現実的ではなくても，子どもの最大の関心事は，亡くなった親についての非両価的なよい思い出を記憶にとどめることにあるのかもしれません。

このような記憶は，子どもが新たな認知的成熟のレベルに達したときに確かめることができるようになるかもしれません。

もし子どものよい思い出が現実的であるのに，親の記憶が過剰に理想化されていたような場合，例えば亡くなったのが子どものきょうだいであるような場合はどうしたらいいでしょうか？

先に述べたように，このような状況は生き残った子どもに対して，亡くなった子どもの「小さな天使」や「完璧な子ども」というイメージ通りに生きなければいけないという無理な理想化を生み出すことがあります。子どもが生きていたときにはそうではなかったのに，完全であったという記憶として両親がしがみついているものです。治療者は亡くなった子どもの人生が実際はどういうものであったか，また，完全であるというファンタジーが生き残った子どもに対してどういうものであるかを両親とともに探索するべきです。

悲嘆に焦点を当てた構成要素 4

故人との関係を再定義し，現在の関係に向き合う
Redefining the Relationship with the Deceased and Committing to Present Relationship

　これらの悲嘆に焦点をおいた治療要素を通して，治療者は，もしそういう機会があったら故人はどんなことを言っただろうか，あるいは子どもにどんなことを伝えたかっただろうかということをイメージしながら，故人と「心の会話（メンタルカンヴァセーション）」を行うことを子どもにすすめていく。多くの子どもが，トラウマや死別から長期間たっていても大好きだった人とこのような心のなかでの会話を続けている。この行動は正常ではあるが，子どもが**故人との関係は，今は現実の交流ではなく，記憶のなかの関係である**ということを時間の経過とともに受け入れ始めることが望ましい（Wolfelt, 1991）。故人のいない現在あるいは未来に適応していくときに，故人を自分が裏切っているかのような罪悪感を感じる子どももいるかもしれない。しかし，これは子どもが現在の関係に向き合うためには「そうする必要のある」ことである。

子どもに対する故人との関係の再定義

　私たちが個人やグループの設定で用いている介入の 1 つに，風船の絵（バルーンドローイング）（Stubenbort, 2001）がある。子どもは 2 つの風船の絵――1 つは空にむかって飛んでいっており，もう 1 つは地面につながれている――を渡される。飛んでいく風船は子どもが失ったものを，地面につながれた風船は故人の思い出なども含む子どもがまだ持っているもの全てを象徴している。子どもは，それぞれの風船に自分が失ったもの，まだ持っているものを表す言葉を書くように言われる。この活動によって，子どもは故人の思い出は残っているけれども，もう交流することはできなくなったことを認識できるようになる。

現在の関係に再び向き合うことは，子どもの適応的な機能を強めるうえで重要なステップである。愛する人を亡くした後，人が通常の活動や交流からしばらくの間，いくらかひきこもることは正常である。トラウマ的な喪失の後，子どもの自分に孤立を強いる気持ちが，PTSD症状の発現によってさらに極端に，あるいは不健康なレベルにまで助長されることがある。この社会的孤立のせいで，子どもは本来自分さえ応じることができれば助けになってくれるはずの，友達や先生や親の友人，牧師や信仰上の集団のメンバーなどの身近な支援システムにつながれなくなってしまう。

　複雑ではない悲嘆においてさえ，子どもが喪失にばかり集中していれば，健康な関係における相互的な性質を阻害することがある。ましてやトラウマ性悲嘆の場合，子どもの精神的なエネルギーの多くは，強烈な想起刺激とそれを避ける試みに費やされてしまう。しかし，いったん子どもがその人の死を受け入れ始め，生きるという課題に再び取り組むようになると，回復の重要な側面は，子どもの人生における重要な人との再結合となる。使えていなかったエネルギーを，今ある，または新しい関係に再び注ぎ込むことが可能な状態になる（Rando, 1993; Worden, 1996）。認知的対処（コーピング）（例：学習された楽観主義）は，子どもが失ったものに対して，今自分が持っているものに注意を向けられるようにする。治療者は，子どもに重要人物のリストを作り，それぞれの人の肯定的な特質，性質，その人が子どもの生活で果たしている役割を明らかにするように求めなければならない。より幼い子どもには重要人物の絵を描かせて，治療者が肯定的な側面を子どもに書いてあげることができるだろう。

　治療者は，この再配分（reinvesting）という重要課題を阻害する要因に気づいていなければならない。子どもは，（故人を）裏切るような気持ちに加えて，新たな喪失を恐れて強い愛着を持つことに用心深くなっているかもしれない。子どもに，苦痛や喪失から自分を守ろうと切望することで，人との交流や愛情を体験することから遠ざけられてしまうことを理解させることが役に立つであろう。この点については，子どもにこのように視覚的に表現させることで対応できる。子どもに壁の内側にいる自分を描かせて，次に，苦痛（悲しい顔），傷つき（破れたハート），その他の否定的な感情を壁の外側に描かせるのである。その苦痛を遠ざけられると感じられたら，どれだけよいかについて子どもに話させる。子どもがこの絵を書き上げた後，治療者は，絵を描くことで，愛（ハートや人々がハグし合う絵など）やその他の肯定的な感情や体験までもが

その壁を通り抜けられないかを示すことができるだろう。このステップによって，肯定的な関係を持てるようになるために，少しずつ壁を崩すことを選んでいくことを話し合えるようになる。

　LayneとPynoosら（2001）は，子どもの生活のなかで故人が果たしていた役割に対するその他の人の「オーディション」について書いている。例えば，父親を失ったある少女はおじさんにバスケットボールのコーチをしてほしいと頼んだが，このおじは数学の宿題の手伝いにはまったく不向きだったので，数学の手伝いは母親に頼んだ。少女が母の日のために特別な贈り物を買いたいと思ったときには，祖母に相談した。これらのすべての役割をかつては父親が担っていたため，少女はそれぞれの状況で自分を助けるのにもっともふさわしい人を見つけなくてはならなかった。父親にとってかわれる人は誰もいなかったけれど，彼女は自分自身と自分の対人関係によりよく向き合うことができるようになったである。

親に対する関係性の再定義

　子どもが故人と未だ交流するような関係を手放して行くためには，親の「許し」が必要になる。子どもは忘れることは故人への裏切りではないかと恐れており，親にこの考えに反対してほしいと感じているかもしれない。そのようにすることは故人との関係の移行に自分が未だ折り合いがついていない親には難しいだろう。治療者は，親に，子どもが故人を手放せるようになるまで今ある関係に注意を傾けることはできないということ，その関係のなかには生きている親である自分に親しみを感じるということも含まれるということを理解させないといけない。

　治療者は子どもが現在および将来の関係に再び焦点を当てる力が，悲嘆の解消のみならず子どもの発達全体にとって不可欠であることを親に説明するべきである。ほとんどの親は子どもの役に立つことなら何でもしたいと思っているから，この課題の重要性を理解することによって，自分の悲嘆を越えて，子どもにとって「何をすれば正しいのか」という方向に目をむけることができるようになるだろう。治療者は，親と子どもの回復の主要な違いの1つは，子どもの発達段階にあることを説明する。具体的にいえば，子どもはまだ「未完成」な存在である一方，大人は，完成し，十分に機能している存在と見なすことが

できる。発達上の重要な課題の1つはアイデンティティの形成に関わるものである。社会的存在としての子どものアイデンティティの発達は，他者，特に親のような重要他者との関係に大いにかかっている。子どもたちが自分は何者であるかを学ぶのは，これらの重要な他者との相互関係を通してである。もし，もう生きてはいない人と子どもの「相互関係」がいちばん大切なものであり続けていたとしたら，それは1つの過去の関係にすぎない。故人がもはや子どもの人生の重要な一部や側面ではないと言いたいわけではない。しかし，子どもが成長を続けるためには，今ある世界の一部であり，生き続け，変化し，子どもとともに成長していく人である重要他者との相互交流を持つことが必須である。これらの重要な他者である大人は，子どもが過去から抜け出せないままにさせておくのではなく，子どもに対して，現在および未来の世界につながる「錨（アンカー）」を与えるのである。このような錨を提供することは，(1) 子どもが亡くなった親の肯定的な側面を自分の発達途上のアイデンティティに取り込めるよう保障し，(2) 生き残った親との愛情に満ちた関係が促進し，(3) 子どもが将来肯定的で健康な関係性（例：友人，教師，未来の配偶者など）が築けるようになる見込みを強める。親が子どもの将来のために望むことに焦点を当てることが，親を支援する上で役に立つのである。子どもにもっとも望むことは何かと質問されると，ほとんどの親は，その1つとして愛する妻や夫を持つことであると述べる。両親が子どもの未来に焦点を当てることを支援することで，故人との関係を今あるものとみなそうとする抵抗をいくらか回避できるかもしれない。

　いったん親がこの課題の重要性を受け入れ，少なくともそれが子どもに役立つとしたら，どんな抵抗をも克服しようとするならば，治療者は，親が関係を再定義し，今ある関係に力を入れるように子どもを励ますことができる方法を再検討できるだろう。例えば，両親に，故人について話すときに使う言葉に「注意を払う (tune in)」ことを指示しなければならない。故人について現在形で語るのだろうか，過去形で語るのだろうか？　親やその他の人々に，可能な限りいつでも過去形を用いるよう促すべきである。（例：「パパはパン屋さんで**働いている**」ではなく「パパはパン屋さんで**働いていた**」など）。親は子どもの言葉を直す必要はないが，家族が現在に移行していることを示す強力なやり方として親自身の言葉（すなわち過去形）を使うべきである。関係を維持し発展させるためのどんなステップを励ますことも重要である。肯定的な行動を

増やすために褒めるように，適切な社会的行動を褒めることも役立つ。親は子どもが祖父母や友達と過ごしたいと望むことを褒めるべきである。「それは楽しそうね」とか「あなたがそうするとうれしいわ，お友達と楽しくすごせるように願っているね」とさらっと述べることが，子どもが感じているかもしれない罪悪感やためらいを軽減するのに役に立つ。生き残った親から離れることに対して罪悪感を感じており，親が１人で過ごしても大丈夫ということを直接に（親から）聞くことが必要がある子どももいる。親は，自分自身が友達や他の親族と過ごすことで子どもにモデルを示すことができる。そのあとで，子どもが他の人と過ごしている間に感じたことや考えたことについて親と話し合いをするのが役に立つかもしれない。

１人で子育てできるのかという心配

　これは両親のうちの１人が亡くなった状況に関係してくることである。死別前から行ってきた子どもの養育についての一次的な責任をそのまま引きついでこうとする親もいれば，喪失後にはじめてこれらの責任を引き受けるようになる親もいるだろう。どちらの場合でも，残された親は，以前は故人とさまざまな割合で共有していたこと——子どもの健康や教育，今後の経済的なことなど——のすべてを１人で決断していくことを考えるとしばしば圧倒されそうになる。この責任の深刻さが明らかになるにつれて，残された親は，正しい判断ができるのだろうかという恐怖や不安，このような重荷を残していった故人に対する怒りや恨み，もう故人にたよれない，決断や子どもの成長をともに見る喜びを共有できないという悲しみなど，さまざまな気持ちを感じるようになる。これらの気持ちは故人が生前に行った決定によって複雑になることがある（例：生命保険をかけていない，大学進学のための貯金をしていない，子どもを私立学校に行かせるように強く主張した，生き残った親では払えないようなことに子どもが慣れている，生き残った親がキャリアを積むことを阻んだなど）。親にこういった感情をオープンに表出させることが，これらの気持ちの解決に役立つだろう。認知のゆがみや間違った情報もまたこの過程で取り上げられ，修正することができる。例えば「私はどうやって支払いをしたらよいかわからない，それは夫がすべてやってきたから」という信念は，支払いはほとんどが組織化されたものであり，母親は何年ものあいだ世帯の多くのことを組

織してきたわけだから，これも同様に学ぶことができると指摘することで取り組めるようになるだろう。このように治療者の最も重要な介入の1つは，法的，経済的，医療的その他さまざまな支援プログラムについての的確な情報を親に提供することかもしれない。最後に，治療者はまた，親が子どもを1人で今「育てている」のだということ，大きな困難があるにも関わらずよくやっていることに触れ，気づかせることができるだろう。

こんなときどうしたらいいの？

子どもが「気持ちを切り替えていく（moving on）」ことについて罪悪感を感じさせてしまう親についてどうしたらよいでしょうか？ 治療者が親の苦痛に無神経だと思われないようにこの問題を取りあげるにはどうしたらよいでしょうか？

この問題に取り組むために，子どもが今・現在に焦点を当てることが発達的に正常であり，かつ悲嘆のようなたいへんな課題に子どもが対処することを助けるということを指摘する方法があります。もし，親がそれを「無神経（insensitive）」だと受け取るのであれば，治療者は，その子の感情や行動を健康的な適応として見るように，やさしく促すことができるでしょう。治療者は，子どもが現在の関係に再配分すること（例：子どもが故人を忘れてしまうこと）についての親の恐れや懸念を探求し，このことについて親を安心させる証拠（例：子どもが毎回のセッションのたびに故人についてまだ話していますよ）を伝えるかもしれません。治療者は，もし適切ならば，親が故人との相互交流関係を手放し，今ある関係に新たに関わることへの罪悪感や怖れ（例：「気持ちを切り替えてデートできたら，それは私が彼を本当は愛していなかったということになる」，「気持ちを切り替えて前に進めるなんて，私は浅薄な人間だ」，「もし私が前に進む準備ができているとしたら，絶対に保険金はもらってはいけない」，「もし，私が前進したら，義理の両親は私を憎むだろう」など）を持っていないかどうか探求するかもしれません。

両親を失った子どもを養育している祖父母やその他の親戚をどのように支援したらよいでしょうか？

子どもが両方の親を失った場合，新たな養育者は，子どもがこの新しい基本的関係に関わることを助けるためにさらなるチャレンジをすることになるでしょう。子どもはトラウマとなる状況のなかで彼らのかけがえのない親を失っており，新しい養育者との関係を作ることは忠誠の絆を引き裂かれるように感じるかもしれません。もし新しい養育者がこういった感情に敏感で，子どもの亡くなった人への忠誠心や残された記憶を大切にするならば，子どもたちは楽に移行することができるでしょう。新たな養育者が亡くなった親に代わることはできないということを理解しており，そんなことを望んでいないということをはっきり述べることで，子どものこのような不安を取り除くのではないでしょうか。

死んだきょうだいの代わりに親にあらたに子どもを生んでほしいと子どもが願うような場合にはどうしたらよいですか？　これは良い考えなのでしょうか？　それとも問題がありますか？

　この決定が治療者にゆだねられることはおそらくないでしょう。親は，失ったきょうだいの代わりの子どもがほしいという子どもの願いではなく，子どもを持ちたいという彼ら自身の希望に基づいてこの決定をする必要があります。決して新しく生まれた子どもに失った子どもの代わりとなる重荷を負わせてはなりません。新たな関係に再投資するという概念は，もし，親が別の子どもを作らないとしたら，子どもが核となる家族の枠を超えて，親密になれる他の子どもたちを見出すことで，よい状態になるということを示唆します。治療者はこういった子どもが仲間との関係に満足していけるような別の方法を見出すことを助けることができるでしょう。

治療の振り返りと治療の終結
Treatment Review and Closure

　セラピーの終わりが近づくにあたって,治療者は子どもと親の進捗度を評価しなければならない。もし親子それぞれの適応が改善されていたら,治療者は治療の終わりにむけて,あと1,2回の合同セッションをするかどうか話し合うべきである。合同セッションは,子どものトラウマや悲嘆,または両方に関わる作業を分かち合い,子どもと親が治療のなかで得たものを認識する機会として提案される。このような合同セッションは最後の治療セッションをセラピーの卒業祝いとして活用することができるように,事前に計画することが重要である。

　最終合同セッションの準備はそれまで行っていたトラウマに焦点を当てたセッションと同じ形式で行う。合同セッションの直前に行う子どものみ,親のみの15分間ずつのセッションでは子どもの作業を共有し,子どもと親の合同セッションの準備を行う。親は適切な受け答えを練習する。子どもの作った本や詩や手紙を読む,ポジティブな思い出を分かち合う,追悼式を行う,お互いを褒めあう,など,子どもや親がどのような活動を選んだとしても,将来の喪失やトラウマの想起刺激に対応する計画を立てる時間もとらなければならない。

　最後のセッションでは合同セッションの経験についても話し合うべきである。それは子どもと親が合同セッションの相互作用のなかで経験した考えや感情なども含む。また,セラピーによる子どもと親の進歩を振り返り,双方を適切にたたえるべきである。もし治療者が親子のいずれかが引き続きセラピーが必要だと考えるのであれば,それは治療が終了する前に話し合い,適切な紹介や準備を行うべきである。

　このセラピーの最終段階においてはトラウマと悲嘆双方にとって非常に重要な,トラウマや喪失後の人生に意味を見出すことを強調すべきである。Jacobsは複雑性悲嘆には実存的な要素が含まれ,それは人生が無意味で空虚であり,愛する人が亡くなった後の虚無から逃れることはできないという感情で特徴づけられると考えている(1999)。トラウマや喪失を経験して,このような一連

の空虚感の特徴をさまざまな形で複合して感じている子どもには，トラウマ体験から意味を見出すことを手伝う必要がある。私たちがここで触れている意味とは悲観的な状況において希望の光[訳注1]を見いだすのに似ているかもしれない。そうすることでトラウマ体験と自分の実存的なアイデンティティーや世界観を融合することができ，肯定的なことに再び焦点を当て，過去志向ではなく未来志向の自分として再スタートすることが可能になる。

　子どもが「意味を見出す」ことを手伝うため，治療者は一連の質問をすることができる。

「もしあなたと同じ種類のトラウマや喪失を経験した子どもに出会ったら，あなたは自分が学んだことについてその子どもに何を伝えたいですか？」
「あなたはその子どもを助けるために，何をその子に知ってもらいたいですか？」
「もしその子がセラピーは大変すぎると考えていたら，その子に何と言いたいですか？」
「あなたはそれらのことを経験してきて，今自分のことをどう思いますか？」

　子どもは，これらの問いに対する答えを，同じような経験をした他の子どもに対するアドバイスとしてまとめるようにする必要があり，それはその子が経験してきた治療による進歩や，回復の過程を反映するものとなる。例えば，ある子どもはこのように書いた。「私はこう言いたいです。『あなたの気持はよくわかる。すごくつらかったよね。本当はそれが起きなかったふりをしたいけど，それはできない。そのことについて話せば，気持が楽になる。ママが私を愛してくれた思いを誰も取り上げることはできないことを私は知っている。ママは私がここまで来たことを誇らしく思っていると思う』」。加えて，これらの質問に対して，子どもが何かの「渦中」にいるのではなく，「通り過ぎて来た」こととして捉える立場で答えることは，自分がトラウマを乗り越えてきたのだということをその子に強く印象づける。さらに，そのことに詳しい人（オーソリティ）の立場に置かれることで，子どもは自分の達成（マステリー）のレベルを感じ，他の子どもを助けてい

訳注1）原文 silver lining：逆境にあっての希望の光—— Every cloud has a silver lining の諺から。

るというやりがいを経験する。子どもは自分の悲嘆やトラウマの初期の段階で受けたかったと思うようなアドバイスを他の子どもに対してすることによって，他の子どもの安心に寄与するのである。

複雑性悲嘆の治療の経験が子どもたちにとってどのような意味があったかを伝える子どもたち自身の言葉を紹介する。

「あなたは1人じゃない。」
「他の子どもたちに，大丈夫だってわかってほしい。」
「虐待は自分のせいじゃないということを学んだ。」
「あなたはまた幸せになれる。」
「あなたを愛する人は，天国から見守ってくれる。」
「あなたの大事な人がここに一緒にいなくても，その人はいつもあなたの心のなかにいる。」
「私は自分がどのくらい強いかわかった。」
「まだ楽しい時間を過ごせることがわかった。」
「誰が本当の友達かわかった。」
「父親とより親密になれた。」
「最初はつらいけど，そうしたら，いいことを思い出せる。」
「思い出しても大丈夫。」
「その死について話すのは役に立つ。」

子どもが意味を見つけることを助けるその他の価値ある方法として，社会貢献活動（corrective activity）を体験する機会を見出すことがある。社会貢献活動とは子どもが取り組める建設的な活動で，その子のトラウマや喪失とどこか関連したものである。（ただし，養育者にこのような活動についての子どもの努力を心地よくサポートできるか，事前に相談しなければならない）。例えば，麻薬の過量服用で父親を亡くした子どもは，麻薬の危険性について他の生徒に話すことを選ぶかもしれない。性的虐待やDVの目撃を経験した子どもは家庭内暴力に関する教育的な美術展示会に出品しようと思うかもしれない。貿易センタービルに対するテロ事件で親を亡くした子どもは，親を助けようとした消防署の消防士を訪問して，お礼を言う（あるいは手紙を書いたり，絵を

描いたりする）ことを選ぶかもしれない。繰り返しになるが，これらの活動は克服(マステリー)を得る，他者を支援する，トラウマや喪失の意味を見いだす機会を提供するのである。

同様に，養育者も，同じ悲劇に出会った人たちを助ける活動を行うことで，自分たちの最も困難な体験をポジティブなものに変えることができる。こういう活動の1つの例としてUS航空427便サポートリーグ[訳注2]がある。これは前述したように，1994年に起きた飛行機墜落事故で生き残った犠牲者の家族により発足した団体である。この団体は他の飛行機事故の犠牲者の家族の援助と支援のために米国中を訪問している。また，飛行機会社が生存者のニーズに対応する方法について非常に大きな影響を及ぼしている（Stubenbort et al., 2001）。

最後に，治療者は治療終結の準備として，子どもたちに3つのPを教える：predict, plan, permitである。

- **Predict（予測する）**：子どもが人生のさまざまな時点で，悲しみや嘆きの時期があることを予測する。これらは喪失やトラウマの想起刺激(リマインダー)によって引き起こされることもある。
- **Plan（計画する）**：これらの想起刺激に対する最善の対処方法を計画する。計画の例としては，親や他の重要な人に話すこと，独自のリラクセーションスキルの活用，思い出の場所の訪問，悲嘆に関する本を見るなど，子どもの苦しみを和らげるすべての活動が挙げられる。
- **Permit（許す）**：子どもがこれらの感情をいつでも持つことを許す。また，家族がこのような感情を持ったり，表現したりすることを，病的な徴候だと解釈せず，許すことを子どもに許させる。養育者も3つのPについて学んで実践し，子どもにもそれを確実に実践させる必要がある。

子どもが役に立つと感じる1つのエクササイズとしてサークル・オブ・ライフを作ることがある。それは円環状のカレンダーで12の月が表象されている（サークル・オブ・ライフの例は付録1に含まれている）。子どもは今後，トラ

訳注2) http://flight427adsl.wordpress.com/ を参照のこと。

ウマや悲嘆や変化の想起刺激になりそうな日付を，そこに書き込んでいく。例えば，誕生日，休日，卒業，入学初日，死やトラウマ体験の日付などである。子どもは，その日に自分の苦痛を和らげるためにどんな活動をするかを計画することで，それらの日付への準備も行う。これは合同親子セッションで分かち合うのに適した活動である。

　どの治療関係でもそうであるように，TF-CBT モデルを使用するときには，終了と終結の問題を計画的に扱う必要がある。もしモデルが高度に構造化された形で提供されていれば（例：治療セッションは治療者によって計画され，家族は特定の数に限られるなど），治療者は終結が近づいてきたら，家族にあと2，3回しかセッションが残されておらず，どんな未処理の問題もその時間枠のなかで取り組まなければならないことを知らせるだろう。より治療セッション数に柔軟な臨床設定では，治療者と家族は，TF-CBT の取り組んできた構成要素が適切に習得されて，子どもと家族の適応的に機能していることからもう治療は必要がないと示されたときに，終了の計画について話し合わなければならない。

　治療者は，多くのトラウマを受けた子どもに共通する特別な喪失の問題や，信頼する治療者の喪失がそれらの問題と共振することを意識して，配慮をする必要がある。特に多くのトラウマを受けた子どもはそれ以前の大切な人の喪失（例：暴力や事故，戦争，家族内虐待の加害者の有罪判決と収監など）に耐えてきている。それに引き続く治療者の喪失によって前面に押し出された喪失や遺棄のテーマは，治療の終結期に率直に扱われなければならない。子どもが治療によって得たもの（もう毎週治療に来なくてよくなるかわりに，楽しい活動をして時間を過ごすことができるなど）や，親が近づきやすい支持的で有能な人になったこと，家族が治療で頑張ってきたからそうなったこと，それらの事実に基づき，治療者が子どもから去るのではなく，子どもが治療者を離れようとしていること（ある学年を終えて，別の学校に進級するのに似る）に焦点を当てることが役立つかもしれない。最終的には治療者が将来，子どもと再び関わることを選ぶかもしれないという，この選択肢も臨床的に示されなければならない。もちろん，この選択肢は将来にありうるトラウマ関連のストレス因子（例：出廷など）を予期する子どもや養育者にとっては，特別に重要なものである。そのようなストレス因子を自分で処理できる子どもの能力に対する信頼と同時に，治療に戻ることを失敗とみる必要はなく，むしろ子どもが困難な新

しい発達課題をやってのけることを助けうる再教育(リフレッシャー)コースなのだということ，その双方を表明することが重要である。

　治療者との記念になるような品（例：治療者と子どもが一緒にとった写真）をもらうことや，治療者に自分の写真をもっていてもらえるように渡すことが役に立つ子どもがいる。子どもに対して，治療者は覚えていること，子どもと家族を気にかけていることを保証するのも重要である。まとめると，TF-CBTモデルは重要な治療的関係を子どもと親に提供し，この関係は計画された配慮ある方法で終結されなければならない。TF-CBTモデルに関するさらなるトレーニングと治療のリソースを望む人は，付録3に資源の資料へのリンクを収録した。

こんなときどうしたらいいの？

自分のトラウマ体験への「意味づけ」がネガティブな子ども（例：人生において，何にも頼ることができない）をどうやって支援しますか？

　追加の認知処理がこのようにトラウマや喪失に関連して過剰に広範で永続的な否定的認知をもった子どもにはふさわしいでしょう。

親が子どもの治療よりも，復讐やケースの法的側面に焦点が当たっている家族をどう支援しますか？

　私たちは航空会社や殺人者，大切な人を殺した車の運転者を訴えることや，性加害者の刑事裁判や，子どもの治療に関わることによる損益に注意が集中している親を治療してきました。民事事件の賠償金はどれだけダメージがあったかを明らかにすることで得られるため，最愛の人の死が家族にどれほどのダメージをもたらしたかということを法廷に証明するために，故意ではないにせよ，親は自分の子どもに症状がある，病気であるという状態に押しとどめることに力を入れてしまいます。言うまでもなく，このようなスタンスは，治療によい転帰をもたらすはずもありません。この事実を親に指摘することは，子どもの現在の症状と治療の必要性に改めて焦点を当てることに役に立つかもしれません。実際，親の力が加害者の将来や判決に与える影響より，親が子どもの

回復に潜在的に与える影響がより大きいことを親に指摘することは重要です。

親が死やトラウマのことで泣いてしまうことを止められないような親の子どもをどう支援しますか？

再び，3つのP：必要性を予測し（Predict），嘆き悲しむことを許し（Permission），そういうときの適切な対処法を計画すること（Plan），を示唆することが役に立つかもしれません。悲しいのも，泣くのも，OK だということ，親は子どもを愛しており，ただ感情を表現する機会を必要としているということを改めて保証されることを必要とする子どももいるでしょう。そのような子どもには自分が存在しているだけで，親は大きな幸せと慰めを与えられていると聞かされるのが役に立つかもしれません。なぜならばそうしないと子どもは「失ったものを埋め合わせるのに私では間に合わない？　私は幸せにできていない？　もし私が死んで，もう1人が生きていたら，親はずっと幸せだったのかな？」と自問するかもしれません。これらのテーマについて率直に話し合うことは，この点において子どもを改めて安心させるのに大いに役立つでしょう。

付　録　1

配布資料

＊ Judith A. Cohen と，Anthony P. Mannarino と，Esther Deblinger より（版権 2006）本書の購入者が個人的に使用するという目的でのみ，コピーを認める（詳細は版権の頁を参照のこと）。
＊日本の情報については著者らの承諾を得て監訳者が挿入
・DV の頻度について：配偶者からの暴力に関するデータ　内閣府男女共同参画局（平成 25 年 7 月 24 日）より算出。「心や体への暴力」の中には身体的暴行，心理的攻撃，性的強要が含まれる。http://www.gender.go.jp/e-vaw/data/dv_dataH2507.pdf
・性的虐待の頻度について：「子どもと家族の心と健康」調査，1988

ドメスティック・バイオレンス情報シート［親用］

ドメスティック・バイオレンス（以下DV）とは何ですか？

　DVはパートナーの行動，感情，選択をコントロールするパターンの1つです。コントロールの方法には，身体的虐待，性的虐待，心理的虐待，経済的虐待，社会的制限，財産や大切なものの破壊，ペットの殺害などがあります。DVに関してしばしば使われる他の用語としては，配偶者虐待，親密なパートナーに対する暴力，バタリングがありますが，それに限られたものではありません。どんな言葉が使われようと，DVとはパートナーの意図的な行動によって，その人の財産や健康が脅かされる社会的な問題です。現在異性愛関係における DV としては，男性から女性に対して行われることが最も多いです。ゲイやレズビアンなど同性愛関係における DV の頻度は同性愛関係におけるものと同じです。実際の DV の頻度は，報告されているものよりもっと多いと考えられています。

ドメスティック・バイオレンスの子どもに与える影響は？

　DV にさらされた子どもは情緒，発達，身体の健康に影響を受けます。これらの子どもは他の子どもよりも，暴力のエピソード中に被害に巻き込まれたり，偶然に傷つけられたりすることから虐待を受けやすく，怒りや攻撃，反抗に関連する行動上の問題をより呈しやすいこと，抑うつや不安をより経験しやすいことがわかっています。彼らは，友達と一緒にすごす時間が少なかったり，友達の安全を心配したり，親友が少ないといった傾向があります。学校において，DV にさらされた子どもは，多動や社会的引きこもり，学習症といった行動上の問題を生じる割合が高くなるかもしれません。

　子どもの多くに，DV にさらされることによって心的外傷後ストレス障害（PTSD）の症状が出てきます。症状には，暴力に関する苦痛な記憶や悪夢，暴力を思い出せる考えや感情や記憶を回避しようとする努力，以前は楽しかっ

た活動に対する興味の縮小，社会的孤立，寝つきの悪さや中途覚醒，集中困難，怒りの爆発，といった状態があります。

　DVにさらされている子どもは，他の種類の虐待にさらされるリスクも高くなっています。配偶者を虐待する人の50％は，自分の子どもに対しても虐待していると現在は考えられています。これらの子どもはまた，精神的虐待や性的虐待を受けるリスクが高いこともわかっています。

　DVにさらされていると他の長期的影響が出ることもあります。少年司法制度で処遇されたり，自殺企図，性犯罪，薬物やアルコールの乱用，などです。また大人と同じように虐待の犠牲者になるリスクも高くなります。また，人間関係，自己責任，暴力と攻撃性，性別役割に関する歪んだ信念体系が身についていく危険も高くなります。

　DVに対する子どもの反応は，年齢，虐待が起きてからの期間，頻度と強度，虐待者と子どもとの関係，虐待の種類，子どもをサポートするシステム，子どもの回復力(レジリエンス)と脆弱性などの要素によって異なります。

DVの発生頻度は？

　DVは，すべての人種や宗教，国籍，経済レベルにわたって起きています。米国では毎年およそ100万人以上の女性がDVにあっており，その暴力は高率に複数の子どもに目撃されています。言い換えると，毎年300万人以上の子どもがDVを見聞きしていることになります。日本では，女性の3人に1人が配偶者から暴力を受けたことがあり，10人に1人が何度も受けていることがわかっています。つまり，どの国にも大人がお互いに傷つけあっているのを見たり聞いたりしている多くの子どもがいるということです。

DVにさらされている子どもに共通した行動の徴候は？

- 仲間をいじめる，暴力をふるう，はずかしめる行動
- 仲間や社会から，引きこもる，人間関係が希薄になる
- 特に暴力を受けている親から離れられない
- 権威ある人，特に虐待を受けている親に対して敵対的で反抗的な態度をとる
- 言葉が攻撃的になり，口答えが増える

- おねしょ，おもらし，赤ちゃん言葉，そのほか退行的な行動
- 学校での集中困難，人を頼れない
- 食欲の低下，食事パターンの変化
- 幼児の成長障害
- 悪夢，不眠，そのほかの睡眠障害
- 兄弟や仲間への暴力的な行動の増加
- 家出
- 役割の逆転：親の役割をとる

DVにさらされた学童やティーンエイジャーの行動の徴候は？

- デートの相手を身体的に，言葉で，あるいは性的に虐待する
- 逆にデートの相手に身体的に，言葉で，あるいは性的に虐待される
- 虐待されている親に対して暴力をふるう。虐待者の言葉や行動を真似する
- 虐待されている親の「保護者」としてふるまう
- 薬物やアルコールの乱用
- 仲間とのつきあいが乏しく限られたものになる

DVにさらされたときの感情的な徴候は？

- 神経質，不安，恐怖の増強
- 抑うつ気分や自殺念慮
- 情緒不安定
- 虐待されている親やきょうだいを守らないといけないという責任感
- 他人の安全についての過度の心配
- 困惑（家庭の暴力を仲間に知られたくない）
- 虐待を受けている親やきょうだいに対する憤り
- 日常的な議論を怖がる
- 虐待者に対して立ち向かう，傷つける，という空想(ファンタジー)
- 虐待者と同じ力(パワー)をもちたいという欲望
- 虐待している親と，されている親どちらに「忠誠」を尽くせばいいか混乱する

誰が DV を行うか？

　加害者（あるいはバタラー）というのは，パートナーとの関係において，威嚇して身体的暴力や性暴力にいたる，暴力をふるうと脅す，などの行為によって強制的な支配のパターンを繰り広げる人のことです。このパターンは心理的支配，経済的支配，性的強要，あるいは主に身体的暴力という形で表現されるかもしれません。バタラーは男女どちらにもいますが，ほとんどは男性です。たとえ，虐待が配偶者に対してだけ向けられていて子どもが虐待を受けていないとしても，子どもを暴力にさらすということにおいてバタラーには責任があります。虐待というのは，衝動コントロール，飲酒，怒りの管理（アンガーマネージメント）などの問題で生じているわけではありません。虐待は，親密な人間関係における一方のパートナーから他方に対する，意図的で繰りされる強圧的な支配行動の問題なのです。したがって，断酒会（アルコーリック・アノニマス）やカップルセラピーは DV を止めるために適切な治療法ではありません。

どうやってわが子を助けたらいいですか？

- 子どもに虐待は良くないことだと話す
- 子どものせいで暴力が起こっているのではないということをしっかりと教える
- 子どもに自分たちがいかに愛されているかを思いおこさせる
- 危険な状況を回避するための安全な計画（セイフティプラン）を作り出す
- 自分たちの気持ちを率直に話すように励ます
- 子どもの学校に関して特別支援を受けるように準備する
- 精神保健の専門職（メンタルヘルスプロフェッショナル）の支援を求める

ドメスティック・バイオレンス情報シート [子ども用]

ドメスティック・バイオレンスってどういう意味？

ドメスティック・バイオレンス（以下 DV）というのは，家族のうちの大人のひとりがほかの家族を傷つけることです。「傷つける」ということには，押したり，突いたり，叩いたり，平手うちしたり，握りこぶしでたたいたり，ものを使って傷つけたりすることなどがあります。体を直接傷つけるだけでなく，罵ったり，その人がやりたいことをさせなかったり，その人がやりたくないことをさせたり，押したり，突いたり，叩いたり，平手うちしたり，握りこぶしでたたいたり，さらに誰かを殺してやると脅したりすることも，「傷つけること」にはいります。これらはすべてとても恐ろしく思えることでしょう。でも，覚えておいてほしいいちばん重要なことは，大人が争っていても，それは子どものせいではないということです。どんなに自分たちがいい子にしていても，大人の争いを止めることはできません。

家で DV を見たり聞いたりしている子どもはたくさんいる？

はい。米国では毎年 300 万人以上の子どもたちが，家で暴力を見聞きしています。日本では結婚している女の人の約 10 人にひとりが，パートナーから心や体になんども暴力を受けています。つまり，大人がお互いに傷つけあっているのを見たり聞いたりしている多くの子どもがいるということです。

家で暴力を見たり聞いたりしたときに，子どもが自分を助けるために何ができる？

1. 争いが起きていないときに，家で親がもうひとりの親を傷つけているときに自分がどう感じているかを親に話すことができます。
2. 両親が争っているときに「安全な」家や場所に避難できるよう親とあら

かじめ計画します。
3. 緊急時には虐待されている親と安全な計画を考えだすようにします。
4. おじいさんやおばあさん，おじさんやおばさん，大人の友達，友達の親，家族の支援者に，両親がけんかしているときに自分がどう感じるかを話します。
5. 自分が感じていることを絵に描きます。
6. 自分が楽しくなることをする。好きな本を読む，ゲームをする，テレビを見る，電話で友達と話をする，友達の家に行く，などです。
7. ひとりの親がもうひとりの親を虐待しているのは自分が理由ではないことを思いだします。

虐待をふるう親ともう一緒に住んでいないにも関わらず，幸せではなかったり，怖いと感じたりするときに，子どもには何ができますか？

1. 虐待を受けている親や信頼できる大人に，家で暴力を見聞きしたときに自分がどんなふうに感じたかを話すことができます。
2. 虐待を受けた親や信頼できる大人に，気持ちが混乱していてもいいから，ものごとが変化したことを，今，どんなふうに感じているか話すことができます。
3. 家族の支援者に自分の混乱した気持ちをすべて話すことができます。
4. 自分が楽しいと感じることをしましょう。例えば好きな本を読む，ゲームをする，テレビを見る，家族や友達と一緒に過ごす，など。
5. 両親のあいだに何が起きたとしても，それは自分のせいではないということを覚えておいてください。

子どもの性的虐待情報シート［親用］

子どもの性的虐待とは何ですか？

　子どもの性的虐待とは，子どもと大人の接触や相互関係において加害者や他の大人が自分の性的満足を得るために子どもを利用すること，と通常定義されています。18歳以下でも相手の子どもより十分年上だったり，力や支配を子どもに及ぼせる立場にあったりする場合は性的虐待といえます。ほとんどの場合，性的虐待は身体への直接的な接触を伴います。例えば，性的な接触，キス，愛撫，撫でこする，指を膣や肛門に挿入する，口腔性交，性交を模す，ペニスを膣や肛門に挿入する，などです。性加害者のなかには，自分の性器を子どもに見せたり，子どもが服を脱ぐところを観察したり，撮影したりすることで欲望を満たす人もいます。

　子どもはしばしば楽しげな甘言（「これは2人だけの特別な秘密だよ」）で性的虐待に引き込まれたり，お金，キャンディー，もの，などで買収されたりします。ときには脅されたり怖がらせられたりしています。力を行使されたり，暴力をふるわれたりすることも少なくありません。子どもが実際に「傷つけられた」か，子どもが抵抗したか，子どもが好んでいたかに関係なく，大人や強圧的な年長者によるこのような性的関与はすべて性的虐待であるとみなされることを覚えておくことが重要です。

子どもが性的虐待を受けるとどのようなことが起きてきますか？

　性的虐待を受けた子どもは虐待に対してさまざまな情緒反応や行動反応をします。子どもの年齢，加害者が誰であるか，虐待された環境，子どもが開示したときの家族の反応によって，反応の特性や重症度は異なります。子どもは，おねしょ，ひきこもり，外在化行動（アクティングアウト），悪夢，学校での問題，飛び出し行動（ラニングアウェイ）といった不安や苦悩による症状を示します。これらの困難は，どんなものであれトラウマを体験した子どもが示す問題と類似しています。性的虐待による特異

的な症状を示す子どももいます。例えば，性的な話や行動を繰り返す，年齢不相応な性行動，虐待を思い起こさせる状況や人を怖がるなどです。なかには，トラウマ体験からくる明らかな困難を示さない子どももいます。

　虐待がいったん開示されて止むと，子どもは比較的正常な行動や情緒を取り戻します。子どもが元に戻るためには周囲の人の支援と保護が非常に重要です。実際には虐待が止んだ後にも長い間症状が続く子どももいます。実際に，性的虐待を受けた子どものかなり多くがトラウマ後のストレス症状を呈します。だからこそ性的虐待を受けた子どもに心理評価を行い，必要であれば治療することが大切なのです。

性的虐待を体験した子どもにどのような種類の治療法がありますか？

　性的虐待を受けた子どもが虐待の影響を乗り越えるために多くの治療法が使われてきました。そのなかには個人療法，家族療法，グループ療法などが含まれます。精神力動的精神療法，行動療法，認知療法，洞察志向精神療法や，構造的・戦略的家族療法など幅広い心理学的理論に依るものが使われてきました。これらの多様なアプローチの性的虐待を受けた子どもの抱える困難に対する有効性には限られた数の研究しかありません。しかし，個人やグループに対する認知行動療法によって性的虐待の後遺症をかなり効果的に減らすことができるという多くの研究が報告されています。

　認知行動療法は，性的虐待の被害児だけでなく，加害をしていない親を支援する上で有効です。認知行動療法の治療者は，親が，子どもの受けた虐待に対する自分たちの考えや感情に対処できるよう手助けします。同時に，治療者は，子どもが虐待やそれに関する悩みを打ち明けやすいようにする方法を教えることができます。同時に，親が子どもの開示や虐待関連の問題により効果的に反応するためのペアレンティングスキルを教えます。認知行動療法による介入はそれぞれの子どもが直面している課題に応じて個別に行っていくものであり，具体的には，教育，対処スキル，処理(プロセシング)の練習などがあります。処理の練習では，子どもが虐待に関する記憶や思考，日常の想起刺激（例：浴室，1人で寝ること，服を脱ぐ，シャワーを浴びる）などに徐々に立ち向かえるようにしていきます。話し合い，ドールプレイ，描画，読書，作文，詩，歌などがその過程で使われます。虐待に関する話し合いをすることに不安が減ってくれば，

これらのセラピーの活動によって，性的虐待を受けた子どもが自分の考えや感情をもっとオープンに表現できるようになり，それによって虐待に関連する自分の体験の理解や感情の処理も進んでいくのです。

最後に，性的虐待の分野での研究において，性的虐待を受けた子どもの心理的適応にもっとも重要な因子は親や養育者がどれだけサポートできるかであると繰り返し強調されていることを親に知ってもらうことが大切です。思いやりのある大人が情緒面でしっかりサポートしつつ，医療および精神保健的介入を効果的に行えば，性的虐待を受けた子どもには，健康で満足できる充実した未来が期待できるのです。

性的虐待を受けるのは誰ですか？

性的虐待はすべての社会階層，人種，宗教にわたって起きています。性的虐待は男の子にも女の子にも起こり，決してまれなことではありません。米国では 18 歳までに，女の子の 4 分の 1，男の子の 7 分の 1 が，性的虐待を経験しています。日本では 18 歳までに女の子の約 40％，男の子の 10％が性的虐待を経験しているという調査があります。

誰が子どもに性的虐待をするのですか？

性加害者は女性のこともありますが，大多数は男性です。一般に思われているような「汚らしいおじさん」や「裏道に潜んでいる見知らぬ人」ではありません。明らかな精神障害者や精神発達遅滞の人でもありません。実際には性加害者は子どもがよく知っていて信頼している人であることが多いのです。虐待者はしばしば家族の一員だったり（例：いとこ，おじさん，親，継父，祖父など），家族ではないにせよよく知っている人（例：近所の人，コーチ，ベビーシッターなど）だったりします。性加害者に共通した明確な特徴やプロフィールはありませんし，潜在的な虐待者を認める方法もありません。このような理由で，信頼している人が子どもに性的虐待をすることができるなんて，信じることは難しいのです。

加害者のなかには自分自身が子どもの頃に性的虐待を受けた人もいますし，他の虐待やネグレクトを受けた人もいます。性加害者には成人のパートナーを

相手に性交渉できず，子ども相手に多くの異なった関わり方をする人がいます。また大人との性交渉を保ちながら，ストレスがたまると子どもを性の対象にする人も多くいます。薬物やアルコールの影響下で性的虐待を行う加害者も数パーセントいます。

どうして性的虐待が起こるのでしょうか？

　どうして性的虐待が起きるのかを子どもや保護者からよく聞かれますが，単純な答えはありません。覚えておきたい主要な点は，虐待を受けた子どもや加害者でない親には何の落ち度もないということです。性的虐待は，その行為にいたるどんな問題があったかに関わらず，完全に加害者の責任なのです。

　私たちの社会は一般的にセクシュアリティに対する気まずさがあり，子どもの性的虐待による被害を予防することに限られた努力しかしてきませんでした。このような態度にも原因があって，長い間この問題は隠されたままだったのです。したがって，まず子どもの性的虐待についての関心をはっきりとオープンに表現することが重要です。社会全体として，この問題の重要性や予防にもっと注意を払い，この問題を世界中にもっと呼びかけていかなければなりません。

どうして子どもは，何が起きたか話さないのでしょうか？

　子どもの性的虐待はもともと表面に出にくい性質があります。それは通常，子どもが加害者と２人だけでいるときに起こります。性活動を続けるため，加害者は子どもがそれを秘密にするようにいいます。もしも人に話したら，子どもやペット，家族に身体的な危害を加えると直接脅すこともあります。子どもはしばしば，虐待は自分に落ち度があり，もし人に話したら，非難されたり，受け入れてもらえなくなったり，信じてもらえないと思い込まされています。虐待だけでなく，それが秘密であることから，当惑し，恥じ，怖れを感じています。実際，性的虐待を受けた子どもは大人になるまで，拒絶や罰や報復を怖れて，誰にも言わないことが多いのです。

どういうときに子どもの性的虐待を疑わなければいけませんか？

　もともと表面に出にくい性質である上，子どもの行動に現れる反応が多岐にわたるため，子どもの性的虐待を発見することは難しいのですが，ほとんどは，偶発的あるいは意図的な開示によってみつかります。大人のような性的行動や，年齢不相応の性的な知識を友達に話したことから，偶然にその子どもが虐待を受けていることが明らかになることがあります。曖昧な打ち明け話や告白を友達にして，友達から大人に伝わることもあります。親は，子どもの行動の突然の変化に気づかなければなりません。悪夢，引きこもり，特定の人や場所やものごとの回避，異常な攻撃性，落ち着きのなさ，あるいは不適切な性行動などです。これらの行動から，広範囲にわたるトラウマによる問題が存在するかどうか探索しなければならないことが示唆されるかもしれません。

　子どもが，虐待を加えた人に対する反応はさまざまです。子どもと容疑者を同時に観察していても性的虐待が今起きているかどうかはわかりません。虐待者を怖がったり避けたりする子どももいるし，虐待者について否定的に話すのに，その人の前では肯定的にふるまう子どももいます。虐待を受けても，なお虐待する親や養育者に懐き，愛着を覚える子どももいます。虐待者に対して肯定的であっても否定的であっても，その相反する気持ちを同時に持っていても，子どもの虐待者に対する気持ちをそのまま受けいれてあげなければなりません。子どもは自分のどんな感情も間違っていないと認識する必要があります。

　子どもに個人的な安全スキルを教えて，家族と率直に話し合える環境を作っておけば，子どもはもしそのようなことがあったときに性的虐待やその他のトラウマ体験について話してくれるでしょう。

どうしたら子どもが性的虐待を受けるリスクを減らすことができますか？

　一般的に，子どもと率直に交流できる環境を維持しておくことが重要です。とりわけ，子どもには性的虐待に関する情報を与えるとともに，年齢相応の性教育を受けさせなければなりません。まるで火事の予防法を教えるように性的虐待についても教えるのです。子どもには淡々と率直に，自分の身体は自分のものであり，「OKではない」接触に「NO」という権利があることを教えな

ければなりません。また子どもは自分を不快にする,「OKではない」と感じるどんな接触についても,親や大人に話していいと教えられなければなりません。加えて子どもには,親や保護者の目がないときに,どこに行き,何をするのが安全か,どのように決めるかについて教えておくことができるでしょう。

　しかし,子ども自身が性的虐待をやめさせたり,それについて話したりすることは非常に難しいことを覚えておいてください。したがって「子どもが虐待を止めなかったり,そのことについて話をするまでに間があったからといって決して非難しないでください」。多くの子どもは決して話さないですし,ほとんどの子どもがすぐには話せないのです。

　また,親は四六時中子どもを見張ったり,見守ったりしていることはできないものだということを覚えておくことも大切です。このように「あなたが何をしたとしても,子どもが絶対に性的虐待にあわないようにはできない」のです。だから,子どもが性的虐待を受けたからといって自分自身を責めてはいけません。その代わりに子どもにとって必要なサービスを受けられるようにエネルギーを注ぐことが役に立ちます。

性的虐待が疑われたとき,どのように反応したらいいですか？

　自分の子どもが性的虐待にあったことがわかったとき親が苦しむのは自然な感情です。しかし,親のとるべき行動としては,できるだけ落ち着いていられるように努力することが最も重要です。子どもは親の感情的反応に非常に敏感です。したがって,もし親が動転したり,怒ったりするのを見たり感じたりしたら,子どもは脅えて「貝のように口をつぐんで」しまうかもしれません。子どもが隠さずにしゃべってよかったと思えるようにもっていかなければなりません。もしもあなたが,冷静に子どもに訊ねることができないならば,専門職による援助を待った方がいいです。子どもを責めるように聞こえることを口にしないように注意を払い,虐待が子どものせいではないことを必ず強調するようにしましょう。セックスが気持ちよかったと述べる子どももいます。性交渉や虐待者の注目を子どもが楽しんだからといって,子どもは責められるべきではありませんし,罪悪感を持たなければならないということではありません。ときには虐待を受けた子どもが他の大人と性行動を始めることさえあるかもしれません。しかし適切な制限をつけるのは大人の責任です。

子どもに，受けた虐待のことを「忘れなさい」と励まして，会話を閉ざしてはいけません。逆に，子どもにまだ話す準備ができていないことまで，話すように促してもいけません。子どものいうどんなことにも，どんな質問にも，ただ心を開いていてください。子どもが虐待者や起こったことに対して入り混じった感情を持っていることを理解するように努力してください。あなたは，自分の子どもを守るためにずっとそばにおいておきたいと思っているかもしれませんが，過度に抑制しないことが大切です。そして，家族ができるだけ普段の生活に戻れるように援助することが大切です。あなたが，子どもに対していつもの愛情や身体的な親密感を示すことを恐れないことも大切です。このことは，特に虐待していない父親にとっては難しいことです。しかし，子どもが受けた虐待によって，親の自分たちに対する感情が変わったという印象を与えてはいけません。

　性的虐待を受けた子どもは，生殖器領域を含めて特別な診察を受けなければなりません。子どもは性的虐待によって傷ついたと感じるかもしれませんが，通常身体に変化はありません。経験ある医者は子どもの身体には問題ないと保証し安心させることができます。

どこに支援を求めに行けばいいのでしょうか？ 訳注1)

　誰でも，子どもが性的虐待を受けていると考えたら，各自治体の児童相談所に相談してください。匿名のままでも，ケースワーカーはあなたに子どもや虐待者と思われる人や，環境について重要な質問をします。そして性的虐待があるかどうか調べて，子どもや家族に指導や援助を行います。

訳注1) 本項目につき日本の事情に応じて訳者が書き直している。

子どもの性的虐待情報シート［子ども用］

子どもの性的虐待ってなあに？

子どもの性的虐待というのは，大人や年長の子どもが自分だけにしかさわれない大切な場所（おちんちん，こうがん，ちつ，おしり，むね）をさわったりこすったり，あるいは，別の子どものプライベートパートを触ったりこすったりするように命令することです。このようなタッチは **OK ではありません**。このようなことをする人のことを性加害者と呼びます。虐待者はこれらのことを子どもにさせようとします。虐待者は暴力的なこともあるし，ゲームだといったり，ごほうびをくれたりすることもあります。虐待者は，親戚，家族の友人，10代の子ども，別の子どもといった顔見知りの人のことがあります。そのような人が楽しいからといって，そして，子どもも楽しいからといって，そのようなことはよくないことです。

性的虐待を受けるのは誰？

性的虐待は多くの子どもに起こりうることです。すべての年齢，宗教，人種の男女ともに起こります。性的虐待を受ける子どもには，お金持ちの子もいれば貧しい子もいます。周りの環境もさまざまです。米国では，18歳までに，女の子の4人にひとり，男の子の7人にひとりが，日本では電車の痴漢などもいれると女の子2〜3人にひとり，男の子10人にひとりが性的虐待を経験しています。

誰が子どもに性的虐待をする？

性的虐待を実際にする人もいますが，多くの人は，良くない触り方で子どもを触るだけです。多くの性加害者は男性ですが，なかには女性の場合もあります。見かけや，着ている服や行動からは誰が虐待者かわかりません。虐待者は，見ず知らずの人よりも，よく知っている人であることが多いです。虐待

者は，家族の一員であったり（いとこや，おじさん，親，祖父母など），よく知っている人（コーチ，ベビーシッター，近所の人）の場合があります。

どうして子どもは言わないの？

ときには虐待者は子どもに，よくないタッチを秘密にしておくように言います。虐待者は，口先でうまく子どもをだまします。虐待者は，お前が悪いんだよ，もしもお前がしゃべったら家族がすごく傷ついてしまうよと，子どもに言います。このような言葉は全部ひっかけです。ときには子ども自身が，恥ずかしい，混乱している，恐ろしい，と感じて黙っていることがあります。このようなわけで，多くの子どもは性的虐待のことを話さなかったり，しゃべる勇気を持つまでにしばらく時間がかかったりします。自分が性的虐待を受けないようにしてくれる大人を見つけるまで，大人たちに話をすることが大切です。

どうして性的虐待が起こるのですか？

虐待者がさまざまであるように，その理由もさまざまです。しかし，どの理由も知ることはほとんどできません。知っておかなければならないのは，大人がする虐待について子どもは責任がないということです。

子どもが性的虐待を受けていることをどんなふうに伝えることができますか？

子どもの姿を見るだけで，性的虐待を受けているということはできません。何かに悩んでいるそぶりがあることを言うことはできますが，それが何なのかはわかりません。ですから，子ども自身が，よくないおさわりや紛らわしいタッチを受けたときに誰かにしゃべることが大切です。

性的虐待を受けたときに子どもはどんなふうに感じますか？

性的虐待について，いろんな気持ちを感じます。性的なタッチを気持ちいいと感じる子どももいるし，そのようなことをした人に対しても依然として好き

な場合があります。しかし，違う気持ちを持つ子どももいます。虐待したり自分を辱めたり人に対して怒りを感じる子どももいます。また，起こったことに対して罪の意識を持つ子どももいます。これらのすべての感情はもっともなものです。これらの感情はときにはその子どもの行動に影響を与えます。恐怖心を持つ子どもは，ひとりで寝たがらないし，ひとりにされたがらないです。口げんかしやすくなったり，ただ悲しいと感じたり，ひとりになりたがるときがあります。虐待が終っても長い間動揺している子どももいます。しかし，カウンセリングを受けてだんだんよくなってきます。もしもこれらの気持ちがつらければ，カウンセラーや両親と話しをすることでよくなってきます。

子どもの性的虐待に対して子どもはどのように反応できますか？

　子どもみんな，自分の体は自分のものであることを知っておく必要があります。もし体を触られて不愉快ならば，その人に"いやです"と言うことができます。特にあなたが，おびえていたり，恥ずかしがっていたり，混乱している場合には"いやです"と言いにくいときもあるかもしれません。しかし，次にあなたができることは"出て行くこと"——その人から離れること——です。最後に，難しいこともあるでしょうが，もっとも大事なことは，起こったことを大人（両親，他の家族，先生など）に"話をする"ことです。誰かが聞いて助けてくれるまで話し続けなさい。「いやという－逃げる－話す！」というステップを覚えておいてください。

　カウンセラーや両親に話をすることはすばらしいことです。難しいこともあるでしょうが，性的虐待について話をすることを手助けしてくれます。話をしたり，書いたり，歌ったり，絵を描いたりしているうちに，虐待を受けた子どももだんだん気持ちが落ち着いてきます。

　大人があなたたちを助けるために，性的虐待について大人に話をすることは大事なことです。各州には，虐待を受けた子どもを援助する特別機関もあります。

リラクセーションの手引き

ストレスやPTSDが体に与える影響

　ストレスは脳や体のなかのいろいろな場所で化学物質を作るよう刺激することによって，私たちに影響を与えます。PTSDのようにストレスがずっと続くようになるとこれらの変化はだんだん元に戻りにくくなります。

脳のなかで

　「視床下部」ではCRFと呼ばれる化学物質が作られますが，この物質は「下垂体」を刺激します。下垂体はACTHと呼ばれる化学物質を放出し，それは体中を循環します。
　「扁桃体」は，私たちが見たり，聞いたり，嗅いだり，感じたりするものに，感情的な意味を与える役割をしています。それが，普通はそれほど意味がないものに，より感情的な意味を与え始めます。例えば私たちがいつもは恐ろしいと思わないようなものごとが，扁桃体によって「恐ろしいものである」というとラベルを貼られてしまうのです。
　前頭前野は学習されて体にしみついた恐怖による反応を消去する役割があります。PTSDでは，前頭前野がいつものように活動しておらず，過去に学習された恐怖反応が消えません。そのために，もう起きないような過去の恐ろしかったものごとに対して恐れなくなることが難しいのです。
　最終的に，脳のなかでは，ノルエピネフリン（いわゆるノルアドレナリン）と呼ばれる神経伝達物質の生産と活動性が増して，体のなかのエピネフリンやアドレナリンの増加へとつながっていきます。

体のなかで

　下垂体で生産されたACTHは副腎皮質（腎臓の近くにある）に作用してコ

ルチゾールの生産を高めます。コルチゾールのレベルが高くなると体内のエピネフリンが高くなります。エピネフリンが高くなると以下のような影響が出てきます。

- 心拍数の上昇
- 動悸
- 息切れ
- 汗をかく
- ふらつきやめまい
- 筋肉の緊張
- 胃のむかつき
- 頭痛
- 皮膚の発疹
- 闘争か逃走か固まる反応（fight, flight, or freeze response）

このような影響はリラクセーションを行うことで低下してきます。

感情調整の手引き

今すぐに気持ちがよくなる方法

1. やっていることをすべてやめて，目を閉じて，ゆっくりと10回深呼吸する
2. 自分にとって「安全な場所」を目に思い浮かべる
3. 静かな部屋で好きな本を読む
4. 好きな音楽を聞く
5. 祈り，めい想，または，自分にとって特別な落ちつく言葉に集中する
6. 何か楽しく面白いものを聞いたり，見たり，読んだりする
7. 外に出て，安全なところを散歩する
8. 5分間走る
9. 友達に電話する
10. 親や，誰かわかってくれる人に話す
11. 日記をつける
12. ボランティアをする
13. 大きな声で歌う
14. 踊る
15. ものごとはよりよくなっていくと自分に語りかける
16. 温かいお風呂に入る
17. 自分の手で何かを作る——編みもの，縫いもの，かぎ針編み，木工，ペイントなど
18. 自分のよいところを5つ自分に語りかける
19. 自分の気持ちを話す
20. 好きな人に話す
21. ペットと遊ぶ
22. 誰かを手伝う

1週間で認知の三角形を練習する

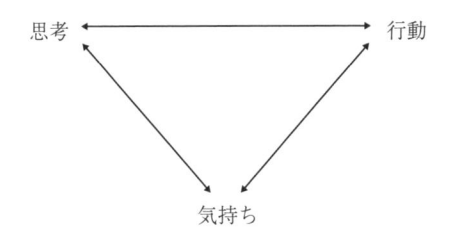

```
    思考 ←――――――――→ 行動
        ↘         ↙
          気持ち
```

　次の1週間，何かのことで動揺したときにはいつでも，そのときの状況と自分がどう感じたかを書き留めます。そしてその状況について，どうしてそう考えたのかという自分の考え方にまで「遡って」いきます。そのときの自分の考えが（1）正しいか，（2）役に立つか，自分に問いかけてみます。その状況について別の考え方を見つけ出し，そのように考えると自分はどう感じるか，また，その考え方は正しいか，役に立つか，書き留めます。新しくてもっと役に立つ考え方を見つけるために，もし自分と同じような状況にいる仲のいい友達が苦痛になるような考えをうちあけてきたら，あなたはその友達になんて言ってあげるか考えてみましょう。

状況：＿＿＿＿＿＿＿＿＿＿＿＿＿＿＿＿＿＿＿＿＿＿＿＿＿＿＿＿＿＿＿
考え：＿＿＿＿＿＿＿＿＿＿＿＿＿＿＿＿＿＿＿＿＿＿＿＿＿＿＿＿＿＿＿
気持ち：＿＿＿＿＿＿＿＿＿＿＿＿＿＿＿＿＿＿＿＿＿＿＿＿＿＿＿＿＿
行動：＿＿＿＿＿＿＿＿＿＿＿＿＿＿＿＿＿＿＿＿＿＿＿＿＿＿＿＿＿＿＿
新しい考え：＿＿＿＿＿＿＿＿＿＿＿＿＿＿＿＿＿＿＿＿＿＿＿＿＿＿＿
新しい気持ち：＿＿＿＿＿＿＿＿＿＿＿＿＿＿＿＿＿＿＿＿＿＿＿＿＿＿
新しい行動：＿＿＿＿＿＿＿＿＿＿＿＿＿＿＿＿＿＿＿＿＿＿＿＿＿＿＿
状況：＿＿＿＿＿＿＿＿＿＿＿＿＿＿＿＿＿＿＿＿＿＿＿＿＿＿＿＿＿＿＿
考え：＿＿＿＿＿＿＿＿＿＿＿＿＿＿＿＿＿＿＿＿＿＿＿＿＿＿＿＿＿＿＿

気持ち：＿＿＿＿＿＿＿＿＿＿＿＿＿＿＿＿＿＿＿＿＿＿＿＿＿＿＿＿＿＿＿＿＿
行動：＿＿＿＿＿＿＿＿＿＿＿＿＿＿＿＿＿＿＿＿＿＿＿＿＿＿＿＿＿＿＿＿＿＿
新しい考え：＿＿＿＿＿＿＿＿＿＿＿＿＿＿＿＿＿＿＿＿＿＿＿＿＿＿＿＿＿
新しい気持ち：＿＿＿＿＿＿＿＿＿＿＿＿＿＿＿＿＿＿＿＿＿＿＿＿＿＿＿＿
新しい行動：＿＿＿＿＿＿＿＿＿＿＿＿＿＿＿＿＿＿＿＿＿＿＿＿＿＿＿＿＿

状況：＿＿＿＿＿＿＿＿＿＿＿＿＿＿＿＿＿＿＿＿＿＿＿＿＿＿＿＿＿＿＿＿＿
考え：＿＿＿＿＿＿＿＿＿＿＿＿＿＿＿＿＿＿＿＿＿＿＿＿＿＿＿＿＿＿＿＿＿
気持ち：＿＿＿＿＿＿＿＿＿＿＿＿＿＿＿＿＿＿＿＿＿＿＿＿＿＿＿＿＿＿＿＿＿
行動：＿＿＿＿＿＿＿＿＿＿＿＿＿＿＿＿＿＿＿＿＿＿＿＿＿＿＿＿＿＿＿＿＿＿
新しい考え：＿＿＿＿＿＿＿＿＿＿＿＿＿＿＿＿＿＿＿＿＿＿＿＿＿＿＿＿＿
新しい気持ち：＿＿＿＿＿＿＿＿＿＿＿＿＿＿＿＿＿＿＿＿＿＿＿＿＿＿＿＿
新しい行動：＿＿＿＿＿＿＿＿＿＿＿＿＿＿＿＿＿＿＿＿＿＿＿＿＿＿＿＿＿

状況：＿＿＿＿＿＿＿＿＿＿＿＿＿＿＿＿＿＿＿＿＿＿＿＿＿＿＿＿＿＿＿＿＿
考え：＿＿＿＿＿＿＿＿＿＿＿＿＿＿＿＿＿＿＿＿＿＿＿＿＿＿＿＿＿＿＿＿＿
気持ち：＿＿＿＿＿＿＿＿＿＿＿＿＿＿＿＿＿＿＿＿＿＿＿＿＿＿＿＿＿＿＿＿＿
行動：＿＿＿＿＿＿＿＿＿＿＿＿＿＿＿＿＿＿＿＿＿＿＿＿＿＿＿＿＿＿＿＿＿＿
新しい考え：＿＿＿＿＿＿＿＿＿＿＿＿＿＿＿＿＿＿＿＿＿＿＿＿＿＿＿＿＿
新しい気持ち：＿＿＿＿＿＿＿＿＿＿＿＿＿＿＿＿＿＿＿＿＿＿＿＿＿＿＿＿
新しい行動：＿＿＿＿＿＿＿＿＿＿＿＿＿＿＿＿＿＿＿＿＿＿＿＿＿＿＿＿＿

サークル・オブ・ライフ

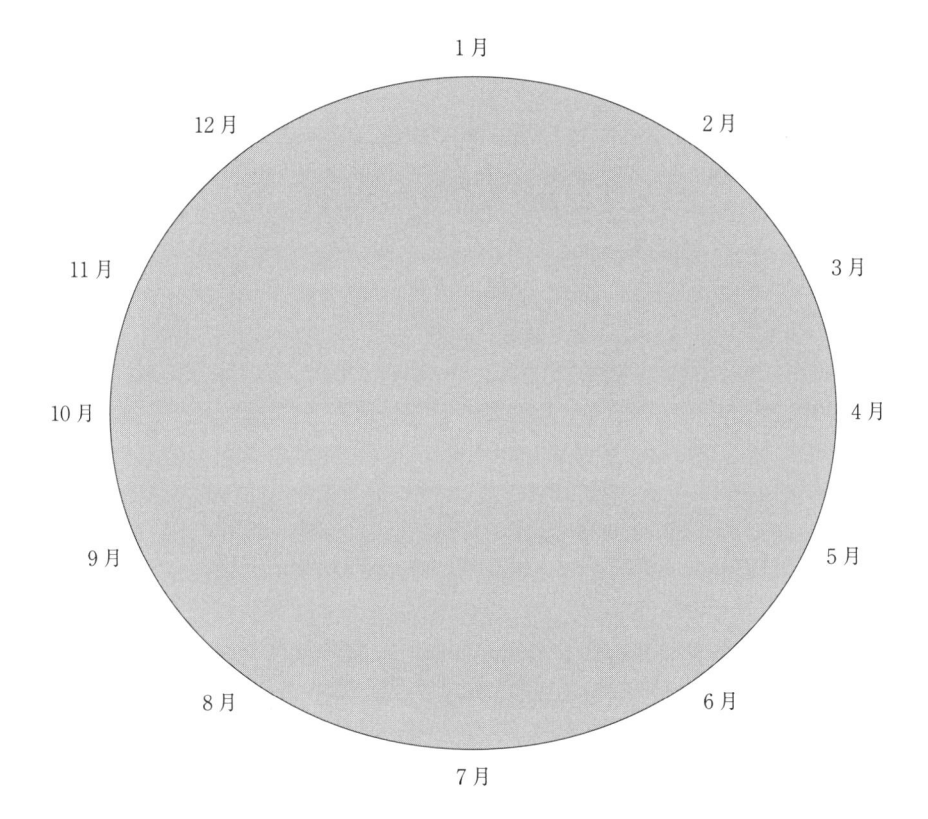

1月
12月　　　2月
11月　　　　　3月
10月　　　　　4月
9月　　　　　5月
8月　　　6月
7月

付　録2

資　料

子どもや若者向けの書籍

Aboff, M. (2003). Uncle Willy's tickles: A child's right to say no (2nd ed.). Washington, DC: Magination Press.
Agee, J. (1957). A death in the family. New York: Bantam.
Aliki, (1979). The two of them. New York: Greenwillow Books.
Bean, B., & Bennett, S. (1993). The me nobody knows: A guide for teen survivors. New York: Lexington Books.
Buscaglia, L. (1982). The fall of Freddie the leaf: A story of life for all ages. Thorofare, NJ: Slack.（みらいなな訳，島田光雄画（1998）葉っぱのフレディ；いのちの旅．童話屋，東京．）
Cain, B. S. (2001). Double-dip feelings: Stories to help children understand emotions. Washington, DC: Magination Press.
Canfield, J., Hansen, M. V., & Kirberger, K. (Eds.). (1997). Chicken soup for the teenage soul: 101 stories of life, love and learning. Deerfield Beach, FL: Health Communications.（木村真理他訳（1995）こころのチキンスープ．ダイヤモンド社，東京．）
Curtis, J. L. (1998). Today I feel silly and other moods that make my day. New York: HaperCollins.（坂上香訳（2000）きょうのわたしはソワソワワクワク．偕成社，東京．）
Deaton, W., & Johnson, K. (2002). No more hurt: A growth and recovery workbook. Alameda, CA: Hunter House.
de Paola, T. A. (1973). Nana upstairs and Nana downstairs. New York: Putnam.
DePino, C. (2004). Blue cheese breath and stinky feet: How to deal with bullies. Washington, DC: Magination Press.
Ditta-Donahue, G. (2003). Josh's smiley faces: A story about anger. Washington, DC: Magination Press.
Dougy Center. (2001). After a suicide: A workbook for grieving kids. Portland, OR: The Dougy Center.
Dougy Center. (2002). After a murder: A workbook for grieving kids. Portland, OR: The Dougy Center.
Freeman, L. (1984). It's my body: A book to teach young children how to resist uncomfortable touch. Seattle: Parenting Press.（田上時子訳（1990）わたしのからだよ！；いやなふれあいだいきらい．ビデオ・ドック，兵庫．）
Gilgannon, D. (2000). The hyena who lost her laugh: A story about changing your

negative thinking. Plainview, NY: Childswork/Childsplay.
Girard, L. W. (1984). My body is private. Morton Grove, IL: Albert Whitman.（北沢杏子他訳（1999）わたしのからだはわたしのもの．アーニ出版，東京．）
Gray, A. (1999). (Ed.). Stories for a teen's heart. Sisters, OR: Multnomah.
Grollman, E. (1993). Straight talk about death for teenagers: How to cope with losing someone you love. Boston: Beacon Press.
Gunther, J. (1949). Death be not proud: A memoir. New York: Harper.（中野好夫他訳（1950）死よ驕るなかれ．岩波書店，東京．）
Harris, R. H. (2001). Goodbye mousie. New York: Margaret K. McElderry Books.
Harris, R. H., & Emberley, M. (1994). It's perfectly normal: Changing bodies, growing up, sex and sexual health. Cambridge, MA: Candlewick Press.
Harris, R. H., & Emberley, M. (1994). It's so amazing: A book about eggs, sperm, birth, babies and families. Cambridge, MA: Candlewick Press.
Hindman, J. (1983). A very touching book…for little people and for big people. Baker City, OR: Alexandria.
Holmes, M. M. (2000). A terrible thing happened: A story for children who have witnessed violence or trauma. Washington, DC: Magination.
Jessie (Sandra Hewitt). (1991). Please tell!: A child's story about sexual abuse. Minneapolis, MN: Hazelden Foundation.
Johnson, K. (1986). The trouble with secrets. Seattle: Parenting Press.
Kehoe, P. (1997). Something happened and I'm scared to tell: A book for young victims of abuse. Seattle: Parenting Press.（田上時子訳（1992）ライオンさんにはなそう．ビデオ・ドック，兵庫．）
Kremnetz, J. (1988). How it feels when a parent dies. New York: Knopf.（箕浦万里子訳（1986）神さま、なぜママを死なせたの．偕成社，東京．）
Loiselle, M., & Wright, L. B. (1997). Shining through: Pulling it together after sexual abuse. (2nd ed.). Brandon, VT: Safe Society Press.
Madaras, L., & Madaras, A. (2000). My body, my self for girls. (2nd ed.). New York: Newmarket Press.
Mayle, P. (1975). Where did I come from?: The facts of life without any nonsense and with illustrations. New York: Kensington.
McGrath, B. B. (2006). The storm: Students of Biloxi, Mississippi, remember Hurricane Katrina. Watertown, MA: Charlesbridge.
Mellonie, B., & Ingen, R. (1983). Lifetimes: A beautiful way to explain death to children. New York: Bantam.（藤井あけみ（1998）いのちの時間；いのちの大切さをわかちあうために．新教出版社，東京．）
Munson, L., & Riskin, K. (1995). In their own words: A sexual abuse workbook for teenage girls. Washington, DC: Child Welfare League.
Nass, M. S. (2000). The lion who lost his roar: A story about facing your fears. Plainview, NY: Childswork/Childsplay.
O'Toole, D. (1998). Aarvy aardvark finds hope: A read aloud story for people of all ages about loving and losing, friendship and loss. Burnsville, NC: Celo Press.
Paterson, K. (1977). Bridge to Terabithia. New York: Crowell.
Porterfield, K. M. (1996). Straight talk about post-traumatic stress disorder: Coping with

the aftermath of trauma. New York: Facts on File.
Rogers, F., & Sharapan, H. (1992). I do, and I don't. Harrisburg, PA: Pennsylvania Against Domestic Violence.
Romain, T. (1999). What on earth do you do when someone dies? Minneapolis: Free Spirit.
Runyon, M. K., Cooper, B., & Glickman, A. R. (2007). Helping families heal: A story about child physical abuse. Stratford, NJ: University of Medicine and Dentistry of New Jersey, School of Osteopathic Medicine.
Sanford, D. (1986). I can't talk about it: A child's book about sexual abuse. Sisters, OR: Gold'n Honey Books.
Sanford, D. (1993). Something must be wrong with me: A boy's book about sexual abuse. Sisters, OR: Quetar.
Sherman, M. D., & Sherman, D. M. (2005). Finding my way: A teen's guide to living with a parent who has experienced trauma. Edina, MN: Beavers Pond Press.
Sherman, M. D., & Sherman, D. M. (2006). I'm not alone: A teen's guide to living with a parent who has mental illness. Edina, MN: Beavers Pond Press.
Smith, D. B. (1973). A taste of blackberries. New York: Crowell.
Sobel, M. (2000). The penguin who lost her cool: A story about controlling your anger. Plainview, NY: Childswork/Childsplay.
Sosland, M. (2005). The can do duck: A story about believing in yourself. Available from Can Do Duck Publishing, P. O. Box 1045, Voorhees, NJ, 08043; www.thecandoduck.com
Spelman, C. (1997).Your body belongs to you. Morton Grove, IL: Albert Whitman.
Stauffer, L., & Deblinger, E. (2003). Let's talk about taking care of you: An educational book about body safety. Hatfield, PA: Hope for Families, Inc.; www.hope4families.com
Stauffer, L., & Deblinger, E. (2004). Let's talk about taking care of you: An educational book about body safety for young children. Hatfield, PA: Hope for Families, Inc.; www.hope4families.com
Thomas, P. (2001). I miss you: A first look at death. Hauppauge, NY: Barrons.
Varley, S. (1984). Badger's parting gifts. New York: Lothrop. (小川仁央 (1986) わすれられないおくりもの. 評論社, 東京.)
Viorst, J. (1971). The tenth good thing about Barney. New York: Atheneum.
Wachter, O. (2002). No more secrets for me (rev. ed.). Boston: Little, Brown. Weiner, M. B., & Neimark, J. (1994). I want your moo: A story for children about self-esteem. Washington, DC: Magination Press.
White, E. B. (1952). Charlotte's web. New York: Harper. (E.B. ホワイト著 (2006) シャーロットのおくりもの. 講談社英語文庫, 講談社, 東京.)
Wilgocki, J., & Wright, M. K. (2002). Maybe days: A book for children in foster care. Washington, DC: Magination Press.
Wright, L. B., & Loiselle, M. (1997). Back on track: Boys dealing with sexual abuse. Brandon, VT: Safe Society Press.

親向けの書籍

Clark, L. (1996). SOS! Help for parents: A practical guide for handling common everyday behavior problems. Bowling Green, KY: Parents Press.（菅沼憲治（2006）親子感情マネジメント；アサーティブな親子関係をつくるために. 東京図書, 東京.）
Johnson, T. C. (2004). Understanding children's sexual behaviors: A guidebook for professionals and caregivers. Available from Toni Cavanaugh Johnson, 1101 Fremont Avenue, Suite 101, South Pasadena, CA 91030; www.tcavjohn.com
Patterson, G., & Forgatch, M. S. (2005). Parents and adolescents living together, Part I: The basics. Champaign, IL: Research Press.
Whitham, C. (1991). Win the whining war and other skirmishes: A family peace plan. Glendale, CA: Perspective.

児童期の悲嘆に関する専門職のための資料

Baker, J. E., Sedney, M. A., & Gross, E. (1996). Psychological tasks for bereaved children. American Journal of Orthopsychiatry, 62 (1), 105-116.
Bowlby, J. (1973). Attachment and loss: Vol 2. Separation: Anxiety and anger. New York: Basic Books.（黒田実郎他訳（1991）母子関係の理論2；分離不安. 岩崎学術出版社, 東京.）
Christ, G. H. (2000). Healing children's grief: Surviving a parent's death from cancer. New York: Oxford University Press.
Dyregrov, A. (1991). Grief in children: A handbook for adults. London: Jessica Kingsley.
Emswiler, M. A., & Emswiler, J. P. (2000). Guiding your child through grief. New York: Guilford Press.
Fitzgerald, H. (1998). Grief at school: A manual for school personnel. Washington, DC: American Hospice Foundation. [Available from the American Hospice Foundation, 2120 L Street NW, Suite 200, Washington, DC 20037, www.americanhospice.org]
Geis, H. K., Whittlesey, S. W., McDonald, N. B., Smith, K. L., & Pfefferbaum, B. (1998). Bereavement and loss in childhood. Child and Adolescent Psychiatric Clinics of North America, 7 (1), 73.85.
Grollman, E. A. (1995). Bereaved children and teens: A support guide for parents and professionals. Boston: Beacon Press.
Oltjenbruns, K. A. (2001). Developmental context of childhood grief. In M. S. Stroebe, R. O. Hansson, W. Stroeb, & H. Schut (Eds.), Handbook of bereavement research: Consequences, coping, and care (pp. 169-197). Washington, DC: American Psychological Association.（森茂起他訳（2014）死別体験；研究と介入の最前線. 誠信書房, 東京.）
Rando, T. (1991). How to go on living when someone you love dies. New York: Bantam.
Smith, S. (1999). The forgotten mourners: Guidelines for working with bereaved children (2nd ed.). Philadelphia, PA: Jessica Kingsley.
Webb, N. B. (2002). Helping bereaved children: A handbook for practitioners (2nd ed.). New York: Guilford Press.

Wolfelt, A. D. (1996). Healing the bereaved child: Grief gardening, growing through grief and other touchstones for caregivers. Fort Collins, CO: Companion Press.
Worden, J. W. (1991). Grief counseling and grief therapy: A handbook for the mental health professional (2nd ed.). New York: Springer.

児童期トラウマとトラウマ性悲嘆に関する専門職のための資料

Andrews, B. (1998). Shame and childhood abuse. In P. Gilbert & B. Andrews (Eds.), Interpersonal behavior, psychopathology, and culture (pp. 176. 190). New York: Oxford University Press.
Andrews, B., Berwin, C. R., Rose, S., & Kirk, M. (2000). Predicting PTSD symptoms in victims of violent crime: The role of shame, anger, and childhood abuse. Journal of Abnormal Psychology, 109, 69-73.
Berliner, L., & Saunders, B. E. (1996). Treating fear and anxiety in sexually abused children: Results of a controlled 2 year study. Child Maltreatment, 1, 294-309.
Black, D. (1998). Working with the effects of traumatic bereavement by uxoricide (spouse killing) on young children's attachment behavior. International Journal of Psychiatry in Clinical Practice, 2 (4), 245-249.
Brown, E., Amaya-Jackson, A., Cohen, J., Handel, S., Theil de Bocanegra, H., Zatta, E., et al. (2008). Childhood traumatic grief: A multi-site empirical examination of the construct and its correlates. Death Studies, 32 (10), 899-923.
Brown, E. J., Pearlman, M. Y., & Goodman, R. F. (2004). Facing fears and sadness: Cognitive behavioral therapy for childhood traumatic grief. Harvard Review of Psychiatry, 12 (4), 187-198.
Burgess, A. (1975). Family reaction to homicide. American Journal of Orthopsychiatry, 45 (3), 391-398.
Cohen, B., Barnes, M.-M., & Rankin, A. (1995). Managing traumatic stress though art. Towson, MD: Sidran Press.
Cohen, J. A., Berliner, L., & Mannarino, A. P. (2000). Treatment of traumatized children: A review and synthesis. Journal of Trauma, Violence and Abuse, 1 (1), 29-46.
Cohen, J. A., Deblinger, E., Mannarino, A. P., & De Arellano, M. A. (2001). The importance of culture in treating abused and neglected children: An empirical review. Child Maltreatment, 6 (2), 148-157.
Cohen, J. A., Deblinger, E., Mannarino, A. P., & Steer R. A. (2004). A multisite, randomized controlled trial for children with sexual-abuse related PTSD symptoms. Journal of the American Academy of Child and Adolescent Psychiatry, 43, 393-402.
Cohen, J. A., & Mannarino, A. P. (1996a). A treatment outcome study for sexually abused preschool children: Initial findings. Journal of the American Academy of Child and Adolescent Psychiatry, 35 (1), 42-50.
Cohen, J. A., & Mannarino, A. P. (1996b). Factors that mediate treatment outcome in sexually abused preschool children. Journal of the American Academy of Child and Adolescent Psychiatry, 35 (10), 1402-1410.
Cohen, J. A., & Mannarino, A. P. (1997). A treatment study of sexually abused preschool

children: Outcome during one year follow-up. Journal of the American Academy of Child and Adolescent Psychiatry, 36 (9), 1228-1235.
Cohen, J. A., & Mannarino, A. P. (1998a). Interventions for sexually abused children: Initial treatment findings. Child Maltreatment, 3 (1), 17-26.
Cohen, J. A., & Mannarino, A. P. (1998b). Factors that mediate treatment outcome of sexually abused preschool children: Six and 12-month follow-ups. Journal of the American Academy of Child and Adolescent Psychiatry, 37 (1), 44-51.
Cohen, J. A., & Mannarino, A. P. (2004). Treatment of childhood traumatic grief. Journal of Clinical Child and Adolescent Psychology, 33 (4), 820-832.
Cohen, J. A., & Mannarino, A. P. (2008). Disseminating and implementing trauma-focused CBT in community settings. Journal of Trauma, Violence, and Abuse, 9 (4), 214-226.
Cohen, J. A., Mannarino, A. P., Greenberg, T., Padlo, S., & Shipley, C. (2002). Childhood traumatic grief: Concepts and controversies. Trauma Violence and Abuse, 3 (4), 307-327.
Cohen, J. A., Mannarino, A. P., & Knudsen, K. (2004). Treating childhood traumatic grief: A pilot study. Journal of the American Academy of Child and Adolescent Psychiatry, 43 (10), 1225-1233.
Cohen, J. A., Mannarino, A. P., Perel, J. M., & Staron, V. (2007). A pilot randomized controlled trial of combined trauma-focused CBT and sertraline for childhood PTSD symptoms. Journal of the American Academy of Child and Adolescent Psychiatry, 46 (7), 811-819.
Cohen, J. A., Mannarino, A. P., & Staron, V. (2006). A pilot study of modified cognitive-behavioral therapy for childhood traumatic grief. Journal of the American Academy of Child and Adolescent Psychiatry, 45 (12), 1465-1473.
De Arellano, M. A., Waldrop, A. E., Deblinger, E., Cohen, J. A., & Danielson, C. (2005). Community outreach program for child victims of traumatic events: A community-based project for underserved populations. Behavior Modification, 29 (1), 130-155.
De Bellis, M. D., Keshavan, M. S., Clark, D. B., Casey, B. J., Giedd, J. N., Boring, A. M., et al. (1999). Developmental traumatology: Part II. Brain development. Biological Psychiatry, 45, 1271-1284.
Deblinger, E., & Heflin, A. H. (1996). Treating sexually abused children and their nonoffending parents: A cognitive behavioral approach. Thousand Oaks, CA: Sage.
Deblinger, E., Lippmann, J., & Steer, R. (1996). Sexually abused children suffering posttraumatic stress symptoms: Initial treatment outcome findings. Child Maltreatment, 1 (4), 310-321.
Deblinger, E., Mannarino, A. P., Cohen, J. A., & Steer, R. A. (2006). A follow-up study of a multisite, randomized controlled trial for children with sexual abuse-related PTSD symptoms. Journal of the American Academy of Child and Adolescent Psychiatry, 45 (12), 1474-1484.
Deblinger, E., McLeer, S. V., Atkins, M., Ralphe, D., & Foa, E. (1989). Posttraumatic stress in sexually abused, physically abused and nonabused children. Child Abuse and Neglect, 13, 403-408.
Deblinger, E., & Runyon, M. K. (2005). Understanding and treating feelings of shame in

children who have experienced maltreatment. Child Maltreatment, 10, 364-376.
Deblinger, E., Stauffer, L. B., & Steer, R. (2001). Comparative efficacies of supportive and cognitive-behavioral group therapies for young children who have been sexually abused and their non-offending mothers. Child Maltreatment, 6, 332-343.
Deblinger, E., Steer, R., & Lippmann, J. (1999a). Maternal factors associated with sexually abused children's psychosocial adjustment. Child Maltreatment, 4, 13-20.
Deblinger, E., Steer, R. A., & Lippmann, J. (1999b). Two year follow-up study of cognitive behavioral therapy for sexually abused children suffering posttraumatic stress symptoms. Child Abuse and Neglect, 23 (12), 1371-1378.
Deblinger, E., Taub, B., Maedel, A.B., Lippmann, J., & Stauffer, L. (1997). Psychosocial factors predicting parent reported symptomatology in sexually abused children. Journal of Child Sexual Abuse, 6, 35-49.
Eth, S., & Pynoos, R. (1985). Interaction of trauma and grief in children. In S. Eth & R. Pynoos (Eds.), Post-traumatic stress disorder in children (pp. 171-183). Washington DC: American Psychiatric Press.
Felitti, V. J., Anda, R. F., Nordenberg, D., Williamson, D. F., Spitz, A. M., Edwards, V., et al. (1998). Relationship of childhood abuse and household dysfunction to many of the leading causes of death in adults: The Adverse Childhood Experiences (ACE) study. American Journal of Preventive Medicine, 14 (4), 245-258.
Feiring, C., Taska, L. S., & Chen, K. (2002a). Trying to understand why horrible things happen: Attribution, shame, and symptom development following sexual abuse. Child Maltreatment, 7, 26-41.
Feiring, C., Taska, L., & Lewis, M. (2002b). Adjustment following sexual abuse discovery: The role of shame and attributional style. Developmental Psychology, 38, 79-92.
Foa, E. B., Johnson, K. M., Feeny, N. C., & Treadwell, K. H. (2001). The Child PTSD Symptom Scale: A preliminary examination of its psychometric properties. Journal of Clinical Child Psychology, 30 (3), 376-384.
Foa, E. B., Zoellner, L. A., Feeny, N.C., Hembree, E. A., & Alvarez-Conrad, J. (2002). Does imaginal exposure exacerbate PTSD symptoms? Journal of Consulting and Clinical Psychology, 70 (4), 1022-1028.
Follette, V. M., & Ruzek, J. I. (2006). Cognitive-behavioral therapies for trauma (2nd ed.). New York: Guilford Press.
Goldman, L. (2001). Breaking the silence: A guide to helping children with complicated grief: Suicide, homicide, AIDS, violence and abuse. Bristol, PA: Taylor & Francis.
Green, B. (1997). Traumatic loss: Conceptual issues and new research findings. Keynote address presented at the Fifth International Conference on Grief and Bereavement in Contemporary Society and the Nineteenth Annual Conference of the Association for Death Education and Counseling, Washington, DC.
Jacobs, S. (1999). Traumatic grief: Diagnosis, treatment, and prevention. Philadelphia: Brunner/Mazel.
Johnson, T. C. (1995). Treatment exercises for child abuse victims and children with sexual behavior problems; (2004). Helping children with sexual behavior problems; (2004). Understanding your child's sexual behavior. Available from Toni Cavanaugh Johnson, 1101 Fremont Avenue, Suite 101, South Pasadena, CA 91030.

Kehoe, P. (1988). Helping abused children: A book for those who work with sexually abused children. Seattle: Parenting Press.
King, N. J., Tonge, B. J., Mullen, P., Myerson, N., Heyne, D., Rollings, S., et al. (2000). Treating sexually abused children with posttraumatic stress symptoms: A randomized clinical trial. Journal of the American Academy of Child and Adolescent Psychiatry, 39 (11), 1347-1355.
Layne, C. M., Pynoos, R. S., & Cardenas, J. (2001). Wounded adolescence: School-based group psychotherapy for adolescents who have sustained or witnessed violent injury. In M. Shafii & S. Shafii (Eds.), School violence: Contributing factors, management, prevention (pp. 184.211). Washington, DC: American Psychiatric Press.
Layne, C. M., Pynoos, R. S., Saltzman, W. S., Arslanagic, B., Black, M., Savjak, N., et al. (2001). Trauma/grief-focused psychotherapy: School-based postwar intervention with traumatized Bosnian adolescents. Group Dynamics: Theory, Research, and Practice, 5 (4), 277-290.
McLeer, S., Deblinger, E., Henry, D., & Orvaschel, H. (1992). Sexually abused children at high risk for post-traumatic stress disorder. Journal of the American Academy of Child and Adolescent Psychiatry, 31 (5), 875-879.
Melhem, N. M., Day, N. Shear, M. K., Day, R., Reynolds, C. F., & Brent, D. (2004). Traumatic grief among adolescents exposed to a peer's suicide. American Journal of Psychiatry, 161 (8), 1411-1416.
Melhem, N. M., Moritz, G., Walker, M., Shear, M. K., & Brent, D. (2007). Phenomenology and correlates of complicated grief in children and adolescents. Journal of the American Academy of Child and Adolescent Psychiatry, 46 (4), 493-499.
Moles, K. (2001). The teen relationship workbook. Plainview, NY: Wellness Reproductions and Publishing.
Nader, K. O. (1996). Children's exposure to traumatic experiences. In C. A. Corr & D. M. Corr (Eds.), Handbook of childhood death and bereavement (pp. 201.220). New York: Springer.
Nader, K. (1997). Childhood traumatic loss: The interaction of trauma and grief. In C. R. Figley, B. Bride, & N. Mazza (Eds.), Death and trauma: The traumatology of grieving (pp. 17.41). Washington, DC: Taylor & Francis.
Nemeroff, C. B., Heim, C. M. Thase, M. E., Klein, D. N., Rush, A. J., Schatzberg, A. F., et al. (2003). Differential responses to psychotherapy versus pharmacotherapy in patients with chronic forms of major depression and childhood trauma. Proceedings of the National Academy of Sciences of the United States of America, 100 (24), 14293-14296.
Pfeffer, C. R., Jiang, H., Kakuma, T., Hwang, J., & Metsch, M. (2002). Group intervention for children bereaved by the suicide of a relative. Journal of the American Academy of Child and Adolescent Psychiatry, 41 (5), 505-513.
Prigerson, H. G., & Jacobs, S. C. (2001). Diagnostic criteria for traumatic grief. In M. S. Stroebe, R. O. Hansson, W. Stroebe, & H. Schut (Eds.), Handbook of bereavement research (pp. 614-646). Washington DC: American Psychological Association. (森茂起他訳 (2014) 死別体験；研究と介入の最前線. 誠信書房, 東京.)

Pynoos, R. (1992). Grief and trauma in children and adolescents. Bereavement Care, 11 (1), 2-10.
Pynoos, R. S., Goenjian, A. K., & Steinberg, A. M. (1998). A public mental health approach to the postdisaster treatment of children and adolescents. Child and Adolescent Psychiatric Clinics of North America, 7, 195-210.
Pynoos, R., & Nader, K. (1990). Children's exposure to violence and traumatic death. Psychiatric Annals, 20 (6), 334-344.
Raphael, B. (1997). The interaction of trauma and grief. In D. Black & M. Newman (Eds.), Psychological trauma: A developmental approach (pp. 31. 43). Arlington, VA: American Psychiatric Press.
Raphael, B., Martinek, N., & Wooding, S. (2004). Assessing traumatic bereavement and posttraumatic stress disorder. In J. P. Wilson & T. M. Keane (Eds.), Assessing psychological trauma and PTSD (2nd ed., pp. 492.510). New York: Guilford Press.
Robb, A., Cueva, J., Sporn, J., Yang, R., & Vanderburg, D. (2008, October). Efficacy of sertraline in childhood posttraumatic stress disorder. Poster presented at the 55th Annual Meeting of the American Academy of Child and Adolescent Psychiatry, Chicago. (Scientific Proceedings, p. 202).
Rodriguez, N., Steinberg, A. M., & Pynoos, R. S. (1999). UCLA PTSD for DSM IV Index.Adolescent Version. Unpublished manuscript, University of California at Los Angeles.
Saltzman, W. R., Pynoos, R. S., Layne, C. M., Steinberg, A. M., & Aisenberg, E. (2001). Trauma/grief focused intervention for adolescents exposed to community violence: Results of a school-based screening and group treatment protocol. Group Dynamics: Theory, Research and Practice, 5 (4), 291-303.
Scheeringa, M. S., Peebles, C. D., Cook, C. A., & Zeanah, C. H. (2001). Toward establishing procedural criterion and discriminant validity for PTSD in early childhood. Journal of the American Academy of Child and Adolescent Psychiatry, 40, 52-60.
Scheeringa, M. S., Zeanah, C. H., Drell, M. J., & Larrieu, J. A. (1995). Two approaches to diagnosing PTSD in infancy and early childhood. Journal of the American Academy of Child and Adolescent Psychiatry, 34, 191-200.
Sigman, M., & Wilson, J. P. (1998). Traumatic bereavement: Post traumatic stress disorder and prolonged grief in motherless daughters. Journal of Psychological Practice, 4 (1), 34-50.
Smith, P., Yule, W., Perrin, S., Tranah, T., Dalglerish, T., & Clark, D. M. (2007). Cognitive-behavioral therapy for PTSD in children and adolescents: A preliminary randomized controlled trial. Journal of the American Academy of Child and Adolescent Psychiatry, 46 (8), 1051-1061.
Stein, N. L. (2002). Memories for emotional, stressful, and traumatic events. In N. L. Stein, P. J. Bauer, & M. Rabinowitz (Eds.), Representation, memory, and development: Essays in honor of Jean Mandler (pp. 247.265). Mahwah, NJ: Erlbaum.
Sternberg, K. J., Lamb, M. E., Hershkowitz, I., Yudilevitch, L. Orbach, Y., Esplin, P. W., et al. (1997). Effects of introductory style on children's abilities to describe experiences of sexual abuse. Child Abuse and Neglect, 21 (11), 1133-1146.

Tagney, J. P. (1999). The self-conscious emotions: Shame, guilt, embarrassment and pride. In T. Dalgleish & M. Power (Eds.), Handbook of cognition and emotion. New York: Wiley.

Teichner, M. H. (2002, March). Scars that won't heal: The neurobiology of child abuse. Scientific American, 68-75.

Williams, M. B., & Poijula, S. (2002). The PTSD workbook. Oakland, CA: New Harbinger. (グループ・ウィズネス訳 (2009) 心とからだと魂の癒し　トラウマから恢復するためのPTSDワークブック；大切な存在であるあなたへ. 明石書店, 東京.)

Wraith, R. (1997, May 7.10). Debriefing for children: What is it we should be thinking about? Traumatic grief-growing at different life stages. Proceedings of the Joint National Conference of the National Association of Loss and Grief, Australasian Critical Incident Stress Association, and Australasian Society of Traumatic Stress Studies: Trauma, Grief and Growth. Finding a Path to Healing, Sydney, Australia, 384-386.

ゲーム

Black, C. (1984). The Stamp Game: A game of feelings. Denver: MAC Printing. Available from www.claudiablack.com.

Cavanaugh-Johnson, T. Let's talk about touching: A therapeutic game. Available from Toni Cavanaugh Johnson, 1101 Fremont Avenue, Suite 101, South Pasadena, CA 91030.

Dlugokinski, E. Dealing with feelings card game. Available from www.creativetherapystore.com.

The Goodbye Game, M & B Distributors; PH: 1 (204) 728-3758; www.childswork.com

The Grief Game, Jessica Kingsley Publishers, 116 Pentonville RD, London N19JB; www.jkp.com

The Mad, Sad, Glad Game (1990). Loveland, CO: Peak Potential.

Mitlin, M. Emotional Bingo. Available from www.creativetherapystore.com.

ウエブサイト

American Professional Society on the Abuse of Children
www.apsac.org

CARES Institute
Child Abuse Research Education & Service
School of Osteopathic Medicine
University of Medicine and Dentistry of New Jersey
www.caresinstitute.org

Center for Traumatic Stress in Children and Adolescents

Allegheny General Hospital
www.pittsburghchildtrauma.org

Creative Therapy Associates
www.ctherapy.com （How Are You Feeling Today posters and supplies）.
International Society for Traumatic Stress Studies
www.istss.org

National Child Traumatic Stress Network
www.nctsnet.org

National Crime Victims Research and Treatment Center
Medical University of South Carolina
www.musc.edu/cvc

兵庫県こころのケアセンター
子どものこころのケア
www.j-hits.org/child/index.html

付録 3

そのほかの研修機会について

TF-CBT WEB

　TF-CBT Web は，トラウマ・フォーカスト認知行動療法を学習するためのインターネットでの講座です。サウスカロライナ医学校（Medical University of South Carolina）が提供しています。その講座では，TF-CBT Web の全行程をカバーし，動画を利用してのデモストレーション，演習事例，文化的な差異への考慮点，臨床上の課題点，多くの学習教材を提供しています。

　TF-CBT Web は，多忙な精神保健現場の専門家のために開発されました。科学的根拠に基づくベストな実践を学びたい，でも自分のスケジュールにあった柔軟で廉価，便利な方法も求める人たちに向けられたものです。TF-CBT Web の全コースを終了した人には，10時間の生涯研修時間の証明書が出ます。サウスカロライナ医学校は，精神保健分野の継続研修ポイントを発行することが認められている機関です。TF-CBT Web は，どの利用者に対しても無償で提供されます。マイクロソフト社，アップル社のいずれのコンピュータからもご利用いただけます。ブラウザーは，Internet Explorer, Firefox, Mozilla, Netscape といった主要なものであれば問題ありません。

　さらに TF-CBT Web のことをお知りになりたい方は，ホームページをご参照ください。

TF-CBT Web ホームページ：www.musc.edu/tfcbt

全米子どものトラウマティック・ストレス・ネットワーク（National Child Traumatic Stress Network）

　トラウマティックと子どもに感じられた死別とその喪（グリーフ）に関する学習教材（Childhood Traumatic Grief Educational Materials）は，NCTSN

のホームページから利用可能です。CTG 治療モデル（Childhood Traumatic Grief Treatment Model）のなかでの専門家向けの継続研修です。特に「思い出す勇気（The Courage to Remember; 2005）」というビデオと付属の印刷物（ホームページからダウンロードもできる）での講座という形式でCTG 治療モデルに関する情報提供を行っています。NCTSN は，Substance Abuse and Mental Health Services Administrations（SAMHSA）から誕生しました。

NCTSN ホームページ：http://www.nctsn.org/
教材（英語）ダウンロード：http://www.nctsnet.org/products/courage-remember-training-video-child-traumatic-grief-2005
http://www.nctsnet.org/sites/default/files/assets/acp/ctg/CTGprintCurriculum.pdf

監訳者あとがき

　本書『子どものトラウマと悲嘆の治療――トラウマ・フォーカスト認知行動療法マニュアル――』は，Judith Cohen, Anthony Mannarino, Esther Deblinger らによる『Treating Trauma and Traumatic Grief in Children and Adolescents』（Guilford, 2006）の全訳です。本書は，著者らの所属する2つのそれぞれ特徴ある施設で継続された20年余にわたる臨床研究やマニュアル作成と配布，そこから生じる各現場と開発者らの相互交流をふまえ，トラウマやトラウマ性悲嘆を受けた子どもにとって有効で，どのような現場でも成果が出せる堅牢なモデルが開発されたその貴重な成果としての最初の一冊です。

　日本語版の成立には長い時間がかかっており，上梓するにあたり，深い感慨のなかにいます。本書を手渡されたのは2006年の発売と同時に，当時金剛出版におられた編集者の小寺美都子さんからでした。非常に重要な本であることに気づきましたが，翻訳中の本があり，すぐに訳業に取り組むことができませんでした。改めて本書の重要さを再確認したのは，いったん自分が臨床を離れ，行政，臨床研究という方向性に歩み始めて「自分がトラウマを受けた子どもを診る」という立場から「より多くの人たちにトラウマを受けた子どもたちへのトラウマに焦点を当てた治療を行ってもらえるためにはどうしたらいいか」ということを考え始めてからのことでした。その流れのなかで私が浜松市精神保健福祉センターから，国立精神・神経医療研究センターに異動した2008年に当初の翻訳作業が開始され，本書の翻訳メンバーは奥山眞紀子先生，西澤哲先生らを中心とした日本子ども虐待治療者専門家ML（NAPSAC）に所属していたメンバーと，私の所属していた治験管理室・臨床研究支援室のメンバーでした。

　2009年3月末に渡米し，ピッツバーグで Judith Cohen 博士と Anthony Mannarino 博士による公式トレーニングを受け，また Esther Deblinger 博士の所属する CARES Institute で研修を受け，協働する約束で帰国したところ，当初構想していた形での臨床研究実践が行えない状況が生じました。2010年1月の昭和大学への転勤により，実質的に想定していたチームでの臨床実践およ

び監訳作業が中断する形になりました。ここで新たに監訳者として社会福祉士の菱川愛先生，臨床心理士の冨永良喜先生に加わっていただくことになりました。本書の性質として，子どもを扱う精神科医や臨床心理士，児童福祉分野の専門職の方がこの本を読むため，この3領域の訳語の擦り合わせを行うことができたのはたいへんな幸運だったと思います。

その後，子どものトラウマに関する日本の動きは目覚ましいものでした。

2010年に厚生労働科学研究の子どものトラウマに関するエビデンスのある治療法の研究班が立ち上がり，亀岡智美先生を中心に活動が開始され，2011年からの度重なる渡米による研修後，研究およびワークショップ開催など現在に至るまで着々と成果をあげておられます。日本でのリソースに兵庫県こころのケアセンターのホームページのURLをあげました。

2011年に未曾有の東日本大震災が発生し，TF-CBTの構造は監訳者の1人である冨永先生により岩手県教育委員会の学校支援の骨格となるという出来事も派生しました。TF-CBT WebとCTG Webをボランティアで訳そうとする動きがあり，ホームページの開発者からの承諾を得て，現在Web学習を支援するホームページが構想されています。さらに震災後，TF-CBTのトレーナーを招きたいという努力がなかなか実らずにいた2012年に，日本と米国の児童福祉をつなぐ架け橋を作ろうというNPO，インターナショナル・フォスターケア・アライアンス（IFCA）の代表である粟津美穂さんとの出会いがあり，それに呼応して日本側では2012年8月にシーディングホープという任意団体が生まれました。その協働により，2012年の晩秋に，開発者らの意を受け，仙台，東京，和歌山の3カ所で120名余のセラピストが定評の高い国際トレーナーであるMonica Fitzgerald博士による公式トレーニングを行うことができました。翌年には日本心理臨床学会による同博士の招致が適い，来日時の補講やコンサルテーション，その後もWebベースのグループコンサルテーションが継続しています。2014年9月には2度目のFitzgerald博士による公式トレーニングが開催されます。これらすべての動きが開発者らの温かな眼差しと支援の元で行われています。今後もIFCAによる招致は継続されますし，それ以外の多様な機会も生まれてくることと思われます。

翻訳にあたっては，なるべく正確かつ日本語の特性として翻訳による分量が増すのを抑えるために構文整理を心がけました。また本書の読者がこの領域に初めて触れる人と，すでに臨床研究や構造化された心理療法を学んで来た人双

方がいることを想定し，なるべく日本語にしながらも，読む人が原文を推測できるように明確化する必要を感じた場合にルビをつけました．すなわち，そのとおりに日本語で読むようにという指示としてではなく，理解の一助としてのルビと考えていただければと思います（付録の子ども用の情報シートに関しては通常のルビである）．それら全てを含めて最終的な訳文の責は私にあります．お気づきの点がありましたらご指摘を賜われればと思います．

　訳出にあたってはたくさんの方にお目通しをいただきました．2010年以降の困難のなかで，とりわけ監訳が遅れたことに対する忸怩たる気持ちで自らを見失いそうになっていたときにいただいた，国立精神・神経医療研究センター成人精神保健研究部の金吉晴先生，東京女子医科大学女性生涯健康センターの加茂登志子先生のご支援には，言葉もなく感謝しています．またIFCAの粟津美穂さん，Monica Fitzgerald 博士とは日本でのTF-CBTの均てん化に，これからも大きな力をいただけるでしょう．この過程で出会った多くの志あるセラピストや支援者との出会いは私にとって生涯の大きな財産であり，これからもたくさんのトラウマを受けた子どもたちの力になることと思います．またじっくりと待ってくださり，また仕事が動き始めたときには迅速にご対応いただきました金剛出版の担当編集者である弓手正樹さん，ほんとうに有難うございました．

　今でも忘れがたい情景やいくつかの場面があります．2009年春のピッツバーグやニュージャージーの青空の下，それぞれ個性ある開発者らとの交流場面，同じトラウマを受けた子どもを診るもの同士のふれ合い，ニュージャージーの中華料理屋で，イスラエルから来られたチャイルドアドボカシーセンターを作ろうとする人を交えたパーティーでひいたフォーチュンクッキーのおみくじに書いてあった「あとはやるだけ」という文字．喜びに満ちて日本に帰国したときの美しい桜．

　その後，本書の訳出は遅れましたが，気がつけばこのことを通して多くの仲間ができ，かつて持った自分の願いはすでにかなっていたことに気づきます．臨床研究を行い日本でのエビデンスを出す努力も，現場で1人1人の子どもたちの回復に取り組み，可能な限りのよりよいケアを届けようとする努力も等しく価値があり必要です．それらが1つになって生まれたこの本の訳出が，日本の子どもたちと家族の幸せ，ひいては私たちの未来の幸せに繋がることを確信しています．

なお，本書の続編として開発者らが編集したトラウマ・フォーカスト認知行動療法の均てん化による成果の集大成ともいえる『Trauma-Focused CBT for Children and Adolescents: Treatment Applications』(Guilford, 2010) が出版されています。こちらに関しては，亀岡智美先生，紀平省吾先生，わたくしによる監訳で，岩崎学術出版社から近日中に刊行を予定しています。

2014年8月8日　トラウマを受けた子どもと家族への治療や支援の裾野が広がるように祈りを込めて。

監訳者を代表して
白川美也子

索 引

【アルファベット】
CRAFTS（基本理念） 59
CRAFTS（問題領域） 48
crisis of the week 78
DSM-Ⅳ版 UCLA 心的外傷後ストレス障害インデックス 46, 53
PRACTICE 72
PTSD 症状 46
TF-CBT
　―Web 289
　―の解体研究 175
　―の構成要素 85
　―モデル 59
　―モデルにおける文化的価値観 68
　―モデルの発展の歴史 60

【あ】
哀悼（mourning） 216
アセスメント 45, 54
新しい気持ち 146
安全感の強化 126
　親の― 152
「安全な場所」 125
安全プラン 195
怒り 34
　親の― 154
　―の解決 195
　―の管理 139
依存 191
一貫性 102
今は喪われてしまったこと 218
意味を見つけること 244
「OK なタッチ」と「OK ではないタッチ」 203, 206
親の
　―機能不全思考 191

　―ナラティブ 174
　―非機能的な思考 170
　―無力感 186
　―「許し」 237

【か】
回避のもつ大きな問題 188
回復力 26
解離 32
拡張版悲嘆質問票 56
家族の歴史の再創造 231
学校への情報提供 191
関係性のなかの特別な側面 218
感情
　―同定 119
　―と思考との区別，つながり 143
　―の表現と調整 119
感情調整 271
　親向けの― 136
　トラウマ性悲嘆をもつ子どものための― 135
「完璧な瞬間」 125
関与の姿勢 90
危険の兆候 202
「気持ちを切り替えていく（moving on）」こと 240
逆説志向（paradoxical intention） 136
逆ロールプレイ 222
救済空想 135, 166
　―や英雄幻想 176
恐怖症 188
クイズゲーム 193
具体的なスキルの練習 193
ケースの法的側面 247
健康的な
　―関係性 195

—セクシャリティ　195
現在の関係に向き合う　235
構成要素に基づく　59
肯定的
　　—イメージ　123
　　—自己対話　125
行動図表　101
呼吸集中法　106
「心の会話」　235
心のなかでの会話　222
故人
　　—との関係における「未完結の仕事」　221
　　—との関係の再定義　235
　　—に対する両価的感情　227
　　—の全体像を正確に回顧する　226
　　—のよい思い出を記憶にとどめる　229
　　—への手紙　222
個人の安全　199
　　—スキルの訓練　202, 203
　　—スキルを教えるタイミング　199
子ども
　　—が親を責める　186
　　—と親の合同セッション　193
　　—と親の進捗度　242
　　—の出来事インパクト尺度　49
　　—のトラウマ症状チェック・リスト　49
　　グループホームの—　174
　　—の性的虐待→性的虐待
「壊れたレコード」　103

【さ】
サークル・オブ・ライフ　245, 271
最終合同セッション　242
再トラウマ化　63
再配分（reinvesting）　236
裁判　154
思考
　　—中断　123, 124
　　—をコントロールできる　124

自己開示のもたらす潜在的な有益性と有害性　216
事故（accident）という概念　176
自殺　227
自傷行為　34
実生活内エクスポージャー　188
児童期のトラウマ　25
「指導者を指導する」　80
死についてオープンに話す　212
死別（bereavement）　216
社会貢献活動（corrective activity）　244
社会資源　70
遮断　139
宗教的かつ実存的な信念　217
重度の自己調節障害　140
重要他者との相互交流　238
主観的苦痛尺度（SUDS：Subjective Units of Distress）　162
宿題　185
守秘義務　191
ジョイニング　77
賞賛（褒めること）　97
情動調節障害（affective dysregulation）　31
情報量が「多すぎ」　93
将来の安全と発達の強化　198
「人生のナラティブ」　163
「身体再構築（body reconstruction）」テクニック　183
心理教育　87
　　TF-CBTモデルについての—　91
　　親に対する悲嘆の—　213
　　子どもに対する悲嘆の—　212
　　トラウマ性悲嘆を経験した子どもに対する—　91
　　悲嘆の—　212
随伴性強化プログラム　101
ススト　68
スティグマ　221
ストレスやPTSDによる生理的反応　105
正確でない認知　176

正確な考え　145
性的虐待　25, 32, 61, 69, 87, 156, 163, 202,
　　256, 265
正常化　87
精神疾患　47
生存者の罪悪感　135
漸進的
　　―筋弛緩法　111
　　―論理的質問技法　179
選択的
　　―注目　99
　　―非注意　104
　　―無視　104
全般性不安　29
全米子どものトラウマティック・ストレ
　　ス・ネットワーク（the National Child
　　Traumatic Stress Network）　55, 289
喪失
　　「―を思い出させるもの」を予期する
　　　こと　220
　　―を悼む　224
　　未来に起きたかもしれないことの―
　　　219
ソーシャルスキル
　　―の強化　128
　　―を構築する　133

【た】
大規模災害　231
対処スタイル　50
代替プラン　136
タイムアウト　100
代理受傷　63
段階的治療　42
単純性悲嘆（uncomplicated grief）　40
　　―単純性悲嘆　42
「治癒的な」会話の想像　223
治療
　　―関係　75
　　―者自身のトラウマ歴　94
　　―者と子ども・親との共同作業　90

　　―者の訓練　79
　　―者の資格認定　79
　　―者の役割　74
　　―的資源　75
　　―に親が関与していない子ども　174
　　―の終結　242
　　―の振り返り　242
「追悼の儀式」　231
適切でないと思えるような質問　93
読字障害　160
ドメスティック・バイオレンス（DV）
　　25, 33, 69, 127, 186, 199, 250, 255
トラウマ・フォーカスト認知行動療法
　　（TF-CBT）　27, 59
トラウマ症状　28
　　感情面にみられる―　28
　　行動面にみられる―　32
　　認知面にみられる―　34
トラウマ性疎隔　78
トラウマ性悲嘆　27, 211
　　児童期―　54
トラウマ性ボンディング（traumatic
　　bonding）　33, 233
トラウマナラティブ　156
　　子どもの不安や回避に対する―　171
　　―の構成要素に読書　159
　　トラウマ性悲嘆を持つ子どものための
　　　―　166
　　―を親と共有する　168
　　―を振り返ること　194
トラウマの精神生理学的な影響　38
トラウマの想起刺激　32
　　―を実生活内で克服する　187
トラウマ曝露　45
ドラッグ　195

【な】
内的対話　142
二次被害　69
乳幼児の死亡　228
認知処理　142, 177

トラウマ的な死と— 182
認知対処 142
認知の誤り 184
認知の三角形 142, 269
　　親にとっての— 150
NO ／イヤだという，GO ／逃げる，TELL ／人に話す 207

【は】
反映的傾聴 75
非言語行動についても教える 205
非合理的な信念（irrational beliefs） 35
悲嘆（grief） 216
　　—教育のゲーム 213
　　—に焦点を当てた構成要素 211
否定的な付加疑問 98
1 人で子育てできるのかという心配 239
開かれた質問 52
風船の絵 235
複雑性 PTSD 36
複雑性悲嘆（complicated grief） 41
　　実存的— 56
腹式呼吸 108
復讐 247
　　—願望 154
物質乱用 34
不適応的な
　　—行動 32
　　—思考のパターン 148
不登校 188
ペアレンティングスキル 96
併存症 92
方向性注意 107
報復空想 166
ポジティブ・セルフトーク 125, 137
補助サービス 69
褒め合い 193

【ま】
マインドフルネス 106
麻痺 32

マントラ 110
「未解決の仕事」 225
3 つの P（predict, plan, permit） 245, 248
無害であるということ 187
瞑想 106
メタ認知能力 157
物語を創るコンピュータ・プログラム 163
問題解決 128

【や】
役に立たない
　　—考え 145
　　—神話や信念 153
　　—認知 176
役に立つ考え 145
有効な無視（active ignoring） 98
抑うつ気分 30

【ら】
リスク軽減 195
両価性 221
両親の離婚 233
リラクセーション 105, 266
　　親に対する— 115
　　トラウマ性悲嘆を持つ子どもたちに対する— 114
　　—反応（relaxation response） 106
「歴史年表」 163
恋愛に適したパートナー 195
ロールプレイ 203
　　—「親友」 226

[監訳者紹介]

白川美也子（しらかわ・みやこ）
精神科医，臨床心理士
浜松医科大学卒業後，独立行政法人天竜病院精神科医長，浜松市精神保健福祉センター所長，国立精神・神経センター臨床研究基盤研究員，昭和大学精神医学教室特任助教を経てこころとからだ・光の花クリニック院長。
主要著書（共著）：『性暴力被害におけるPTSD』（日本評論社，2001），『心的トラウマの理解とケア』（じほう，2001）『無意識を活かす現代心理療法の実践と展開－メタファー・トランス・リソース』（星和書店，2004），『埋葬と亡霊』（人文書院，2005），『子どもの精神医学』（金芳堂，2008），『犯罪被害者のメンタルヘルス』，（誠信書房，2008），『支援と復興の災害心理学』（福村出版，2012）

菱川　愛（ひしかわ・あい）
東海大学健康科学部社会福祉学科准教授，精神保健福祉士，Signs of Safety® Licensed Trainer，the CornerHouse Forensic Interview Protocol™ 子どもの司法面接（事実確認面接）担当
1985年 上智大学大学院文学研究課社会学専攻博士課程前期修了。医療法人慈光会東武丸山病院，医療法人學風会さいとうクリニックを経て2001年同大学専任講師に。
主要論文：「連載サインズ・オブ・セーフティ・アプローチ [1]，[2]，[3]，[4]」（ソーシャルワーク研究，Vol. 39，no. 1-4，2013-2014，相川書房），「司法面接の調査面接の組み立て方」（子どもの虐待とネグレクト，Vol. 13，no. 3，2011，日本子ども虐待防止学会），「日本の司法面接の実際－子どもたちの小さな声を聞きとるために」（こころの科学，Vol. 155，January，2011，日本評論社）

冨永良喜（とみなが・よしき）
臨床心理士，博士（心理学）
九州大学大学院教育学研究科博士課程単位取得退学，産業医科大学産婦人科助手を経て，兵庫教育大学助手，同大助教授。現在，同大大学院教授。
主要著書：『大災害と子どもの心－どう向き合い支えるか』（岩波ブックレット，2012），『災害・事件後の子どもの心理支援－システムの構築と実践の指針』（創元社，2014），『ストレスマネジメント理論による心とからだの健康観察と教育相談ツール集』（あいり出版，2014）

[訳者一覧]

著者らについて，序文，謝辞，第3部5　菱川　愛（監訳者紹介参照）
第1部第1章，第3部5　白川美也子（監訳者紹介参照）
第1部第2章　甲斐千恵（前国立精神・神経医療研究センター　治験管理室）
第1部第3章　田村法子（日本精神神経学会精神医療・精神医学情報センター）
第1部第4章　野口普子（武蔵野大学　通信教育部）
第2部1　栗木紀子（大阪府こころの健康総合センター）
第2部2　徳山美知代（静岡福祉大学　社会福祉学部）
第2部3　細金奈奈（総合母子保健センター愛育病院小児精神保健科）
第2部4　紀平省悟（和歌山つくし医療・福祉センター）
第2部5　森田展彰（筑波大学　医学医療系　社会精神保健学）
第2部6　稲垣由子（甲南女子大学人間科学部）
第2部7　田中　究（神戸大学大学院医学研究科）
第2部8　星野崇啓（さいたま子どものこころクリニック）
第2部9　岩城　大（大阪府立精神医療センター）
第2部10　丹羽健太郎（那須こどもの家）
第3部1，2　白井明美（国際医療福祉大学大学院　医療福祉学研究科）
第3部3，4　中島聡美（国立精神・神経医療研究センター　精神保健研究所）
付録　柴田真理子（大阪府立精神医療センター）

子どものトラウマと悲嘆の治療
――トラウマ・フォーカスト認知行動療法マニュアル――

2014年9月30日　発行
2025年2月20日　5刷

著　者 ……………ジュディス・A・コーエン
　　　　　　　　アンソニー・P・マナリノ
　　　　　　　　エスター・デブリンジャー

監訳者 ……………白川美也子
　　　　　　　　菱川　　愛
　　　　　　　　冨永　良喜

発行者 ……………立石　正信

発行所 ……………**株式会社 金剛出版**
　　　　　　　　〒112-0005　東京都文京区水道1-5-16
　　　　　　　　電話03-3815-6661　振替00120-6-34848

本文組版 …………志賀圭一

カバーイラスト …櫻田耕司

印刷・製本 ………日本ハイコム

ISBN978-4-7724-1387-9　C3011　©2014

子ども虐待とトラウマケア
再トラウマ化を防ぐトラウマインフォームドケア

［著］＝亀岡智美

A5判　上製　332頁　定価3,740円

トラウマインフォームドケア、TF-CBT、アタッチメントなど
現代のトラウマケアに欠かせない
さまざまな視点を網羅し、
臨床に活かす。

CPC-CBT
親子複合型認知行動療法
セラピストガイド
身体的虐待リスクのある子どもと家族をエンパワーする

［著］＝メリッサ・K・ラニアン　エスター・デブリンジャー
［監訳］＝亀岡智美　花房昌美

B5判　並製　304頁　定価4,620円

子育ての悪循環から抜け出し、親子の情緒的コミュニケーションを
取り戻し、虐待の連鎖を断ち切るための「親子合同CBTプログラム」。

子どもの虐待とネグレクト
診断・治療とそのエビデンス

［編］＝キャロル・ジェニー
［監訳］＝一般社団法人 日本子ども虐待医学会：
溝口史剛　白石裕子　小穴慎二

B5判　上製　1128頁　定価46,200円

本書は子どもの虐待・ネグレクトにつき、
疫学・面接法・診断・治療など
8つのセクションに分け、
包括的にエビデンスを示している。

価格は10%税込です。